"十二五"职业教育国家规划教材

经全国职业教育教材审定委员会审定

国家卫生和计划生育委员会"十二五"规划教材

全国中等卫生职业教育教材

供制药技术、药剂专业用

# 药 物 化 学

主　编　谢癸亮

副主编　林　洪

编　者（以姓氏笔画为序）

许耀珑（广西玉林市卫生学校）

陈小兵（江西省赣州卫生学校）

林　洪（山东省临沂卫生学校）

林爱群（山东省青岛卫生学校）

庞谢辉（广东省湛江卫生学校）

郑丽丽（福建省龙岩卫生学校）

谢癸亮（江西省赣州卫生学校）

谢和金（江西赣南海欣药业股份有限公司）

魏小弟（江西青峰药业股份有限公司）

人民卫生出版社

图书在版编目（CIP）数据

药物化学 / 谢癸亮主编. —北京：人民卫生出版社，2014
ISBN 978-7-117-19986-5

Ⅰ. ①药…　Ⅱ. ①谢…　Ⅲ. ①药物化学－中等专业学校－教材　Ⅳ. ①R914

中国版本图书馆 CIP 数据核字（2014）第 262490 号

| 人卫智网 | www.ipmph.com | 医学教育、学术、考试、健康，购书智慧智能综合服务平台 |
| --- | --- | --- |
| 人卫官网 | www.pmph.com | 人卫官方资讯发布平台 |

**药 物 化 学**

主　　编：谢癸亮
出版发行：人民卫生出版社（中继线 010-59780011）
地　　址：北京市朝阳区潘家园南里 19 号
邮　　编：100021
E - mail：pmph @ pmph.com
购书热线：010-59787592　010-59787584　010-65264830
印　　刷：北京市艺辉印刷有限公司
经　　销：新华书店
开　　本：787×1092　1/16　印张：17
字　　数：424 千字
版　　次：2015 年 6 月第 1 版　2022 年 6 月第 1 版第 12 次印刷
标准书号：ISBN 978-7-117-19986-5
定　　价：35.00 元
打击盗版举报电话：010-59787491　E-mail：WQ @ pmph.com
质量问题联系电话：010-59787234　E-mail：zhiliang @ pmph.com

# 出 版 说 明

为全面贯彻党的十八大和十八届三中、四中全会精神,依据《国务院关于加快发展现代职业教育的决定》要求,更好地服务于现代卫生职业教育快速发展的需要,适应卫生事业改革发展对医药卫生职业人才的需求,贯彻《医药卫生中长期人才发展规划(2011—2020 年)》《现代职业教育体系建设规划(2014—2020 年)》文件精神,人民卫生出版社在教育部、国家卫生和计划生育委员会的领导和支持下,按照教育部颁布的《中等职业学校专业教学标准(试行)》医药卫生类(第一辑)(简称《标准》),由全国卫生职业教育教学指导委员会(简称卫生行指委)直接指导,经过广泛的调研论证,成立了中等卫生职业教育各专业教育教材建设评审委员会,启动了全国中等卫生职业教育第三轮规划教材修订工作。

本轮规划教材修订的原则:①明确人才培养目标。按照《标准》要求,本轮规划教材坚持立德树人,培养职业素养与专业知识、专业技能并重,德智体美全面发展的技能型卫生专门人才。②强化教材体系建设。紧扣《标准》,各专业设置公共基础课(含公共选修课)、专业技能课(含专业核心课、专业方向课、专业选修课);同时,结合专业岗位与执业资格考试需要,充实完善课程与教材体系,使之更加符合现代职业教育体系发展的需要。在此基础上,组织制订了各专业课程教学大纲并附于教材中,方便教学参考。③贯彻现代职教理念。体现“以就业为导向,以能力为本位,以发展技能为核心”的职教理念。理论知识强调“必需、够用”;突出技能培养,提倡“做中学、学中做”的理实一体化思想,在教材中编入实训(实验)指导。④重视传统融合创新。人民卫生出版社医药卫生规划教材经过长时间的实践与积累,其中的优良传统在本轮修订中得到了很好的传承。在广泛调研的基础上,再版教材与新编教材在整体上实现了高度融合与衔接。在教材编写中,产教融合、校企合作理念得到了充分贯彻。⑤突出行业规划特性。本轮修订紧紧依靠卫生行指委和各专业教育教材建设评审委员会,充分发挥行业机构与专家对教材的宏观规划与评审把关作用,体现了国家卫生计生委规划教材一贯的标准性、权威性、规范性。⑥提升服务教学能力。本轮教材修订,在主教材中设置了一系列服务教学的拓展模块;此外,教材立体化建设水平进一步提高,根据专业需要开发了配套教材、网络增值服务等,大量与课程相关的内容围绕教材形成便捷的在线数字化教学资源包,为教师提供教学素材支撑,为学生提供学习资源服务,教材的教学服务能力明显增强。

人民卫生出版社作为国家规划教材出版基地,获得了教育部中等职业教育专业技能课教材选题立项 24 个专业的立项选题资格。本轮首批启动了护理、助产、农村医学、药剂、制药技术专业教材修订,其他中职相关专业教材也将根据《标准》颁布情况陆续启动修订。

# 药剂、制药技术专业编写说明

药剂、制药技术专业是 2014 年教育部首批发布的 14 个专业类的 95 个《中等职业学校专业教学标准(试行)》中的两个专业。新版教学标准与以往相比做了较大调整,在课程的设置上更加注重满足产业发展和就业岗位对技能型劳动者职业能力的需求,打破了过去"以学科体系为引领、以学科知识为主线"的框架,向"以解决岗位问题为引领、以实际应用和能力提高为主线"转变。根据这一发展要求,并综合考虑目前全国中等卫生职业教育药品类专业的办学现状,我们规划并启动了本轮教材的编写工作。

本轮药剂、制药技术专业规划教材涵盖了《标准》课程设置中的主要专业核心课和大部分专业(技能)方向课,以及部分专业选修课。同时,为兼顾当前各院校教学安排实际情况,满足过渡时期的教学需要,在《标准》的基础上增加了《天然药物学基础》、《天然药物化学基础》、《医院药学概要》和《人体解剖生理学基础》等 4 种教材。

本轮教材的编写特别强调以中职学生认知发展规划为基础,以"宽基础,活模块"的编写模式为导向,既保证为今后的继续学习奠定必要的理论基础,又充分运用各种特色功能模块,将大量的实际案例、技能要点等贯穿其中,有效形成知识传授、能力形成的立体教材框架。教材中设置了"学习目标"、"导学情景"、"知识链接"、"课堂活动"、"案例分析"、"学以致用"、"点滴积累"、"目标检测"、"实训/实验"等模块,以力求教材内容的编排体现理论知识与工作任务之间的清晰关系,使学生在获取知识的过程中始终都与具体的职业实践相对应。

本系列教材将于 2015 年 6 月前全部出版。

## 护理专业

| 序号 | 教材名称 | 版次 | 主编 | | 课程类别 | 配套教材 |
|---|---|---|---|---|---|---|
| 1 | 解剖学基础* | 3 | 任 晖 | 袁耀华 | 专业核心课 | √ |
| 2 | 生理学基础* | 3 | 朱艳平 | 卢爱青 | 专业核心课 | |
| 3 | 药物学基础* | 3 | 姚 宏 | 黄 刚 | 专业核心课 | √ |
| 4 | 护理学基础* | 3 | 李 玲 | 蒙雅萍 | 专业核心课 | √ |
| 5 | 健康评估* | 2 | 张淑爱 | 李学松 | 专业核心课 | √ |
| 6 | 内科护理* | 3 | 林梅英 | 朱启华 | 专业核心课 | √ |
| 7 | 外科护理* | 3 | 李 勇 | 俞宝明 | 专业核心课 | √ |
| 8 | 妇产科护理* | 3 | 刘文娜 | 闫瑞霞 | 专业核心课 | √ |
| 9 | 儿科护理* | 3 | 高 凤 | 张宝琴 | 专业核心课 | √ |
| 10 | 老年护理* | 3 | 张小燕 | 王春先 | 老年护理方向 | √ |
| 11 | 老年保健 | 1 | 刘 伟 | | 老年护理方向 | |
| 12 | 急救护理技术 | 3 | 王为民 | 来和平 | 急救护理方向 | √ |
| 13 | 重症监护技术 | 2 | 刘旭平 | | 急救护理方向 | |
| 14 | 社区护理 | 3 | 姜瑞涛 | 徐国辉 | 社区护理方向 | √ |
| 15 | 健康教育 | 1 | 靳 平 | | 社区护理方向 | |

## 助产专业

| 序号 | 教材名称 | 版次 | 主编 | 课程类别 | 配套教材 |
|---|---|---|---|---|---|
| 1 | 解剖学基础* | 3 | 代加平　安月勇 | 专业核心课 | √ |
| 2 | 生理学基础* | 3 | 张正红　杨汎雯 | 专业核心课 | √ |
| 3 | 药物学基础* | 3 | 张　庆　田卫东 | 专业核心课 | √ |
| 4 | 基础护理* | 3 | 贾丽萍　宫春梓 | 专业核心课 | √ |
| 5 | 健康评估* | 2 | 张　展　迟玉香 | 专业核心课 | √ |
| 6 | 母婴护理* | 1 | 郭玉兰　谭奕华 | 专业核心课 | √ |
| 7 | 儿童护理* | 1 | 董春兰　刘　俐 | 专业核心课 | √ |
| 8 | 成人护理（上册）—内外科护理* | 1 | 李俊华　曹文元 | 专业核心课 | √ |
| 9 | 成人护理（下册）—妇科护理* | 1 | 林　珊　郭艳春 | 专业核心课 | √ |
| 10 | 产科学基础* | 3 | 翟向红　吴晓琴 | 专业核心课 | √ |
| 11 | 助产技术* | 1 | 闫金凤　韦秀宜 | 专业核心课 | √ |
| 12 | 母婴保健 | 3 | 颜丽青 | 母婴保健方向 | √ |
| 13 | 遗传与优生 | 3 | 邓鼎森　于全勇 | 母婴保健方向 | |

## 护理、助产专业共用

| 序号 | 教材名称 | 版次 | 主编 | 课程类别 | 配套教材 |
|---|---|---|---|---|---|
| 1 | 病理学基础 | 3 | 张军荣　杨怀宝 | 专业技能课 | √ |
| 2 | 病原生物与免疫学基础 | 3 | 吕瑞芳　张晓红 | 专业技能课 | √ |
| 3 | 生物化学基础 | 3 | 艾旭光　王春梅 | 专业技能课 | |
| 4 | 心理与精神护理 | 3 | 沈丽华 | 专业技能课 | |
| 5 | 护理技术综合实训 | 2 | 黄惠清　高晓梅 | 专业技能课 | √ |
| 6 | 护理礼仪 | 3 | 耿　洁　吴　彬 | 专业技能课 | |
| 7 | 人际沟通 | 3 | 张志钢　刘冬梅 | 专业技能课 | |
| 8 | 中医护理 | 3 | 封银曼　马秋平 | 专业技能课 | |
| 9 | 五官科护理 | 3 | 张秀梅　王增源 | 专业技能课 | √ |
| 10 | 营养与膳食 | 3 | 王忠福 | 专业技能课 | |
| 11 | 护士人文修养 | 1 | 王　燕 | 专业技能课 | |
| 12 | 护理伦理 | 1 | 钟会亮 | 专业技能课 | |
| 13 | 卫生法律法规 | 3 | 许练光 | 专业技能课 | |
| 14 | 护理管理基础 | 1 | 朱爱军 | 专业技能课 | |

## 农村医学专业

| 序号 | 教材名称 | 版次 | 主编 | 课程类别 | 配套教材 |
|---|---|---|---|---|---|
| 1 | 解剖学基础 * | 1 | 王怀生　李一忠 | 专业核心课 | |
| 2 | 生理学基础 * | 1 | 黄莉军　郭明广 | 专业核心课 | |
| 3 | 药理学基础 * | 1 | 符秀华　覃隶莲 | 专业核心课 | |
| 4 | 诊断学基础 * | 1 | 夏惠丽　朱建宁 | 专业核心课 | |
| 5 | 内科疾病防治 * | 1 | 傅一明　闫立安 | 专业核心课 | |
| 6 | 外科疾病防治 * | 1 | 刘庆国　周雅清 | 专业核心课 | |
| 7 | 妇产科疾病防治 * | 1 | 黎　梅　周惠珍 | 专业核心课 | |
| 8 | 儿科疾病防治 * | 1 | 黄力毅　李　卓 | 专业核心课 | |
| 9 | 公共卫生学基础 * | 1 | 戚　林　王永军 | 专业核心课 | |
| 10 | 急救医学基础 * | 1 | 魏　蕊　魏　瑛 | 专业核心课 | |
| 11 | 康复医学基础 * | 1 | 盛幼珍　张　瑾 | 专业核心课 | |
| 12 | 病原生物与免疫学基础 | 1 | 钟禹霖　胡国平 | 专业技能课 | |
| 13 | 病理学基础 | 1 | 贺平则　黄光明 | 专业技能课 | |
| 14 | 中医药学基础 | 1 | 孙治安　李　兵 | 专业技能课 | |
| 15 | 针灸推拿技术 | 1 | 伍利民 | 专业技能课 | |
| 16 | 常用护理技术 | 1 | 马树平　陈清波 | 专业技能课 | |
| 17 | 农村常用医疗实践技能实训 | 1 | 王景舟 | 专业技能课 | |
| 18 | 精神病学基础 | 1 | 汪永君 | 专业技能课 | |
| 19 | 实用卫生法规 | 1 | 菅辉勇　李利斯 | 专业技能课 | |
| 20 | 五官科疾病防治 | 1 | 王增源 | 专业技能课 | |
| 21 | 医学心理学基础 | 1 | 白　杨　田仁礼 | 专业技能课 | |
| 22 | 生物化学基础 | 1 | 张文利 | 专业技能课 | |
| 23 | 医学伦理学基础 | 1 | 刘伟玲　斯钦巴图 | 专业技能课 | |
| 24 | 传染病防治 | 1 | 杨　霖　曹文元 | 专业技能课 | |

## 药剂、制药技术专业

| 序号 | 教材名称 | 版次 | 主编 | 课程类别 | 适用专业 |
| --- | --- | --- | --- | --- | --- |
| 1 | 基础化学 * | 1 | 石宝珏　宋守正 | 专业核心课 | 制药技术、药剂 |
| 2 | 微生物基础 * | 1 | 熊群英　张晓红 | 专业核心课 | 制药技术、药剂 |
| 3 | 实用医学基础 * | 1 | 曲永松 | 专业核心课 | 制药技术、药剂 |
| 4 | 药事法规 * | 1 | 王蕾 | 专业核心课 | 制药技术、药剂 |
| 5 | 药物分析技术 * | 1 | 戴君武　王军 | 专业核心课 | 制药技术、药剂 |
| 6 | 药物制剂技术 * | 1 | 解玉岭 | 专业技能课 | 制药技术、药剂 |
| 7 | 药物化学 * | 1 | 谢癸亮 | 专业技能课 | 制药技术、药剂 |
| 8 | 会计基础 | 1 | 赖玉玲 | 专业技能课 | 药剂 |
| 9 | 临床医学概要 | 1 | 孟月丽　曹文元 | 专业技能课 | 药剂 |
| 10 | 人体解剖生理学基础 | 1 | 黄莉军　张楚 | 专业技能课 | 药剂、制药技术 |
| 11 | 天然药物学基础 | 1 | 郑小吉 | 专业技能课 | 药剂、制药技术 |
| 12 | 天然药物化学基础 | 1 | 刘诗泩　欧绍淑 | 专业技能课 | 药剂、制药技术 |
| 13 | 药品储存与养护技术 | 1 | 宫淑秋 | 专业技能课 | 药剂、制药技术 |
| 14 | 中医药基础 | 1 | 谭红　李培富 | 专业核心课 | 药剂、制药技术 |
| 15 | 药店零售与服务技术 | 1 | 石少婷 | 专业技能课 | 药剂 |
| 16 | 医药市场营销技术 | 1 | 王顺庆 | 专业技能课 | 药剂 |
| 17 | 药品调剂技术 | 1 | 区门秀 | 专业技能课 | 药剂 |
| 18 | 医院药学概要 | 1 | 刘素兰 | 专业技能课 | 药剂 |
| 19 | 医药商品基础 | 1 | 詹晓如 | 专业核心课 | 药剂、制药技术 |
| 20 | 药理学 | 1 | 张庆　陈达林 | 专业技能课 | 药剂、制药技术 |

注：1. * 为"十二五"职业教育国家规划教材。
　　2. 全套教材配有网络增值服务。

# 前　言

为贯彻落实全国职业教育工作会议及《国务院关于加快发展现代职业教育的决定》精神，根据教育部组织制定的《中等职业学校专业教学标准（试行）》，全国高等医药教材建设委员会、人民卫生出版社组织全国中等卫生职业学校、部分医药高职高专院校及医院和企业专家共同编写全国中等卫生职业教育药品类专业国家卫生和计划生育委员会"十二五"规划教材，《药物化学》为药品类专业教材之一，主要供三年制制药技术和药剂专业教学使用。

本教材的编写遵循"以服务为宗旨，以就业为导向，对接岗位要求和职业标准"的指导思想，坚持"三基、五性、三贴近"，注重基础知识、基本理论和基本技能，注重针对性、适用性、实用性、科学性以及职业性，注重贴近学生、贴近岗位、贴近社会。着眼职业教材特点，降低专业知识难度，突出内容的实用性，注重培养学生的职业道德、职业技能及就业创业和继续学习能力。

本教材分理论和实验两部分，其中理论部分共十七章，实验部分共十二个。本教材依据新制订的《中等职业学校专业教学标准（试行）》进行修订，对照《中华人民共和国药典》内容和现行职业标准要求进行编写。药物化学有三大任务，本教材主要是对现有化学药物进行研究。第一章概论对药物化学概念和基本内容、药物对机体的作用及机体对药物的处置进行了阐述和介绍；第二章至第十六章为临床常用的化学药物，主要介绍药物的分类、名称、化学结构、性状、化学性质、作用用途、不良反应、用药注意事项和贮存保管等内容；第十七章介绍了药物的稳定性、贮存原则和方法。

本教材在内容编写中设置了学习目标、导学情景、课堂互动、案例分析、知识链接、学以致用、点滴积累、目标检测（附参考答案）等模块内容，方便教师教学和学生学习，使教材更具可读性。

本教材的编写分工如下：谢癸亮编写第一章，并负责全书统稿，许耀珑编写第二、三、十七章，林洪编写第四章，郑丽丽编写第五、十四、十五章，陈小兵编写第六、十、十三、十六章，林爱群编写第七、八、九章，庞谢辉编写第十一、十二章。谢和金和魏小弟作为企业专家对教学大纲和部分章节进行了审阅和修订。

本教材在编写过程中得到各编者所在单位的大力支持，同时也得到高校、医院、企业等行业同仁的鼓励和帮助，在此表示衷心感谢！

　　由于我们水平有限,教材中难免有不妥之处,敬请广大师生提出宝贵意见和建议,以便今后改进和完善。

谢癸亮

2015 年 1 月

# 目　录

# 第一章 概 论

## 第一节 绪 言

### 一、基本概念

药物(Drug)是指能影响机体生理、生化和病理过程,用以预防、诊断、治疗疾病,能调节机体生理功能的物质。根据来源的不同,药物一般可分为天然药物、化学药物和生物制品。天然药物是指动物、植物、矿物等自然界中存在的,具有药理活性作用的天然产物。化学药物是指矿物、动物和植物中提取的有效化学单体及通过化学合成、生物发酵制得的药物。生物制品是指利用生物体、生物组织、细胞、体液等生产的药物。目前,临床药物应用中以化学药物为主。

药物化学（Medicinal Chemistry）是研究化学药物的结构、理化性质、合成制备、构效关系、作用机制、体内代谢过程等内容的综合性应用学科。药物化学与有机化学、生物化学、药理学、药剂学、药物分析和计算机科学等课程密切相关，是药学专业的重要专业课程之一。

药物化学主要研究内容包括以下几个方面：

1. 对现有化学药物进行研究　研究化学结构与理化性质的关系，为药物的储存和运输、药物分析检测方法的建立、药物制剂中剂型的选择和制备及开展药物动力学、生物药剂学、分子药理学等学科研究提供化学理论基础。研究药物分子与机体生物大分子之间的关系，为临床药物的应用与研究奠定化学基础。

2. 为化学药物的生产提供科学合理的方法和工艺　通过研究化学药物的合成路线和工艺条件，不断寻找新原料、新试剂，优化和发展新技术、新工艺、新方法，尽可能地提高药品的产量，降低生产成本。

3. 开展新药开发研究　新药开发是近代药物化学学科的主要任务，通过研究药物的构效关系、药物分子在生物体内的结合靶点及药物与靶点的结合方式，探索开展药物设计，拓展新药开发的途径和方法，为病人提供疗效确切、不良反应少、质量优良、价格便宜的药物。

本教材主要是对现有化学药物进行研究，强调药物的化学结构、理化性质和构效关系。通过学习，掌握典型药物的结构类型、性质、作用用途、不良反应、用药注意事项和贮存保管方法等，同时能够利用所学知识解决药学工作中的实际问题。

## 二、药物的名称

每个化学药物都有名称，主要包括通用名、化学名和商品名等3种。

通用名是指国际非专利药品名称，简称 INN（International Nonproprietary Names for Pharmaceutical Substances），是世界卫生组织给每种药品的官方非专利名称，已被世界各国采用。INN 是任何该产品的生产者都可以使用的名称，也是文献、教材及资料中以及在药品说明书中标明的有效成分的名称。我国药典委员会根据 INN，结合具体情况编写了中国药品通用名称（CADN）。

化学名是根据药物的化学结构式进行命名，英文化学名是国际的通用名称。命名方法：以药物母核为基本结构，将取代基的位置和名称按规定顺序注明，对于手性化合物需规定其立体构型或几何构型。化学名称的命名可参考国际纯粹和应用化学联合会公布的有机化学命名法和中国化学会公布的有机化学命名原则。由于美国化学文摘（CA）在世界范围广为应用，现已作为药物化学命名的基本依据，药物英文名所采用的系统命名就是以美国化学文摘（CA）为依据的。

例如：对乙酰氨基酚 Paracetamol

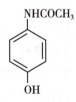

化学名：N-（4-羟基苯基）乙酰胺，别名扑热息痛，醋氨酚。

商品名是指经国家药品监督管理部门批准的特定企业使用的商品名称。药品生产企业为了树立自己的品牌，往往给自己的产品注册不同的商品名以示区别，同一个药品可以有多个不同的商品名。制药企业在命名商品名时必须符合国家规定，不能含有暗示药物的疗效、用途等内容。为解决"一药多名"问题，在国家食品药品监督管理总局颁布的《药品说明书和标签管理规定》中要求：从 2006 年 6 月 1 日起，仿制药将不再获批商品名，而只能使用通用名；同一企业生产的同一药品，成分相同但剂型或规格不同的，必须使用同一商品名。药品包装上必须标示药品的通用名，商品名的单字面积不得大于通用名的二分之一。另外，我国从 2007 年 5 月 1 日起，在处方中禁止使用商品名。

### 三、药品质量标准

药品是一种特殊商品，药品质量的优劣直接影响人民的身体健康和生命安全，必须符合国家法定标准，即药品质量标准。为保证药品安全有效，需要有统一的药品标准，各个国家依据本国情况均制定了相应的药品质量标准。药品质量标准是国家对药品质量、规格及检验方法所作的技术规定，是药品生产、供应、使用、检验和药政管理部门共同遵循的法定依据。《中华人民共和国药典》（简称《中国药典》）为我国的国家药品质量标准，由国家药典委员会制定，国家食品药品监督管理总局颁布，是法定的强制性标准。自新中国成立以后，共颁布了 10 版《中华人民共和国药典》。其他未被列入《中华人民共和国药典》的药品，其质量必须达到国家食品药品监督管理总局规定的其他质量标准（又称局颁标准）。药品质量只有合格和不合格两种，只有符合药品质量标准的药品才能进入临床使用。

我国药典对药品的质量作了具体的规定，一般包括药品名称（通用名、汉语拼音名、英文名），化学结构式、分子式、分子量、化学名、含量限度、性状、理化性质、鉴别、纯度检查、含量测定、作用类别、贮藏、制剂、有效期等项内容，以保证药品使用的安全、合理、有效。

**知识链接**

**《中国药典》**

目前，《中国药典》已经颁布了 10 版，分别是 1953 年版、1963 年版、1977 年版、1985 年版、1990 年版、1995 年版、2000 年版、2005 年版、2010 年版和 2015 年版。

### 四、药物的纯度

药物的纯度是指药物的纯净程度，也称药用纯度或药用规格，是药物中杂质限度的一种体现。药物的纯度要求与化学品及试剂的纯度要求不同，药物的纯度要从生理和化学两方面考虑，药物杂质的存在一方面可能产生不良反应和毒性，并且影响药物的疗效，另一方面可能影响药物的稳定性；药物中杂质的种类和含量越少越好，但除去杂质必然增加生产成本、降低产量，因此，在保证患者用药安全有效的前提下，国家标准允许药物中存在一定限量的杂质。杂质限量是指药物中所含杂质的最大容许量，通常用百分之几或百万分之几来表示，《药典》中规定的杂质检查均为限量（或限度）检查。

药物的杂质是指无治疗作用，影响药物稳定性和疗效、对人体健康有害的物质。根据其来源不同分为一般性杂质和特殊性杂质两类。一般性杂质是指在自然界中分布广泛，大多数药物都存在的杂质，如酸、碱、水分、氯化物、硫酸盐、重金属、铁盐等；特殊性杂质是指由药物本身的性质和生产工艺引入的杂质，具有特殊性，只存在于个别的药物之中，如乙酰水杨酸在生产及贮存过程中引入或分解产生的水杨酸，就是乙酰水杨酸中的特殊性杂质。药物的杂质主要来源于制备过程、贮存过程和运输过程等三方面。制备过程中，原料不纯、反应不完全的原料、反应中间体、副产物、试剂、溶剂、催化剂、同分异构及同质异晶现象、器皿、装置和管道等都可能引入杂质。贮存过程和运输过程中受外界条件（温度、湿度、日光、空气、微生物等）的影响，或贮藏时间过长，可引起药物发生水解、氧化、分解、异构化、晶型转变、聚合、潮解和发霉等变化，使药物中产生有关的杂质。

### 五、药物化学的起源与发展简史

早在几千年前，人类就开始学会使用天然物质来治疗疾病与伤痛，但人们对药物的化学知识毫无了解。随着化学学科的逐步发展，在19世纪初至中叶，人们开始利用化学方法从天然产物中提取有效成分，获得了一些具有药理活性的小分子有机化合物，为"药物化学"的形成奠定了基础。

20世纪20至30年代，构效关系研究开始起步，药物化学逐步形成。药物研究者从天然药物化学成分中寻找"药效基团"，通过对天然化合物进行化学结构修饰，获得一批与原药物具有相似结构和药效作用的化合物，这为新药研究提供一条重要途径，也是至今沿用的有效手段。20世纪30年代，药物化学理论研究有了新发展，并且药物化学开始与实验药理学结合，形成了一套完整的新药研究体系，加快了药物开发进程。在此期间发现的化学药物最多，是药物化学发展史上的丰收时代。进入50年代，新药数量虽不及30年代，但随着生物、医学的发展，药物在机体内的作用机制和代谢变化逐步得到阐明，联系生理、生化效应和病因寻找新药研究方法开始形成，改进了单纯从药物的显效基团或基本结构开发新药的方法。60年代后，构效关系研究迅速发展，已由定性转向定量方面，药物研究的发展速度加快，合成的新化合物数量剧增。定量构效关系（Quantitative Structure Activity Relationships, QSAR）是将化合物的结构信息、理化参数与生物活性进行分析计算，建立合理的数学模型，研究结构 - 效应之间的量变规律，为药物设计、指导先导化合物结构改造提供理论依据。80年代初，诺氟沙星用于临床后，迅速掀起喹诺酮类抗感染药的研究热潮，相继合成了一系列抗感染药物。这一时期，新一代喹诺酮类抗感染药和新抗生素的问世，成为合成抗感染药发展史上的重要里程碑。与此同时，化学和分子生物学研究的不断深入，计算机技术的广泛应用，精密分析测试技术如放射免疫测定、质谱、磁共振和X射线结晶学的迅速进步，使药物化学理论与药物设计方法与技巧不断地得到升华和完善。90年代后，随着生物技术的发展，为研究和开发新药提供了新手段，生物药品在上市新药中占有较大比例，并有迅速上升趋势。通过生物技术改造传统制药产业，提高了药品产业经济效益。利用转基因动物 - 乳腺生物反应器研制、生产药品，将是21世纪生物技术领域研究的热点之一。

近年来，组合化学技术迅速发展，合成数量众多的结构相关的化合物，建立有序变化的多样性分子库，并进行集约快速筛选，这种大量合成和高通量筛选，无疑对发现先导化合物和提高新药研究水平都具有重要意义，为药物化学学科发展提供新的契机。

**点滴积累**

1. 药物化学是研究药物的结构、理化性质、合成制备、构效关系、作用机制、体内代谢过程的一门学科；
2. 药物的名称有通用名、化学名和商品名等三种；
3. 药物的纯度是药物中杂质限度的一种体现，是药物质量的主要方面。我国的国家药品质量标准有《中国药典》和其他质量标准（又称局颁标准）。

## 第二节　药物对机体的作用

### 一、药物的作用

#### （一）基本概念

药物的作用是指药物对机体原有生理功能或状态的影响。凡是能使机体的组织器官原有功能增强或提高的作用称为兴奋，能引起兴奋作用的药物称为兴奋药，如咖啡因能提高中枢神经系统的功能。凡是能使机体的组织器官原有功能减弱或降低的作用称为抑制，引起抑制作用的药物称为抑制药，如镇静催眠药对中枢神经系统具有抑制作用。

#### （二）药物作用的方式

1. 局部作用和吸收作用　药物吸收入血之前，在用药部位产生的作用为局部作用。如：75% 医用酒精对皮肤表面的消毒作用，口服硫酸镁的导泻作用。而药物吸收入血液循环并分布到机体相应组织器官后发生的作用为吸收作用。大多数药物产生的作用为吸收作用。

2. 直接作用和间接作用　直接作用是指药物在所分布的组织器官直接产生的作用。间接作用是指由药物的直接作用通过机体的反射机制或生理调节而引发的作用。如：强心苷增强心肌收缩力，增加心输出量，同时反射性兴奋迷走神经，使心率减慢。其中增强心肌收缩力为直接作用，减慢心率为间接作用。

3. 选择作用　药物的选择作用是指药物在一定剂量下对机体各组织器官作用的强度和性质不一，对某些组织器官作用特别明显，而对其他组织器官作用不明显或无作用的现象，又称药物作用的选择性。药物选择作用是药物不良反应产生的重要因素，也是药物分类和临床合理用药的重要依据。

4. 防治作用和不良反应　药物的防治作用和不良反应称为药物作用的两重性。防治作用是指用药后出现的与用药目的相符的，有利于疾病的预防和治疗的作用，包括预防作用和治疗作用。治疗作用分为对因治疗和对症治疗，一般情况下，应遵循"急则治其标，缓则治其本，标本兼治"的治疗原则。

不良反应是指用药后出现的与用药目的无关的或给机体带来不适甚至有害的反应，包括副作用、毒性反应、变态反应、继发反应、后遗效应和药物依赖性等。

（1）副作用：指药物在治疗剂量时出现的与用药目的无关的作用。如口服阿司匹林引起的胃肠道反应。

（2）毒性反应：指用药剂量过大或用药时间过长引起的严重不良反应。如全身麻醉药过量引起的中枢抑制。有些药物具有特殊毒性反应，包括致畸、致癌、致基因突变，简称"三致"反应。如沙利度胺引起的致畸反应。

（3）变态反应：也称过敏反应，指药物引起机体产生的病理性免疫反应。如青霉素引起的过敏性休克。

（4）继发反应：指由药物产生治疗作用后引起的后续不良后果。如长期应用糖皮质激素类药物引起的感染。

（5）后遗效应：指停药后血药浓度降至最低有效浓度以下时仍残留的药物效应。如巴比妥类镇静催眠药引起的嗜睡。

（6）耐受性和耐药性：耐受性是指反复多次用药后机体对药物反应性（敏感性）降低，需增大用药剂量才能达到原有药物效应的现象。如长期使用硝酸甘油治疗心绞痛时，机体出现的耐受现象。耐药性是指病原体或肿瘤细胞对药物敏感性降低，导致药物效应下降或消失的现象。如耐药性金黄色葡萄球菌对青霉素的耐药现象。

（7）药物依赖性：长期连续使用某些药物，停药后产生的心理或生理不适，甚至出现严重的戒断症状，导致强迫性觅药行为的现象。药物依赖性根据严重程度的不同分为精神依赖性（心理依赖性）和身体依赖性（生理依赖性），后者也称成瘾性。

> **课堂互动**
>
> 你知道什么是药物的两重作用吗？

### （三）药物作用的机制

1. 受体机制　某些药物可以通过与存在于细胞膜或细胞内的某种受体特异性结合产生某种特定的药理作用。根据药物与受体是否有亲和力及结合后是否有效应力（又称内在活性），可以将药物分为受体激动药、受体拮抗药、受体部分激动药和受体部分拮抗药等4种类型。如毛果芸香碱的拟胆碱作用。

2. 作用于离子通道　某些药物可以通过改变 $Na^+$、$K^+$、$Ca^{2+}$、$Cl^-$ 等离子通道的开放或关闭产生药理作用。如钙通道阻滞剂可通过阻断 $Ca^{2+}$ 通道产生降血压作用。

3. 作用于生物酶　某些药物可以通过改变机体或病原体内生物酶的释放或活性产生药理作用。如新斯的明通过抑制胆碱酯酶产生拟胆碱样作用。

4. 改变内环境的理化性质　某些药物可以通过改变机体细胞和体液的pH、渗透压等性质产生药理作用。如氯化铵纠正碱中毒。

5. 参与或干扰机体的代谢过程　某些药物可以通过参与机体或病原体内生化过程产生药理作用。如叶酸治疗巨幼红细胞性贫血。

## 二、影响药物作用的因素

### （一）机体方面的影响因素

1. 年龄和体重　一般来说，药物常用量是指成年人的药物平均剂量。年龄不同，生理特点有所不同，对药物的反应也与成年人不同。在正常体重范围内，药物血药浓度差异不明显，但过高或过低的体重，药物血药浓度会有显著差异。因此，应根据患者的年龄和体重，调整给药剂量和合理选择药物。

儿童尤其是幼儿，组织器官尚未完全发育，各项生理机能和调节机制都不完善，对药物处置能力较差而导致药物敏感性高，如对中枢兴奋药、中枢抑制药、激素类药等的反应比成年人更强烈，药物易透过血脑屏障。因此，应根据儿童的年龄、体重和发育情况及所用药物的特点，制订合理的用药方案。

老年人由于各器官功能逐渐减退，特别是肝、肾功能的减退，对药物的消除能力降低，对药物的耐受性较差，用药剂量一般约为成年人的3/4。另外，老年人对中枢神经抑制药、心血管系统药等更敏感，用药时应予注意。

2. 性别　一般情况下，性别对药物反应无明显差异。但女性在月经期、妊娠期、分娩及哺乳期等特殊时期用药须予以注意。如月经期避免使用剧泻药、抗凝血药等；妊娠期避免使用致畸和易引发流产的药物等。

3. 个体差异　在年龄、性别、体重相同的情况下，大多数人对药物的反应是相似的，但有少数人表现不同，甚至有质的改变。如对青霉素过敏患者应避免使用青霉素类药物。

4. 病理状态　病理状态可使药物的反应性或药物在体内的代谢过程发生改变，从而影响药物的作用。如阿司匹林能降低发热病人体温，但对正常体温无影响等。肝、肾功能不全时，可影响药物的生物转化和排泄，使药物作用增强或作用时间延长，甚至发生蓄积中毒，应予注意。

5. 心理因素　病人的心理和精神因素可影响药物疗效，积极、乐观的心理状态，主动配合治疗，能更好地发挥药物的治疗作用；反之，焦虑、恐惧和悲观失望的消极情绪，可使病情加重，药物难以发挥应有的治疗作用。

6. 特殊人群　由于多数药物容易通过胎盘屏障进入胎儿体内，孕妇用药需要考虑药物对胎儿的影响。药物的致畸作用常发生在妊娠前三个月，孕妇在此期间应选用无致畸作用的药物。产妇在分娩前应避免服用具有抗凝血作用的药物，分娩时应避免使用吗啡用以镇痛。哺乳期妇女应避免服用可以通过乳汁排泄引起婴儿不良反应的药物。

（二）药物方面的影响因素

1. 药物的结构　化学结构是药物产生作用的物质基础。一般来说，化学结构相似的药物其作用也相似；但有些药物其化学结构相似而作用相反。另外，有的药物结构相同但互为光学异构体，作用也不同。如：奎尼丁和奎宁互为光学异构体，奎尼丁是抗心律失常药，奎宁是抗疟疾药。

2. 药物的剂型　同一药物剂型不同其生物利用度会有差异，药物效应出现差异。药物的剂型可影响药物的体内过程，主要表现在吸收和消除方面，从而影响药物作用的快慢、强弱和作用时间的长短。一般情况下，注射剂比口服制剂吸收快，起效快。注射剂中，水溶液吸收较油剂和混悬剂快；口服制剂中，溶液剂吸收最快，颗粒剂次之，片剂和胶囊剂较慢。缓释剂和控释剂可使药物缓慢释放，药效维持时间延长，从而减少用药次数。

3. 药物的剂量　用药剂量是影响药物作用的主要因素。通常情况下，剂量大小可决定体内药物的浓度。根据药物量效关系特点，在一定范围内，剂量越大，血药浓度越高，作用也越强；超过一定范围，随着剂量增加，血药浓度不断升高，治疗作用并未有显著提高，却出现毒性反应甚至死亡。因此，临床用药时，应严格掌握用药剂量，通常选择大于最小有效量而小于极量为常用量，保证既能充分发挥药物的防治作用，又能避免毒性反应的发生。

4. 给药途径　给药途径不同，药物作用的快慢和强弱也不同，少数药物甚至作用的性质也不同。如硫酸镁，口服给药具有导泻和利胆作用，静脉给药则出现降压和抗惊厥作用。掌握各种给药方法对药物作用的影响，以便根据病情需要和药物性质正确选择给药方案。常用的给药途径中，出现吸收作用的快慢依次为：静注>吸入给药>舌下给药>肌注>皮下注射>口服给药>直肠给药>皮肤、黏膜给药。

**点滴积累**

1．药物对机体作用有兴奋和抑制两种类型。
2．药物的双重性是指药物的防治作用和不良反应。
3．影响药物作用的因素主要有机体和药物两方面。

# 第三节　机体对药物的处置

## 一、基本概念

药物代谢动力学（简称药动学）是研究机体对药物的处置过程，即药物在体内吸收、分布、生物转化（代谢）和排泄等 4 个过程随时间变化的动态规律。药物的体内过程可概括为药物转运（吸收、分布及排泄）和代谢过程。药物的代谢和排泄称为药物的消除。

## 二、药物的跨膜转运

药物转运过程需要通过体内的生物膜，药物通过体内生物膜的过程称为药物的跨膜转运，方式主要有被动转运和主动转运两种。

### （一）被动转运

药物顺浓度梯度由高浓度侧向低浓度侧转运的方式为被动转运，包括简单扩散、滤过扩散和易化扩散等 3 种类型。其特点是顺浓度梯度转运；不耗能；膜两侧的浓度差越大，转运速度越快。

1．简单扩散　又称脂溶扩散，是最主要的被动转运方式。特点为不耗能、不需载体、无竞争抑制和饱和现象。多数药物以此种方式转运。简单扩散与药物的理化性质密切相关，分子量小、极性小、解离度小和脂溶性大的药物易转运。弱酸性药物在酸性环境中，解离度小，脂溶性大，易转运；而弱碱性药物在酸性环境中解离度大，脂溶性小，不易转运。而在碱性环境中，二者则完全相反。

2．滤过扩散　又称水溶性扩散，是指直径小于膜孔的水溶性的极性或非极性药物，借助膜两侧的流体静压和渗透压差被水携带到低压侧的过程。分子量小于 100、不带电荷的极性分子等水溶性药物可通过此种方式转运。

3．易化扩散　包括载体转运和离子通道转运。特点是不耗能、需要载体、存在饱和现象，当两种药物由同一种载体转运时还存在竞争现象。通过此方式转运的药物很少。

### （二）主动转运

药物逆浓度梯度由低浓度侧向高浓度侧转运的过程为主动转运。其特点是需要耗能、需要载体、有高度特异性、饱和现象和竞争抑制现象。缺氧或抑制能量产生的药物可抑制主动转运。

## 三、药物的体内过程

### （一）药物的吸收

药物的吸收是指药物从给药部位进入血液循环的过程。药物吸收的快慢影响了药物的

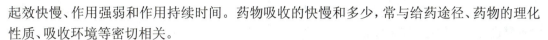

起效快慢、作用强弱和作用持续时间。药物吸收的快慢和多少，常与给药途径、药物的理化性质、吸收环境等密切相关。

1. 给药途径

（1）口服给药：最常用的给药方法。优点是安全、方便和经济，但缺点是吸收缓慢、受多种因素影响。药物主要在小肠吸收，少数弱酸性药物可少量在胃吸收。有些药物进入体循环之前在胃肠道或肝脏被代谢灭活，使进入体循环的药量减少，这种现象称为首过效应（或称首关消除）。此效应会大大降低口服药物的生物利用度，所以首过效应明显的药物应避免采用口服给药。

（2）注射给药：药物的吸收效果与注射给药的部位及药物的剂型有关。静脉注射药物直接进入体循环，没有吸收过程，显效最快。但静脉注射应高度重视安全性，静脉注射的速度、选择的剂型必须严格控制。肌肉注射吸收较皮下注射快，皮下注射吸收缓慢而较为恒定，但仅适用对组织没有刺激性的药物。水溶性高的注射剂吸收较快，而油剂、混悬剂等吸收较慢。

（3）吸入给药：气体、挥发性药物和气雾剂型药物可被肺上皮细胞或呼吸道黏膜吸收，吸收速度快。

（4）舌下给药：药物经舌下静脉吸收，速度较快，可避免肝脏的首关消除。适用于用量小、脂溶性高，需快速起效的药物。

（5）直肠给药：药物通过痔上、痔中和痔下静脉进入血液循环，基本无首关消除现象。但吸收量少，仅适用于少量刺激性大的药物或不能口服给药的患者。

（6）皮肤黏膜给药：完整皮肤对药物的吸收能力是很差的，多发挥局部作用。如加入了促皮吸收剂，可增加吸收量。黏膜吸收好于皮肤。

2. 药物的理化性质　一般说来，水性和脂性均不溶的物质很难被吸收。如硫酸镁水溶液难吸收，常起局部作用。药物的分子量越小、脂溶性越大或极性越小，则越易吸收，反之则难吸收。

3. 吸收环境　胃排空和肠蠕动的快慢、胃内容物的性质和多少、药物局部吸收的面积、血液循环情况、局部环境 pH 等均可影响药物的吸收。

（二）药物的分布

药物的分布是指药物随血液循环转运到机体各组织器官的过程。大多数药物在体内的分布是不均匀的，这主要取决于药物与血浆蛋白结合率、组织的亲和力和局部器官血流量、体液 pH 和药物的理化性质及体内特殊屏障等因素。

1. 血浆蛋白结合率　药物进入血液后，部分药物与血浆蛋白结合成结合型药物，未被结合的药物则称为游离型药物。血浆蛋白结合率是指血液中药物与血浆蛋白结合的百分率。结合型药物特点：分子量增大，不能跨膜转运；结合后的药物会暂时失去药理活性；可逆性结合，有饱和性和竞争置换现象，当血中游离型药物减少时，可随时释放出来。血浆蛋白结合率高的药物显效慢，作用持续时间较长；血浆蛋白结合率低的药物则相反。

2. 组织亲和力和局部器官血流量　药物与组织的亲和力越大，在该组织的分布越多；血流量丰富的器官，药物的分布较多。

3. 体液 pH 和药物的理化性质　药物的分布与体液 pH 值有关系。在生理条件下，细胞内液的 pH 约为 7.0，细胞外液的 pH 约为 7.4，弱酸性药物在细胞外液中解离型多，不易进入细胞内，故细胞内浓度较低，而弱碱性药物则相反。

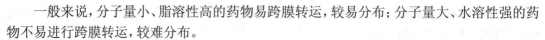

一般来说，分子量小、脂溶性高的药物易跨膜转运，较易分布；分子量大、水溶性强的药物不易进行跨膜转运，较难分布。

4．体内特殊屏障

（1）血脑屏障：血脑屏障是血液－脑细胞、血液－脑脊液及脑脊液－脑细胞三种隔膜的总称。分子量小、脂溶性高的药物易通过血脑屏障而进入脑组织。有时病理状态也能改变血脑屏障的通透性，应加以注意。

（2）胎盘屏障：胎盘是将母体血液与胎儿血液隔开的屏障。大部分药物均可通过，对胎儿有影响的药物，孕妇应禁用或慎用。

**（三）药物的生物转化**

药物的生物转化是指药物在体内发生化学结构改变，引起药理活性变化的过程，也称药物的代谢。肝脏是药物代谢的主要器官。大多数药物经代谢后，其代谢产物的作用减弱或消失，称为灭活；少数药物经代谢后，其代谢产物的作用增强，或由无活性转变为有活性的药物，称为活化。

药物代谢大多在生物酶的催化下进行，可发生氧化、还原、水解、结合等4种反应，前三种反应称为Ⅰ相反应，结合反应称为Ⅱ相反应。肝脏微粒体细胞色素 $P_{450}$ 酶系俗称肝药酶，在药物代谢过程中起着重要作用。肝药酶的活性决定药物代谢的速度，影响药物作用的强度和持续时间。肝药酶诱导剂是指能增强肝药酶活性或增加肝药酶合成的药物。药酶诱导剂通过增强肝药酶活性，能加速自身或其他药物的代谢，使药物效应减弱。如苯巴比妥、苯妥英钠、利福平等有肝药酶诱导作用。肝药酶抑制剂是指能降低肝药酶活性或抑制肝药酶合成的药物。药酶抑制剂通过减弱肝药酶活性，降低其他药物的代谢，使药物效应增强，甚至发生毒性反应。如氯霉素、对氨基水杨酸钠、异烟肼、保泰松等能抑制肝药酶活性。

**（四）药物的排泄**

药物的排泄是指药物及其代谢产物自体内排出体外的过程。

1．肾脏排泄　是药物排泄的主要途径。大多数药物通过肾小球滤过排泄，少数药物通过肾小管分泌随尿排出。

（1）肾小管重吸收：经肾小球滤过的药物在肾小管中有不同程度的重吸收现象。脂溶性高、解离度小的药物重吸收多，排泄速度较慢。通过改变尿液 pH 可改变弱酸性或弱碱性药物的解离度，改变其在肾小管重吸收，加快或减慢药物排泄速度。

（2）竞争抑制现象：经肾小管分泌排泄的药物，需要载体转运。经同一类载体转运的药物，存在竞争抑制现象，导致排泄减慢，作用时间延长。

2．胆汁排泄　某些药物经胆汁排入肠道，随粪便排出。部分药物随胆汁排入肠道后可再经小肠上皮细胞重吸收，这种现象称为肝肠循环。此现象可使药物作用时间延长。

3．其他排泄途径　药物还可经肺、汗腺、乳汁、唾液等排泄。肺是挥发性药物的主要排泄途径。乳汁 pH 略低于血浆，弱碱性药物可自乳汁排泄，哺乳期用药应予注意。

> **点滴积累**
>
> 1．药物体内的过程包括吸收、分布、代谢和排泄等4个过程。
> 2．药物的跨膜转运方式主要有主动转运和被动转运。
> 3．苯巴比妥、苯妥英钠、利福平等为药酶诱导剂。

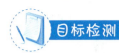 目标检测

一、选择题

**（一）A型题（单项选择题）**

1. 凡具有预防、治疗和诊断疾病或调节生理功能，符合药品质量标准并经政府有关部门批准的化合物，称为（ ）

    A. 化学药物     B. 无机药物     C. 有机合成药物

    D. 天然药物     E. 药物

2. 药物的体内过程不包括（ ）

    A. 吸收     B. 分布     C. 代谢

    D. 排泄     E. 合成

3. 药物生物转化的I相反应包括（ ）

    A. 氧化     B. 还原     C. 水解

    D. 结合     E. 氧化、还原、水解

4. 下面哪项不是《中国药典》二部中的项目（ ）

    A. 含量测定     B. 鉴别     C. 作用用途

    D. 检查     E. 类别

5. 药物的副作用是指（ ）

    A. 用药剂量过大、用药时间过长所产生的反应

    B. 与遗传因素相关的特殊反应

    C. 在治疗剂量下出现的与治疗目的无关的反应

    D. 在停药以后所引起的不良反应

    E. 不可预知的、引起机体病理性损害的不良反应

6. 首关消除是指（ ）

    A. 药物进入血液后与血浆蛋白结合，导致药效降低的现象

    B. 药物口服后，在消化道被破坏而使药量减少的现象

    C. 药物与机体组织器官之间出现的最初效应

    D. 药物口服后，在胃肠道或肝脏被代谢灭活，使进入体循环的药量减少的现象

    E. 以上都不是

7. 当重复多次应用某种药物后，机体对该药敏感性下降的现象称为（ ）

    A. 耐药性     B. 选择性     C. 依赖性

    D. 耐受性     E. 成瘾性

8. 选择性低的药物，临床应用时往往（ ）

    A. 毒性较大     B. 副作用较多     C. 过敏反应较剧烈

    D. 成瘾性较大     E. 有后遗效应

9. 孕妇用药容易出现致畸胎反应的时间是（ ）

    A. 妊娠前3个月     B. 妊娠中3个月     C. 妊娠后3个月

    D. 分娩期     E. 哺乳期

10. 具有药理活性的药物，可能的化学结构是（ ）

A. 左旋体       B. 右旋体       C. 消旋体

D. 大分子化合物       E. 以上都可能

11. 受体激动药的特点是（　　）

     A. 与受体有较强的亲和力和较强的内在活性

     B. 与受体有较强亲和力，无内在活性

     C. 与受体有较弱的亲和力和较弱的内在活性

     D. 与受体有较弱的亲和力，无内在活性

     E. 以上都不对

12. 大多数药物在体内通过生物膜的方式是（　　）

     A. 主动转运       B. 简单扩散       C. 易化扩散

     D. 滤过扩散       E. 离子通道转运

13. 体液的 pH 影响药物转运是因为它改变药物的（　　）

     A. 通透性       B. 脂溶性       C. 饱和度

     D. 解离度       E. 溶解度

14. 弱酸性药物在碱性尿液中（　　）

     A. 解离多，在肾小管再吸收多，排泄慢

     B. 解离少，再吸收多，排泄慢

     C. 解离多，再吸收少，排泄快

     D. 解离少，再吸收少，排泄快

     E. 解离多，再吸收多，排泄快

15. 一般来说，起效最快的给药途径是（　　）

     A. 口服给药       B. 静脉注射       C. 吸入给药

     D. 直肠给药       E. 经皮给药

16. 药物肝肠循环影响药物在体内的（　　）

     A. 吸收快慢       B. 代谢快慢       C. 分布快慢

     D. 起效快慢       E. 作用持续时间

17. 药物与血浆蛋白结合后（　　）

     A. 作用增强       B. 代谢加快       C. 转运加快

     D. 排泄加快       E. 暂时失去药理活性

18. 对肝药酶诱导剂叙述错误的是（　　）

     A. 使肝药酶的活性增加

     B. 可能加速本身被肝药酶的代谢

     C. 可加速被肝药酶转化的药物的代谢

     D. 可使被肝药酶转化的药物血药浓度升高

     E. 可使被肝药酶转化的药物血药浓度降低

19. 药物排泄的主要器官是（　　）

     A. 肾脏       B. 胃肠道       C. 汗腺

     D. 乳腺       E. 胆管

20. 不影响药物分布的因素有（　　）

     A. 首关效应       B. 血浆蛋白结合率       C. 膜通透性

D. 体液 pH       E. 特殊生理屏障

**（二）X 型题（多项选择题）**

21. 下列属于药物化学研究范畴的是（　　）
 A. 新药研究
 B. 合成化学药物
 C. 阐明药物的化学性质
 D. 研究药物分子与机体细胞（生物大分子）之间的相互作用
 E. 剂型对生物利用度的影响

22. 药物作用机制主要有（　　）
 A. 影响离子通道       B. 影响生物酶活性       C. 影响机体理化性质
 D. 影响受体       E. 影响机体代谢过程

23. 下列哪些是化学药物（　　）
 A. 基因工程药物       B. 中药       C. 抗生素
 D. 合成药物       E. 生化药物

24. 按照中国新药审批办法的规定，药物的命名包括（　　）
 A. 通用名       B. 俗名       C. 化学名（中文和英文）
 D. 常用名       E. 商品名

25. 药物不良反应包括（　　）
 A. 选择性作用       B. 变态反应       C. 毒性反应
 D. 后遗效应       E. 副作用

26. 药物作用机制有（　　）
 A. 参与或干扰代谢       B. 改变细胞周围环境的理化性质
 C. 影响生理活性物质及其转运       D. 影响免疫功能
 E. 非特异性作用

27. 药物被动转运的特点是（　　）
 A. 有饱和性       B. 需消耗能量       C. 逆浓度梯度转运
 D. 顺浓度梯度转运       E. 不消耗能量

28. 弱碱性药物在酸性环境中（　　）
 A. 容易吸收       B. 不容易吸收       C. 排泄较慢
 D. 排泄较快       E. 分布速度加快

29. 药物代谢反应方式包括（　　）
 A. 氧化       B. 酯化       C. 还原
 D. 水解       E. 结合

30. 正确选择药物用量的规律是（　　）
 A. 老年人用量应该大       B. 小儿用量应该小
 C. 孕妇体重增加，用量应增大       D. 营养不良者体重轻，用量应减少
 E. 对药有高敏性者，用量应减少

## 二、填空题

1. 药物是指用于疾病的_____、_____、_____和_____的物质。
2. 药物的跨膜转运的方式有_____和_____。

3. 影响药物的分布因素有_____、_____、_____和_____。

4. 药物作用的双重性是指_____和_____。

### 三、名词解释

1. 药物

2. 药物化学

3. 药物作用

4. 药物代谢动力学

5. 主动转运

6. 肝肠循环

### 四、简答题

1. 简述药物的定义和分类？

2. 简述药物化学研究的对象和内容？

3. 简述药物作用的方式有哪些？

4. 请叙述影响药物作用的因素有哪些？

（谢癸亮）

# 第二章 麻 醉 药

麻醉药是指使整个机体或机体局部暂时、可逆性失去知觉及痛觉的药物。根据药物作用范围的不同，将麻醉药分为全身麻醉药和局部麻醉药。

## 第一节　全身麻醉药

全身麻醉药简称全麻药，作用于中枢神经系统，可逆性引起意识、感觉和反射消失的一类药物。全身麻醉药又分为吸入性麻醉药和静脉麻醉药，用于外科手术前麻醉。

### 一、吸入麻醉药

吸入麻醉药是一类气体或挥发性液体药物，通过吸入给药进入肺部，经过交换进入血液，最后转送到脑部产生全身麻醉作用。该类作用的药物通常为一些化学性质不活波的气体或易挥发液体。如麻醉乙醚、氟烷、异氟烷、恩氟烷、甲氧氟烷、氧化亚氮等。

最早应用的吸入式麻醉药为1842年发现的麻醉乙醚，该药一直用于临床，至今仍被收

15

入药典,其特点是麻醉作用优良,伴有良好的肌肉松弛作用,但具有易燃易爆、对呼吸黏膜刺激性较大、诱导和苏醒缓慢等缺点。

 **知识链接**

### 乙醚的问世

1842年,杰克逊吸了一些乙醚,竟不知不觉地睡着了。牙医莫顿决定试试乙醚的麻醉效果。他先用猫狗作试验,一试果然有效。接着自己也用乙醚进行试验,证明有麻醉作用。后来,莫顿正式将乙醚用于手术前的麻醉。病人在手术时一点也不觉得疼痛。于是他重返波士顿医院,成功地进行了表演。莫顿先将蘸有乙醚的手帕递给患者,让其吸入,使其渐渐失去知觉,然后在助手的帮助下,将牙拔掉。莫顿拔完牙后,问患者有何感觉,病人高兴地说:"真是奇迹!一点疼痛感都没有。"

为了克服麻醉乙醚的缺点,研究发现了一类含氟卤代烃,具有毒性相对较小,易燃性降低等特点。如氟烷、甲氧氟烷。

### 氟烷 Halothane

$$F-\overset{\overset{\displaystyle F}{|}}{\underset{\underset{\displaystyle F}{|}}{C}}-\overset{\overset{\displaystyle Cl}{|}}{\underset{\underset{\displaystyle Br}{|}}{C}}-H$$

化学名为1,1,1-三氟-2-氯-2-溴乙烷。

【性状】 本品为无色澄明、易流动的重质液体;挥发性强,有类似三氯甲烷的香气,味甜;能与乙醇、乙醚、三氯甲烷或非挥发性油类任意混溶,水中微溶;相对密度为1.871~1.875;不易燃。

【化学性质】 本品遇光、热可缓慢分解生成氢卤酸(氢氟酸、盐酸、氢溴酸),因此常加0.01%(g/g)麝香草酚为稳定剂。

本品显有机氟化物的鉴别反应。经氧瓶燃烧法进行有机破坏,用氢氧化钠溶液吸收,吸收液加茜素氟蓝试液和醋酸-醋酸钠缓冲液,再加硝酸亚铈试液即显蓝紫色。

本品不溶于浓硫酸,加入等体积浓硫酸后,比重大于浓硫酸,分为两层,与甲氧氟烷相区别。

【作用用途】 麻醉作用比乙醚强,对黏膜无刺激性,麻醉诱导时间短,不易引起分泌物过多、咳嗽、喉痉挛等。用于全身麻醉及麻醉诱导。

【不良反应】 有损害肝功能的危险存在,不得反复吸入,前后两次用药,相隔应在3个月以上,肝炎患者应尽量避免使用。

【用药注意事项】 肝功能不全、胆道疾病患者禁用。

【贮存】 本品应遮光、密封、阴凉处保存。

### 甲氧氟烷 Methoxyflurane

$$H-\overset{\overset{\displaystyle Cl}{|}}{\underset{\underset{\displaystyle Cl}{|}}{C}}-\overset{\overset{\displaystyle F}{|}}{\underset{\underset{\displaystyle F}{|}}{C}}-OCH_3$$

化学名为1,1-二氟-2,2-二氯乙基甲醚。

【性状】 本品为无色澄明液体;有水果气味,挥发性较低;沸点104.6℃;相对密度

1.4262。

【化学性质】 室温下不燃不爆，有氧、空气、光线、湿气、碱、石灰存在时都比较稳定。

【作用用途】 全麻效能最强，有明显的肌松作用，镇痛效果好。诱导和苏醒较氟烷慢，比乙醚快。对呼吸道刺激性小。

【不良反应】 能产生急慢性肝损伤，对肾功能有显著影响。

【用药注意事项】 可强烈抑制呼吸，肝、肾功能不全者禁用。

【贮存】 避光存于冷暗处，用后拧紧。

## 二、静脉麻醉药

静脉麻醉药通常是一些水溶性的化合物，大部分是盐类。药物由静脉注射进入血液，随血液循环进入神经中枢后产生作用。患者在给药后意识很快消失，无呼吸刺激，但麻醉的深浅程度较难控制。

最早应用的静脉麻醉药为一些超短时的巴比妥类药物，含硫巴比妥，如硫喷妥钠、硫戊比妥钠；N-甲基取代巴比妥，如海索比妥钠和美索比妥钠。

全身麻醉药具有较高的脂溶性，极易透过血脑屏障到达大脑，麻醉作用快，但由于药物的脂溶性强，可迅速由脑组织向其他组织分布，因此麻醉持续时间短，仅能持续数分钟。这类药物作用快，对呼吸道黏膜无刺激性，但高浓度时会对呼吸和循环有抑制的作用，现临床已少用。

此外，还有一些非巴比妥类静脉麻醉药，如盐酸氯胺酮、依托咪酯。

**盐酸氯胺酮 Ketamine Hydrochloride**

化学名为 2-(2-氯苯基)-2-甲氨基环己酮盐酸盐。

【性状】 本品为白色结晶粉末，无臭；在水中易溶，在热乙醇中溶解，在苯、乙醚中不溶。熔点 259～263℃，熔融时同时分解。

【化学性质】 本品水溶液在低温时加入 $K_2CO_3$ 溶液，可析出游离的氯胺酮。

本品的水溶液显盐酸盐的鉴别反应，水溶液加硝酸成酸性后，加硝酸银试液，生成白色沉淀。

本品水溶液（0.3mg/ml）照分光光度法测定，在 269nm 和 277nm 的波长处有最大吸收。

【作用用途】 静脉全身麻醉药，麻醉作用迅速并具有镇痛作用，但维持时间短，适用于短时间的小手术。

【不良反应】 以血压升高和脉搏增快为最常见，异常的低血压、心动过缓、呼吸减慢、呼吸困难以及呕吐等为偶见，不能自控的震颤罕见。由于本品易产生幻觉，被滥用为毒品，现属于Ⅰ类精神药品管理，俗称 K 粉。

【用药注意事项】 苏醒期间可有幻梦或幻觉，青壮年（15～45 岁）更多，应合理地监护。用药监测主要是心功能不全尤其是伴有高血压或心衰史的患者。

【贮存】 密封保存。

课堂互动

你知道什么是 K 粉吗？有什么危害？

依托咪酯　Etomidate

化学名为 1-[(1R)-(1- 苯乙基)]-1H- 咪唑 -5- 甲酸乙酯。

【性状】　本品为白色结晶或结晶性粉末；在乙醇或三氯甲烷中极易溶解，在水中不溶，在稀盐酸中易溶；熔点 66～70℃，比旋度为 +67°～+72°。

【化学性质】　本品在稀盐酸溶液中溶解后，加碘化铋钾试液，产生砖红色沉淀。本品的乙醇溶液（10μg/ml），照分光光度法测定，在 241nm 的波长处有最大吸收。

【作用用途】　用于诱导麻醉，短时麻醉必须与镇痛药合用。

【不良反应】　偶有恶心、呕吐、咳嗽、呃逆和寒战，个别病例可出现喉痉挛。

【用药注意事项】　本品不宜稀释使用。中毒性休克、多发性创伤或肾上腺皮质功能低下者，应同时给予适量氢化可的松。

【贮存】　遮光，密封，在阴凉处保存。

---

**点滴积累**

1. 全麻药按给药途径分为吸入麻醉药和静脉麻醉药。
2. 甲氧氟烷不燃不爆，性质稳定，全麻效能最强。
3. 氯胺酮俗称 K 粉。

# 第二节　局部麻醉药

局部麻醉药简称局麻药，是一类以适当的浓度局部应用于神经末梢或神经干周围，阻断用药局部神经冲动的产生和传导，在意识清醒的情况下使该局部痛觉等暂时消失的药物。局部麻醉药普遍用于口腔科、眼科、妇科和外科小手术中以暂时解除疼痛。

## 一、局麻药的发展历史及构效关系

最早应用的局麻药是从南美洲古柯树叶中提取的生物碱可卡因，但由于吸收后毒性大，使用受到限制。1904 年根据可卡因的化学结构特点人工合成了低毒性的普鲁卡因。1943 年合成了酰胺类局麻药利多卡因。

现在使用的局部麻醉药，大部分都是由普鲁卡因和利多卡因结构衍生而来。这些药物的基本结构可以归纳成三个部分：即由亲脂部分、亲水部分和间于二者之间的连接部分组成。具有这三个部分的结构示意图通常称为局部麻醉药的基本骨架。用该骨架可概括局部麻醉药的结构（图 2-1）。

（1）亲脂部分：局部麻醉作用强的化合物均为苯的衍生物，苯甲酸酯中苯环的对位有供电子基，如羟基、烷氧基、氨基取代，可增强局部麻醉作用。

（2）亲水部分：通常是仲胺或叔胺，但仲胺的刺激性较大，大部分药物都是叔胺。

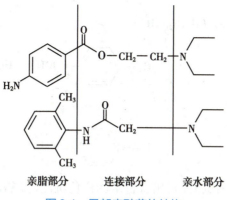

亲脂部分　　　连接部分　　　亲水部分

图 2-1　局部麻醉药的结构

（3）连接部分：由极性基团和碳链组成。局部麻醉药的稳定性受水解的影响较大。

## 二、对氨基苯甲酸酯类

### 盐酸普鲁卡因　Procaine Hydrochloride

化学名为 4- 氨基苯甲酸 -2-（二乙氨基）乙酯盐酸盐，又名奴佛卡因。

【性状】　本品为白色结晶或结晶性粉末；无臭，味微苦，随后有麻痹感；在水中易溶，在乙醇中略溶，在三氯甲烷中微溶，在乙醚中几乎不溶。熔点 154～157℃。

【化学性质】　本品结构中含芳伯氨基，可发生重氮化偶合反应。本品加稀盐酸试液、亚硝酸钠试液生成重氮盐，再加碱性 β- 萘酚发生偶合反应，生成猩红色的偶氮染料。本品的芳伯胺基易被氧化变色，pH 及温度升高、紫外线、氧、重金属离子等均可加速氧化。所以注射剂制备中要控制 pH 和温度，通入惰性气体，加入抗氧剂及金属离子掩蔽剂等稳定剂。

本品化学结构中含有酯键，酸、碱和体内酯酶均能促使其水解，水解产物为对氨基苯甲酸和二乙胺基乙醇。本品在 pH3～3.5 最稳定，pH 小于 2.5，水解速度增加；pH 大于 4，随着 pH 增高，水解速度加快。在一定条件下，对氨基苯甲酸可进一步脱羧生成有毒的苯胺。

$$H_2N-\text{〈benzene〉}-COOCH_2CH_2(C_2H_5)_2 \xrightarrow{H_2O}$$

$$H_2N-\text{〈benzene〉}-COOH + HOCH_2CH_2N(C_2H_5)_2$$

$$\downarrow -CO_2$$

$$H_2N-\text{〈benzene〉} + CO_2$$

本品水溶液加氢氧化钠试液，析出普鲁卡因白色沉淀，加热，酯键水解，产生二乙胺基乙醇（蒸气使红色石蕊试纸变蓝）和对氨基苯甲酸钠，放冷，加盐酸酸化，即析出对氨基苯甲酸白色沉淀，此沉淀能在适量的盐酸中溶解。

$$H_2N-\text{〈benzene〉}-COOCH_2CH_2N(C_2H_5)_2 \cdot HCl \xrightarrow{NaOH} H_2N-\text{〈benzene〉}-COOCH_2CH_2N(C_2H_5)_2$$

$$H_2N-\text{〈benzene〉}-COOCH_2CH_2N(C_2H_5)_2 \xrightarrow[\triangle]{NaOH} H_2N-\text{〈benzene〉}-COONa + HN(C_2H_5)_2\uparrow$$

$$H_2N-\text{〈benzene〉}-COONa \xrightarrow{HCl} H_2N-\text{〈benzene〉}-COOH\downarrow \xrightarrow{HCl} H_2N-\text{〈benzene〉}-COOH \cdot HCl$$

本品具有叔胺的结构，能与一些生物碱沉淀剂（碘化铋钾、碘化汞钾、苦味酸等）生成沉淀。

本品在盐酸溶液中能与二甲氨基苯甲醛反应生成黄色的希夫碱。

本品的水溶液显氯化物的鉴别反应。

【作用用途】 本品为局麻药，主要用于浸润麻醉和蛛网膜下腔麻醉，对皮肤黏膜穿透力弱，不适用于表面麻醉。

【不良反应】 可引起恶心、出汗、脉速、呼吸困难、颜面潮红、谵妄、兴奋、惊厥。有时出现过敏性休克。

【用药注意事项】 用前须做过敏试验。腰麻时常出现血压下降，可麻醉前肌注麻黄碱15～20mg 以预防。不宜与葡萄糖溶液配伍，因可使其局麻作用降低。

【贮存】 避光、密封保存。

## 三、酰胺类

利多卡因及其衍生物是 20 世纪 40 年代发展起来的，该类药物的基本结构为苯胺与氨基乙酸以酰胺键相连接。不易水解，活性和毒性均较苯甲酸酯类药物强。

### 盐酸利多卡因 Lidocaine Hydrochloride

$$\cdot HCl \cdot H_2O$$

化学名为 N-(2,6- 二甲苯基)-2-(二乙氨基)乙酰胺盐酸盐一水合物，又名盐酸塞洛卡因。

【性状】 本品为白色结晶性粉末；无臭，味苦，继而有麻木感；在水或乙醇中易溶，在三氯甲烷中溶解,在乙醚中不溶;熔点 75～79℃。

【化学性质】 本品虽然含有酰胺结构,但化学性质稳定,在酸性或碱性溶液中均不易被水解。一方面是由于酰胺键比酯键稳定,另一方面是由于本品分子中的酰胺基的邻位有两个甲基,空间位阻较大。

本品水溶液加硝酸成酸性后,加硝酸银试液,生成白色沉淀,显示本品为盐酸盐。

本品水溶液加氢氧化钠试液和硫酸铜试液,形成蓝紫色螯合物,再加三氯甲烷振摇后放置,三氯甲烷层显黄色。

本品分子中含有叔胺结构,能和三硝基苯酚试液生成沉淀。

【作用用途】 利多卡因的局部麻醉作用比普鲁卡因强 2 倍,作用维持时间延长一倍,同时毒性也相应增大。因其穿透性好,扩散性强,常用于表面麻醉、浸润麻醉、传导麻醉和硬膜外麻醉。本品作用于细胞膜的钠离子通道,可作为抗心律失常药使用,用于治疗室性心律失常,效果良好。

【不良反应】 视神经炎、头昏、眩晕、恶心、呕吐、语言不清、肌肉颤抖、惊厥、神志不清及呼吸抑制,须减药或停药。有过敏反应。

【用药注意事项】 妊娠、哺乳期妇女慎用。心、肝功能不全者,应适当减量。

【贮存】 密封保存。

### 盐酸布比卡因 Bupivacaine Hydrochloride

$$\text{CH}_3\text{—C}_6\text{H}_3(\text{CH}_3)\text{—NHCO—}\text{(piperidine)—N—CH}_2\text{CH}_2\text{CH}_2\text{CH}_3 \cdot \text{HClH}_2\text{O}$$

化学名为 1- 丁基 -N-(2,6- 二甲苯基)-2- 哌啶甲酰胺盐酸盐一水合物。

【性状】 本品为白色结晶性粉末;无臭,味苦;在乙醇中易溶,在水中溶解,在三氯甲烷中微溶,在乙醚中几乎不溶。

【化学性质】 本品酰胺基邻位的两个甲基,起空间位阻作用,使其不易水解。

本品分子中含有叔胺结构,能和三硝基苯酚试液生成黄色沉淀,其熔点为 194℃。

本品加 0.01mol/L 盐酸溶液制成每 1ml 含 0.40mg 的溶液,照分光光度法测定,在 263nm 和 271nm 的波长处有最大吸收。

本品的水溶液显氯化物的鉴别反应。

【作用用途】 用于局部浸润麻醉、外周神经阻滞和椎管内阻滞。

【不良反应】 少数患者可出现头痛、恶心、呕吐、尿潴留及心率减慢等。如果出现严重副作用,可静脉注射麻黄碱或阿托品。

【用药注意事项】 本品毒性较较利多卡因大 4 倍,心脏毒性尤应注意,一旦心脏停搏,复苏甚为困难。

【贮存】 遮光,密封保存。

## 四、氨基酮类

以电子等排体—$CH_2$—代替酯基中的—O—则为酮类化合物。在氨基酮类中,不少化合物具有局麻作用,其中一些作用相当强,在临床上具有应用价值的如盐酸达克罗宁。

## 盐酸达克罗宁 Dyclonine Hydrochloride

化学名为 1-(4-丁氧基苯)-3-(1-哌啶基)-1-丙酮盐酸盐。

【性状】 本品为白色结晶或白色结晶性粉末；略有气味，味微苦，随后有麻痹感；易溶于三氯甲烷，溶于乙醇，略溶于水，微溶于丙酮，几不溶于乙醚和正己烷。熔点 172～176℃。

【化学性质】 本品结构中的羰基比普鲁卡因的酯基和利多卡因的酰胺基都稳定。

本品分子中含有叔胺结构，能和三硝基苯酚试液生成沉淀。

本品分子具有酮基，加二硝基苯肼试液振摇溶解后，溶液显橙色。

本品的水溶液显氯化物的鉴别反应。

【作用用途】 本品能阻断各种神经冲动或刺激的传导，抑制触觉和痛觉，对皮肤有止痛、止痒及杀菌作用。

【不良反应】 超剂量或迅速吸收可能带来全身毒性反应。

【用药注意事项】 本品有过敏史者禁用，涂布部位如有灼烧感、红肿等情况，应停止用药，并将局部药物洗净，必要时向医师咨询。

【贮存】 避光保存。

**点滴积累**

> 1. 局麻药按结构分为三类：对氨基苯甲酸酯类、酰胺类和氨基酮类。
> 2. 盐酸普鲁卡因含芳香第一胺基，易被氧化变色，可发生重氮化-偶合反应。含有酯键，碱性溶液中加热易水解。
> 3. 盐酸利多卡因酰胺基的邻位有两个甲基，空间位阻较大，所以在酸性或碱性溶液中均不易被水解。

**目标检测**

一、选择题

（一）A 型题（单项选择题）

1. 麻醉乙醚中具有爆炸性的杂质是（ ）。

　　A. 乙酸　　　　　　　　　B. 乙醛　　　　　　　　　C. 过氧化物

　　D. 甲醛　　　　　　　　　E. NO

2. 属于全身静脉麻醉药的是（ ）。

　　A. 氟烷　　　　　　　　　B. 麻醉乙醚　　　　　　　C. 氯胺酮

　　D. 利多卡因　　　　　　　E. 甲氧氟烷

3. 局部麻醉药物的发展是从对（ ）的结构及代谢的研究中开始的。

　　A. 巴比妥酸　　　　　　　B. 可卡因　　　　　　　　C. 氯丙嗪

    D. 普鲁卡因　　　　　　　　E. 咖啡因

4. 不属于吸入性麻醉药的是（　　）
    A. 异氟烷　　　　　　　　B. 氟烷　　　　　　　　C. 利多卡因
    D. 恩氟烷　　　　　　　　E. 麻醉乙醚

5. 属于酰胺类的局部麻醉药是（　　）
    A. 达克罗宁　　　　　　　B. 普鲁卡因　　　　　　C. 利多卡因
    D. 丁卡因　　　　　　　　E. 氯丙嗪

6. 根据新药的发现途径可以知道，从可卡因到普鲁卡因的发现主要途径是（　　）
    A. 从病理生理过程发现新药
    B. 从药物的代谢过程发现新药
    C. 利用计算机辅助设计方法设计新药
    D. 由天然活性成分简化结构研制合成新药
    E. 偶然发现

7. 下列哪个药物属于Ⅰ类精神药品管理，俗称K粉（　　）。
    A. 氯胺酮　　　　　　　　B. 麻醉乙醚　　　　　　C. 氟烷
    D. 利多卡因　　　　　　　E. 甲氧氟烷

8. 下列吸入麻醉药中，全麻效能最强的是（　　）。
    A. 异氟烷　　　　　　　　B. 氟烷　　　　　　　　C. 甲氧氟烷
    D. 恩氟烷　　　　　　　　E. 麻醉乙醚

9. 盐酸利多卡因化学性质比较稳定是由于分子中的酰胺基的邻位有两个（　　）。
    A. 乙基　　　　　　　　　B. 甲基　　　　　　　　C. 丙基
    D. 丁基　　　　　　　　　E. 甲氧基

10. 盐酸达克罗宁具有（　　），加二硝基苯肼试液振摇溶解后，溶液显橙色。
    A. 酰胺基　　　　　　　　B. 酮基　　　　　　　　C. 对氨基
    D. 酯键　　　　　　　　　E. 甲氧基

**（二）X型题（多项选择题）**

11. 属于全身麻醉药的有（　　）。
    A. 异氟烷　　　　　　　　B. 氟烷　　　　　　　　C. 盐酸氯胺酮
    D. 恩氟烷　　　　　　　　E. 麻醉乙醚

12. 局麻药的结构类型有（　　）。
    A. 酰胺类　　　　　　　　B. 苯甲酸酯类　　　　　C. 氨基醚类
    D. 氨基酮类　　　　　　　E. 以上都不是

13. 下列哪些药物能显盐酸盐的鉴别反应（　　）。
    A. 氟烷　　　　　　　　　B. 麻醉乙醚　　　　　　C. 盐酸氯胺酮
    D. 盐酸利多卡因　　　　　E. 甲氧氟烷

14. 依托咪酯的贮存条件是（　　）。
    A. 避光　　　　　　　　　B. 熔封　　　　　　　　C. 密封
    D. 阴凉处　　　　　　　　E. 冷处

15. 盐酸普鲁卡因的贮存条件是（　　）。
    A. 避光　　　　　　　　　B. 熔封　　　　　　　　C. 密封

D. 阴凉处　　　　　　　E. 冷处

## 二、填空题

1. 根据给药方式不同,全麻药分为_____和_____。

2. 普鲁卡因的水解产物是_____和_____。

## 三、名词解释

1. 全身麻醉药

2. 局部麻醉药

## 四、简答题

1. 麻醉药分为哪几类?

2. 盐酸普鲁卡因稳定性较差,请分析其易于发生变质的原因。

（许耀珑）

# 第三章 治疗精神障碍药

学习目标

1. 掌握巴比妥类药物的理化性质，苯巴比妥、苯妥英钠、盐酸氯丙嗪和氯氮平的化学性质、作用用途、不良反应、用药注意事项和贮存方法；
2. 熟悉地西泮、奥沙西泮、艾司唑仑、卡马西平、盐酸氯丙嗪和氯氮平的主要化学性质、作用用途、不良反应和用药注意事项；
3. 了解其他治疗精神障碍药的主要化学性质、临床应用和不良反应；
4. 学会应用该类药物的理化性质解决药物的调剂、贮存保管及临床使用等实际问题。

导学情景

**情景描述：**

药剂专业小张同学的邻居李大妈晚上经常睡不着，烦躁、焦虑，失眠2年多了。有一天，李大妈和小张同学说她的病情，问该用些什么药品呢？

**学前导语：**

用药服务是今后药剂工作的重要内容，从药物基本知识开始，到每种疾病的合理用药，都要掌握药物的基本概念和知识，本章学习治疗精神障碍药的药物化学基本知识和药理学相关知识，掌握该类药基本使用技能。

## 第一节 镇静催眠药

镇静催眠药属中枢神经系统抑制药物。小剂量时产生镇静作用，较大剂量时可促进并维持睡眠。临床上常用的镇静催眠药按化学结构可分为巴比妥类、苯并二氮杂䓬类、氨基甲酸酯类和其他类。

### 一、巴比妥类

巴比妥类药物作用于网状兴奋系统的突触传递过程，阻断脑干的网状结构上行激活系统，使大脑皮质细胞的兴奋性下降，产生镇静、催眠和抗惊厥作用。

#### （一）巴比妥类药物的结构和分类

巴比妥类药物为巴比妥酸（丙二酰脲）的衍生物，巴比妥酸本身无生理活性，当5位碳上的两个氢原子被烃基取代后才呈现活性。不同的取代基,起效快慢和作用时间不同,通常按作用时间将它们分为长时间、中时间、短时间和超短时间四种类型。常用巴比妥类药物见表3-1。

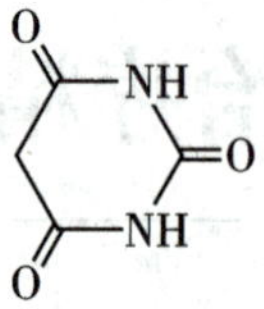

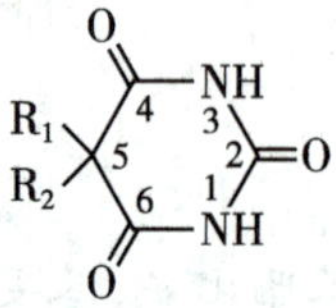

巴比妥类药物的通式

表3-1 常用巴比妥类药物

| 类别 | 典型药物名称 | 化学结构 | 用途 |
|------|------------|---------|------|
| 长时间 | 苯巴比妥 | 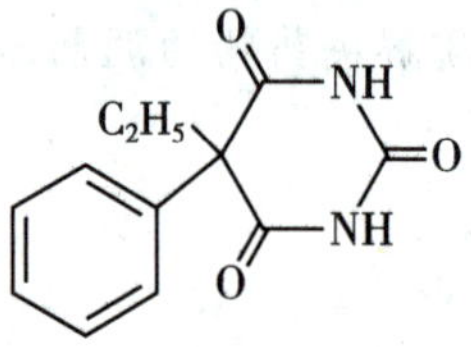 | 镇静催眠、抗癫痫 |
| 中时间 | 异戊巴比妥 | 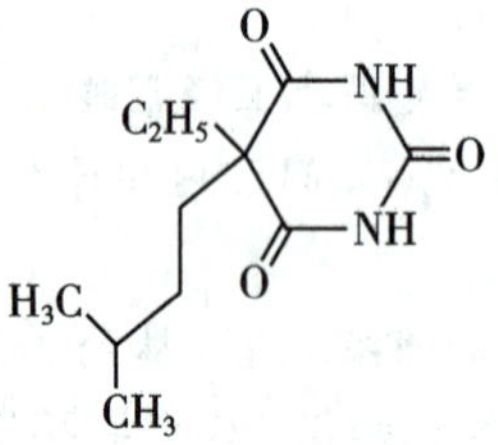 | 镇静催眠 |
| 短时间 | 司可巴比妥 | 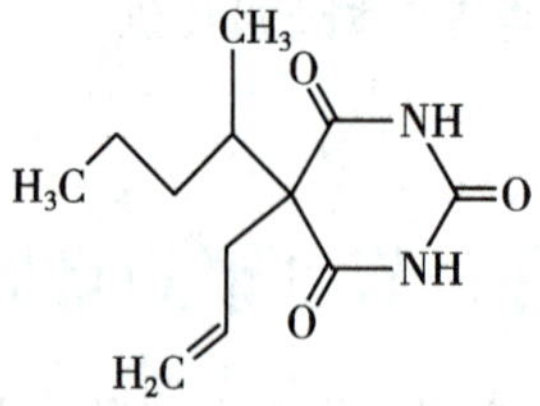 | 催眠、麻醉前给药 |
| 超短时间 | 硫喷妥钠 | 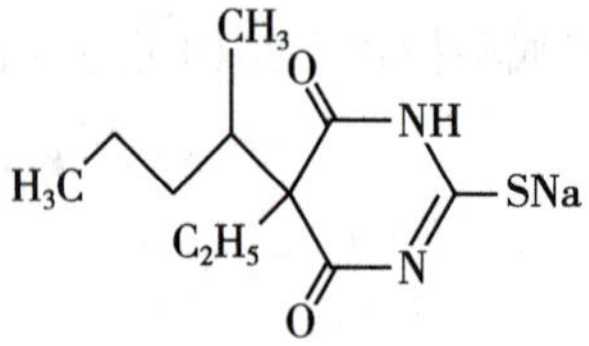 | 催眠、麻醉前给药 |

（二）巴比妥类药物的理化性质

1. 性状 本类药物一般为白色结晶或结晶性粉末;加热多能升华;难溶于水,易溶于乙醇等有机溶剂;含硫巴比妥有不适臭味。

**2.弱酸性** 本类药物具有"—CO—NH—CO—"结构,能形成烯醇式结构,显弱酸性。可与碳酸钠或氢氧化钠形成钠盐。本类药物的钠盐水溶液不稳定,易吸收空气中的二氧化碳而析出巴比妥类沉淀。

**3.水解性** 本类药物为环状酰脲结构,易发生水解,且水解速度及水解产物与pH和温度有关,随着pH值的升高,水解速度加快。如与氢氧化钠共热,水解生成无效产物,并放出氨气,可使红色的石蕊试纸变蓝。其钠盐在吸湿情况下也可发生水解反应,生成无效产物。故本类药物一般做成粉针剂使用。

**4.与铜吡啶试液的反应** 本类药物含有丙二酰脲结构,能与重金属盐形成有色物质或难溶性盐类。能与吡啶 - 硫酸铜溶液作用显紫堇色,含硫巴比妥则显绿色。

**5.与银盐反应** 本类药物在碳酸钠溶液中与硝酸银试液作用,生成可溶性的一银盐,继续加入过量的硝酸银试液,可生成不溶性的二银盐,该沉淀可溶于氨试液中。

### (三)巴比妥类药物的构效关系

巴比妥类药物是非特异性结构类型的药物,其作用强弱、作用快慢及作用时间的长短主要取决于它的理化性质、酸性解离常数、脂水分配系数等。

1.巴比妥酸和5位单取代巴比妥类在生理pH条件下,几乎全部解离,口服不易吸收,也不易透过血脑屏障进入大脑中枢,故无镇静催眠作用。而5,5-双取代巴比妥类的酸性比巴比妥酸低,在生理pH条件下不易解离,因此,不仅可以口服吸收,而且易透过血脑屏障发挥作用。

2.5位碳上两个取代基的碳原子总数以4～8为最好,此时药物有适当的脂水分配系数。当碳原子总数为4时,出现镇静催眠作用;超过8时,作用下降甚至产生惊厥作用。

3.5位碳上取代基为烯烃、环烯烃时,体内代谢较快,作用时间较短;取代基为烷烃或芳烃时,体内代谢较慢,作用时间相对延长。

4.在5,5-双取代巴比妥酸的一个氮原子上引入甲基,可降低酸性,增加脂溶性,因此起效快,作用时间短,为超短时镇静催眠药。若两个氮原子上都引入甲基,则产生惊厥作用。

5.将2位碳上的氧原子以硫原子代替,则脂溶性增加,起效快,作用时间短。如硫喷妥钠为超短时催眠药,临床上多用作静脉麻醉药。

27

**案例分析**

**案例**

　　患者小王,女性,25 岁,因失恋想不开,2 小时前服用了 50 片苯巴比妥,导致昏迷入院。查体:呼吸深度抑制,瞳孔缩小,发绀,体温 36℃,血压 90/60mmHg。诊断:急性巴比妥类药物中毒。问题:对患者应用哪些抢救措施和药物?

**分析**

　　除给人工呼吸、给氧治疗及用 1:5000 高锰酸钾溶液洗胃以外,可以应用 25% 山梨醇 200ml 静脉注射,5% 碳酸氢钠静脉点滴碱化尿液,以加速毒物排泄。

## 二、苯二氮䓬类

　　20 世纪 50 年代后各种苯二氮䓬结构药物问世,该类药物因其毒副作用和成瘾性小、安全范围大,在临床上几乎取代了巴比妥类药物,成为镇静、催眠、抗焦虑的首选药物。

　　20 世纪 50 年代,Stembach 在合成苯并庚氧二嗪时,合成没有成功,但却意外合成一种白色结晶。Stembach 研究了这些结晶的活性,发现其具有很好的安定作用,这就是氯氮䓬(利眠宁)。由此开发了一类新的安定药物。

　　通过对氯氮䓬进行深入的研究,发现其结构中的脒基和氮上的氧不是活性必需基团,通过结构简化合成了地西泮(安定),地西泮合成方法更简单,活性更强。根据这个思路合成了一类 1,4-苯二氮䓬-2 酮类的药物,见表 3-2。

利眠宁　　　　　　　　安定

1,4-苯二氮䓬-2酮类的药物通式

表 3-2　常用的 1，4- 苯二氮草 -2 酮类药物

| 名称 | R₁ | R₂ | R₃ | R₄ |
|---|---|---|---|---|
| 奥沙西泮 | H | OH | H | Cl |
| 劳拉西泮 | H | OH | Cl | Cl |
| 硝西泮 | H | H | H | NO₂ |
| 氯硝西泮 | H | H | Cl | NO₂ |
| 氟西泮 | （CH₂）₂N（C₂H₅）₂ | H | F | Cl |
| 氟地西泮 | CH₃ | H | F | Cl |

### 地西泮　Diazepam

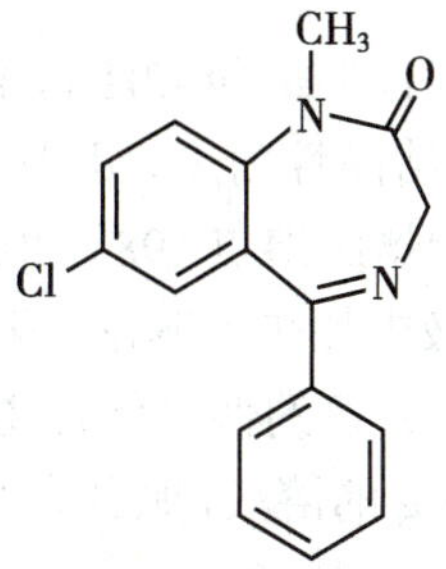

化学名为 1- 甲基 -5- 苯基 -7- 氯 -1，3- 二氢 -2H-1，4- 苯并二氮杂草 -2- 酮，又名安定。

【性状】　本品为白色或类白色结晶性粉末；无臭，味微苦；在三氯甲烷或丙酮中易溶，在乙醇中溶解，在水中几乎不溶；熔点 130～134℃。

【化学性质】　本品具有亚胺及内酰胺结构，遇酸或碱及加热的条件下易发生水解开环，生成 2- 甲氨基 -5- 氯 - 二苯甲酮和甘氨酸。

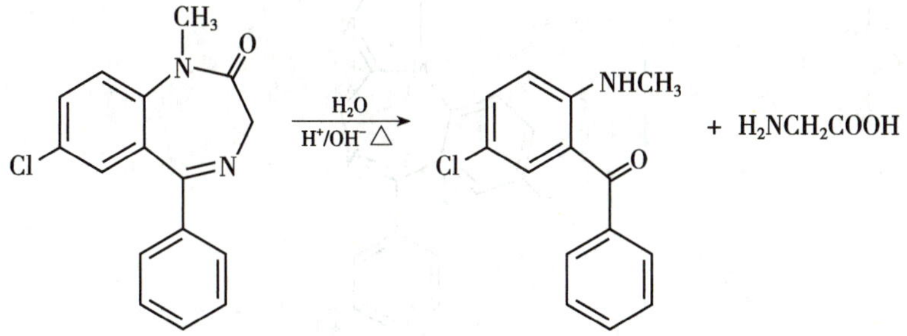

本品用氧瓶燃烧法进行有机破坏后，以稀氢氧化钠溶液为吸收液，燃烧完全后，用稀硝酸酸化，缓慢煮沸，水溶液加硝酸成酸性后，加硝酸银试液，生成白色沉淀，显示本品为有机氯化物。

本品可进行生物碱的一般反应，加碘化铋钾试液反应产生橙红色沉淀。

【作用用途】　主要用于焦虑、镇静催眠，还可用于抗癫痫和抗惊厥。

【不良反应】　常见嗜睡，头昏、乏力等不良反应，大剂量可有共济失调、震颤。长期连续用药可产生依赖性和成瘾性，停药可能发生撤药症状，表现为激动或忧郁。

【用药注意事项】　青光眼、重症肌无力、肝肾功能不全者慎用。驾驶机动车和高空作

29

业人员、老年人、婴儿患者慎用。服药期间忌饮酒。

【贮存】 密封保存。

## 奥沙西泮 Oxazepam

化学名为 5-苯基 -3-羟基 -7-氯 -1,3-二氢 -2H-1,4-苯并二氮杂䓬 -2-酮。

【性状】 本品为白色或类白色结晶性粉末，几乎无臭；在乙醇、三氯甲烷或丙酮中微溶，在乙醚中极微溶解，在水中几乎不溶；熔点 198～202℃，熔融时同时分解。

【化学性质】 本品在酸或碱溶液中加热水解，生成 2-苯甲酰基 -4-氯苯胺，经重氮化后与碱性 β-萘酚发生偶合反应，生成橙红色的偶氮化合物。

本品加乙醇制成每 1ml 中含 10μg 的溶液，照分光光度法测定，在 229nm 的波长处有最大吸收。

【作用用途】 本药主要用于治疗焦虑症，也用于失眠和癫痫的辅助治疗。

【不良反应】 偶见头昏、恶心，减量或停药后可自行消失。

【用药注意事项】 肝、肾功能不全者慎用。

【贮存】 避光、密封保存。

## 艾司唑仑 Estazolam

化学名为 6-苯基 -8-氯 -4H-〔1，2，4〕-三氮唑〔4，3-a〕-1,4-苯并二氮杂䓬。

【性状】 本品为白色或类白色结晶性粉末，无臭，味微苦；在三氯甲烷或醋酐易溶，在甲醇中溶解，在乙酸乙酯或乙醇中略溶，在水中几乎不溶。熔点 229～232℃。

【化学性质】 本品在稀盐酸溶液中加热煮沸，放冷，溶液显芳香第一胺类的性质反应。

本品用稀硫酸处理后，置紫外光灯（365nm）下检视，显天蓝色荧光。

【作用用途】 本品主要用于抗焦虑、失眠。也用于紧张、恐惧及抗癫痫和抗惊厥。

【不良反应】 常见不良反应有口干、嗜睡、头昏、乏力等，大剂量可有共济失调、震颤。

【用药注意事项】 用药期间不宜饮酒。对其他苯二氮杂䓬类药物过敏者，可能对本药过敏。癫痫患者突然停药可导致发作。

【贮存】 密封保存。

## 三、氨基甲酸酯类

### 甲丙氨酯 Meprobamate

$$
\begin{array}{c}
H_3C \quad\quad CH_2OCONH_2 \\
\backslash\;\;/ \\
C \\
/\;\;\backslash \\
H_3CH_2CH_2C \quad\quad CH_2OCONH_2
\end{array}
$$

化学名为 2-甲基-2-丙基-1,3-丙二醇二氨基甲酸酯，又名安宁。

【性状】 本品为白色结晶性粉末；几乎无臭，味苦；在乙醇或丙酮中易溶，在乙醚中略溶，在水中微溶；熔点 103～107℃。

【化学性质】 本品性质不稳定，在酸或碱性溶液中加热易水解，分别生成二氧化碳或氨气及油状的 2-甲基-2-丙基-1,3-丙二醇。

【作用用途】 本品主要用于镇静催眠和抗焦虑，尤其适用于老年失眠患者。

【不良反应】 常见嗜睡，可见头痛、无力、眩晕、低血压和心悸。

【用药注意事项】 长期使用会产生依赖性，肾功能不全者慎用，服药勿饮酒，妊娠及哺乳期妇女、6 岁以下儿童禁用。

【贮存】 密封保存。

## 四、其他类

目前临床上使用的镇静催眠药还有醛类，如水合氯醛、喹唑酮类，如甲喹酮和哌啶二酮类，如格鲁米特等。

### 水合氯醛 Chloral Hydrate

$$
\begin{array}{c}
HO \\
\quad\;\;\backslash \\
\quad\quad C\!-\!CCl_3 \\
\quad\;\;/ \\
HO
\end{array}
$$

化学名 2,2,2-三氯-1,1-乙二醇。

【性状】 本品为白色或无色透明的结晶；有刺激性特臭，味微苦；在空气中渐渐挥发；在水中极易溶解，在乙醇、三氯甲烷或乙醚中易溶。

【化学性质】 本品较稳定，但放置时间过长，水溶液也会缓慢分解，加热时分解加快，生成盐酸和三氯乙酸。

本品加水溶解，加氢氧化钠试液，溶液显浑浊；加温后呈澄明的两液层，并发生三氯甲烷的臭气。

【作用用途】 用于催眠、抗惊厥和破伤风痉挛、士的宁中毒和癫痫持续状态的急救。

【不良反应】 少见过敏性皮疹或荨麻疹、精神错乱、幻觉、异常兴奋等。

【用药注意事项】 本品刺激性强，应用时必须稀释。严重心、肝肾功能不全者慎用。长期服用有成瘾性和耐受性。

【贮存】 密封保存。

**点滴积累**

1. 镇静催眠药按化学结构可分为巴比妥类、苯二氮䓬类、氨基甲酸酯类和其他类。
2. 巴比妥类药物有弱酸性，含有丙二酰脲结构易发生水解，可与铜吡啶试液反应，有银盐反应。
3. 地西泮具有亚胺及内酰胺结构，遇到酸碱容易发生水解。

# 第二节 抗癫痫药

癫痫是由多种原因引起的脑细胞异常放电并向周围脑组织扩散，导致大脑功能失调的综合征。临床上根据癫痫病发作时的表现分为强直 - 阵挛性发作（大发作）、失神性发作（小发作）、复合性局限性发作（精神运动性发作）和单纯局限性发作（局限性发作）。

抗癫痫病药是能够抑制脑细胞异常放电或抑制异常放电向周围脑组织扩散的一类药物。巴比妥类药物和苯二氮䓬类药物中的苯巴比妥和地西泮、氯硝西泮、硝西泮等药物在临床广泛用于癫痫病的治疗。将巴比妥类药物分子的羰基去掉一个，为五元环的乙酰脲类化合物，仍具有抗惊厥作用，由此发现了苯妥英。根据巴比妥类药的结构进行改造还得到一些药物，通称环内酰脲类抗癫痫药物，如扑米酮、三甲双酮、乙琥胺。

常用的抗癫痫药物还有二苯并氮䓬类药物如卡马西平和脂肪酸类如丙戊酸钠等。

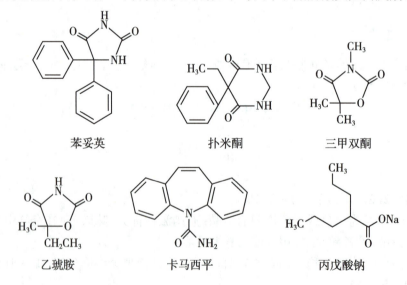

| 苯妥英 | 扑米酮 | 三甲双酮 |

| 乙琥胺 | 卡马西平 | 丙戊酸钠 |

## 一、酰脲类

### 苯巴比妥 Phenobarbital

化学名为 5- 乙基 -5- 苯基 -2，4，6（1H，3H，5H）- 嘧啶三酮，又名鲁米那。

【性状】 本品为白色有光泽的结晶性粉末；无臭，味微苦；在乙醇或乙醚中溶解，在三氯甲烷中略溶，在水中极微溶解；熔点为 174.5～178℃。

【化学性质】 本品的酰亚胺基可互变异构成烯醇式结构，显弱酸性，在氢氧化钠或碳酸钠溶液中溶解，可得到苯巴比妥钠，与酸性药物接触或吸收空气中的二氧化碳，可析出苯巴比妥沉淀。

本品在碳酸钠溶液中与硝酸银试液作用，生成可溶性的一银盐，加入过量的硝酸银试液生成不溶性的二银盐沉淀。

本品与吡啶 - 硫酸铜试液作用显紫色。本品加硫酸和亚硝酸钠，即显橙黄色，随即转橙红色。

【作用用途】 具有镇静催眠和抗惊厥作用，临床上用于治疗焦虑、失眠，也可治疗惊厥及癫痫大发作。

【不良反应】 本品主要副作用为用药后有头晕和困倦等后遗效应，久用可产生耐受性和依赖性，多次连用可出现蓄积中毒以及呼吸抑制等副作用。

【用药注意事项】 对其他巴比妥过敏者，对本品可能过敏；作抗癫痫药应用时，可能需10～30 天才能达到最大效果；肝功能不全者，应从小剂量开始使用；长期用药可产生精神或躯体的药物依赖性，停药须逐渐减量，以免引起撤药症状。

【贮存】 密封保存。

## 苯妥英钠 Phenytoin Sodium

化学名为 5，5- 二苯基乙内酰脲钠盐，又名大仑丁钠。

【性状】 本品为白色粉末，无臭，味苦；微有引湿性；在水中易溶，在乙醇中溶解，在三氯甲烷或乙醚中几乎不溶。

【化学性质】 本品水溶液呈碱性，在空气中渐渐吸收二氧化碳析出苯妥英；本品水溶液加酸酸化后，析出的苯妥英在氨水中转变成铵盐，遇硝酸银或二氯化汞试液反应生成白色沉淀，此沉淀不溶于氨试液。

本品与吡啶 - 硫酸铜试液作用显蓝色。本品显钠盐的火焰反应。

【作用用途】 临床上作为治疗癫痫大发作的首选药物，也可用于治疗三叉神经痛及某些心律失常。

【不良反应】 本品副作用小，常见齿龈增生，儿童发生率高。神经系统不良反应与剂量相关，常见眩晕、头痛，严重时可引起眼球震颤、共济失调、语言不清和意识模糊。

【用药注意事项】 用药期间应检查血象、肝功能。

【贮存】 密封（供口服用）或严封（供注射用），遮光保存。

## 二、苯二氮䓬类

### 卡马西平　Carbamazepine

化学名为 5H- 二苯并[b，f]氮杂䓬 -5- 甲酰胺。

【性状】　本品为白色或类白色的结晶性粉末，几乎无臭；在三氯甲烷中易溶，在乙醇中略溶，在水或乙醚中几乎不溶；熔点为 189～193℃。

【化学性质】　本品干燥时性质较稳定。其片剂在潮湿的条件下可生成二水合物，使片剂变硬，溶解和吸收变差，药效降至原来的 1/3。本品对光敏感，长时间照射，固体表面由黄色变为橙黄色，也可部分环化成二聚体、氧化成环氧化物。

本品用硝酸处理加热数分钟后，显橙红色。

本品加乙醇制成每 1ml 中含 10μg 的溶液，照分光光度法测定，在 238nm 和 285nm 的波长处有最大吸收，在 285nm 波长处的吸收度为 0.47～0.51。

【作用用途】　主要用于癫痫的部分性发作和全身性发作，对三叉神经痛和舌咽神经痛也有效。

【不良反应】　中枢神经系统的反应，表现为头晕、共济失调、嗜睡和疲劳。

【用药注意事项】　与三环类抗抑郁药有交叉过敏反应，可引起糖尿病患者尿糖增加。

【贮存】　遮光、密封保存。

## 三、其他类

### 丙戊酸钠　Sodium Valproate

化学名为 2- 丙基戊酸钠。

【性状】　本品为白色结晶性粉末或颗粒；味微涩；具有强吸湿性；在水中极易溶解，在甲醇或乙醇中易溶，在丙酮中几乎不溶。

【化学性质】　本品加入醋酸氧铀锌溶液与罗丹明的饱和苯溶液，苯层显粉红色，在紫外灯下显橙色荧光。

【作用用途】　临床上主要用于单纯或复杂失神发作、癫痫大发作的治疗。

【不良反应】　不良反应较轻，偶见肝功能损害，对胎儿有致畸作用。

【用药注意事项】　用药期间避免饮酒；停药应逐渐减量以防再次发作；取代其他抗惊厥药物时，本品应逐渐增加用量，而被取代药物应逐渐减少用量。

【贮存】　密封，干燥处保存。

**点滴积累**

1. 苯巴比妥显弱酸性，与酸性药物接触或吸收空气中的二氧化碳，可析出苯巴比妥沉淀。在碳酸钠溶液中能与硝酸银试液反应。
2. 苯妥英钠与吡啶 - 硫酸铜试液作用显蓝色，显钠盐焰色反应，与硝酸银反应生成银盐沉淀；水溶液显碱性，在空气中放置渐渐吸收二氧化碳析出苯妥英，故应密闭保存或新鲜配制，忌与酸性药物配伍。
3. 卡马西平遇硝酸显橙红色，干燥时稳定，潮湿、见光容易变质，遮光、密封保存。

# 第三节 抗精神病药

精神失常是由多种因素引起的精神活动障碍性疾病。抗精神失常药物可分为抗精神病药、抗焦虑药、抗躁狂药和抗抑郁药。

抗精神病药主要用于精神分裂症，也可用于躁狂症的治疗。按化学结构的不同可分为吩噻嗪类、硫杂蒽类及丁酰苯类等。

**盐酸氯丙嗪　Chlorpromazine Hydrochloride**

化学名为 $N, N$- 二甲基 -2- 氯 -10$H$- 吩噻嗪 -10- 丙胺盐酸盐，又名冬眠灵。

【性状】　本品为白色或乳白色结晶性粉末，有微臭，味极苦；有引湿性；遇光渐变色；水溶液显酸性；在水、乙醇或三氯甲烷中易溶，在乙醚或苯中不溶；熔点为194～198℃。

【化学性质】　本品分子结构中具有吩噻嗪母核，易被氧化，在空气或日光中放置，渐变为红棕色。故在配制其注射液时，应充氮气、二氧化碳等惰性气体，加入对氢醌、连二亚硫酸钠、亚硫酸氢钠或维生素C等抗氧剂。

本品水溶液加硝酸后显红色，同时生成瞬即消失的白色浑浊；放置，红色变深；加热，溶液变为无色。

本品用硝酸处理后显红色，渐变为淡黄色。与三氯化铁试液作用，显稳定的红色。

【作用用途】　本品主要用于治疗精神分裂症和躁狂症，也用于止吐、低温麻醉及人工冬眠等。

【不良反应】　常见口干、上腹不适、食欲缺乏、乏力及嗜睡。可引起直立性低血压、心悸或心电图改变。可出现锥体外系反应。

【用药注意事项】　心血管疾病患者慎用。出现迟发性运动障碍，停用所有的抗精神病药。

【贮存】　遮光、密封保存。

## 氯氮平 Clozapine

化学名为 8- 氯 -11-（4- 甲基 -1- 哌嗪基）-5H- 二苯并［b，e］［1，4］二氮杂䓬。

【性状】 本品为淡黄色结晶性粉末；无臭、无味；在三氯甲烷中易溶，在乙醇中溶解，在水中几乎不溶；熔点 181～185℃。

【化学性质】 本品加碳酸钠灼烧，产生的气体可使 1，2- 萘醌 -4 磺酸钠试液显紫蓝色。

【作用用途】 本品抗精神病作用强，适用于急性与慢性精神分裂症的各个亚型，对幻觉妄想型、青春型效果好。也可以减轻与精神分裂症有关的情感症状。

【不良反应】 常见有头晕、无力、嗜睡、多汗、流涎、恶心、呕吐、口干、便秘、直立性低血压、心动过速。严重不良反应为粒细胞缺乏症及继发性感染。

【用药注意事项】 治疗头 3 个月内应坚持每 1～2 周检查白细胞计数及分类，以后定期检查；出现过敏性皮疹及恶性综合征应立即停药并进行相应的处理；中枢神经抑制状态者、尿潴留患者慎用。

【贮存】 遮光，密封保存。

 **点滴积累**

1. 氯丙嗪含有吩噻嗪母核，易被氧化，空气中或日光放置，渐变红棕色，应遮光、密封保存。与硝酸反应显红色，渐变淡黄色；与三氯化铁试液作用，显稳定的红色。
2. 氯氮平有可能出现粒细胞缺乏症，应定期检查血象。

# 第四节 抗 抑 郁 药

抑郁症是以情感障碍为主要症状的精神疾病，主要表现为情绪低落、悲观失望、社交恐惧、睡眠障碍等，严重者可出现自残或自杀行为。

抗抑郁症药按作用机制分为去甲肾上腺素再摄取抑制药、5- 羟色胺（5-HT）再摄取抑制药等。常见的去甲肾上腺素再摄取抑制药见表 3-3，5- 羟色胺（5-HT）再摄取抑制药见表 3-4。

表 3-3 常见去甲肾上腺素再摄取抑制药

| 药品名称 | 化学结构 | 主要用途 |
| --- | --- | --- |
| 丙米嗪 | | 主要用于治疗各种抑郁症，也可用于治疗焦虑症、惊恐症和遗尿症 |

续表

| 药品名称 | 化学结构 | 主要用途 |
|---|---|---|
| 阿米替林 | 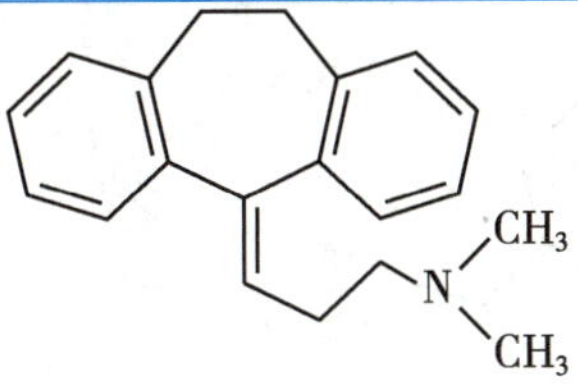 | 用于各种抑郁症和抑郁状态,对伴有焦虑、不安的患者疗效更好 |
| 氯米帕明 | 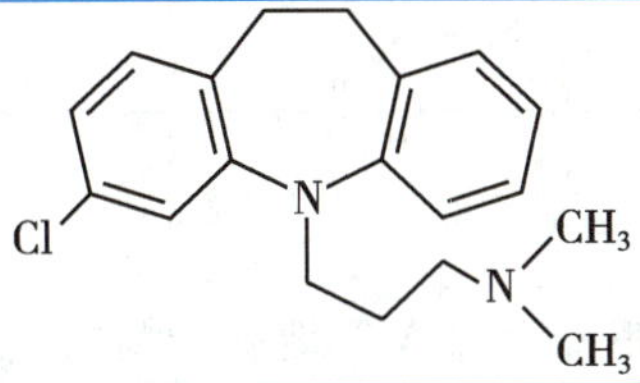 | 用于治疗各种抑郁状态,也常用于治疗强迫性神经症、恐怖性神经症 |
| 多塞平 | 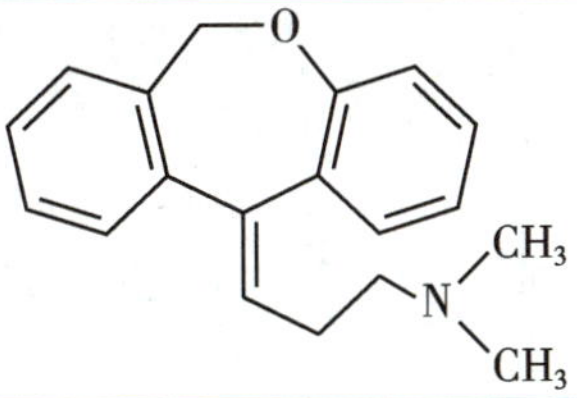 | 适用于治疗抑郁症和焦虑症。亦可用于治疗消化性溃疡和慢性荨麻疹 |

表3-4 常见5-羟色胺(5-HT)再摄取抑制药

| 药品名称 | 化学结构 | 主要用途 |
|---|---|---|
| 氟伏沙明 | 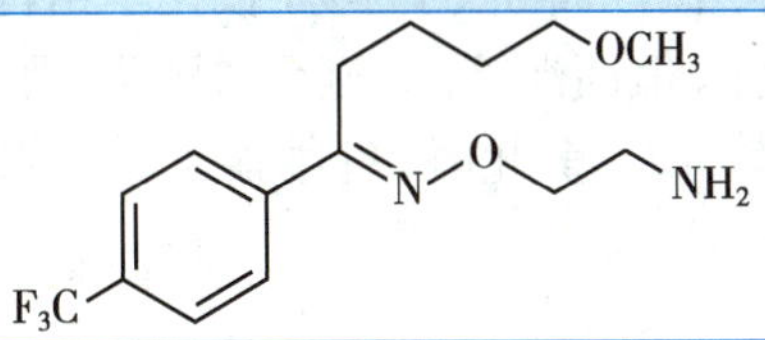 | 用于抑郁症及相关症状的治疗;强迫症症状治疗 |
| 氟西汀 | 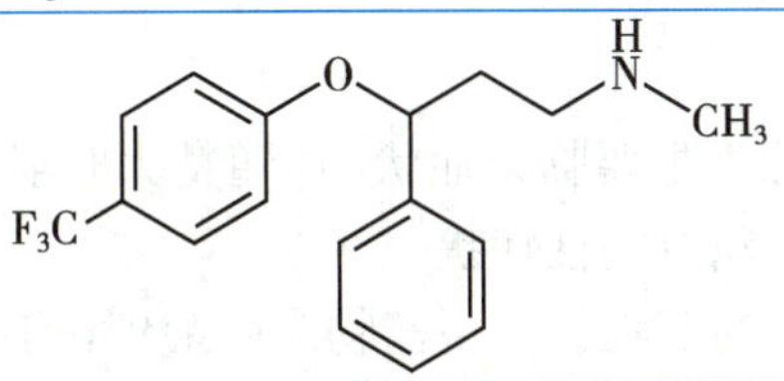 | 用于治疗各类抑郁症、强迫症、神经厌食症 |
| 帕罗西汀 | 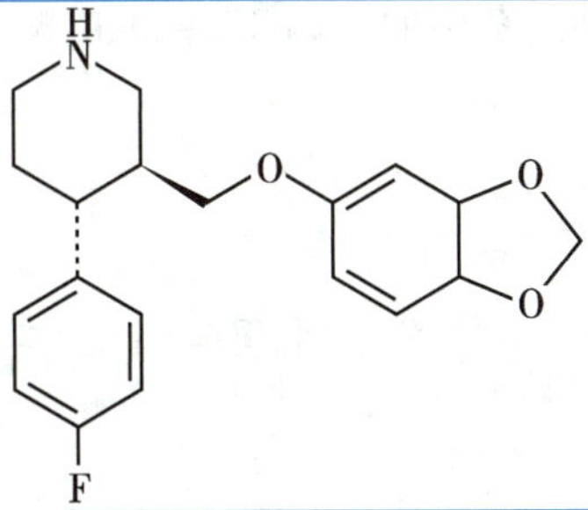 | 用于治疗各种类型的抑郁症。包括伴有焦虑的抑郁症及反应性抑郁症 |
| 西酞普兰 | 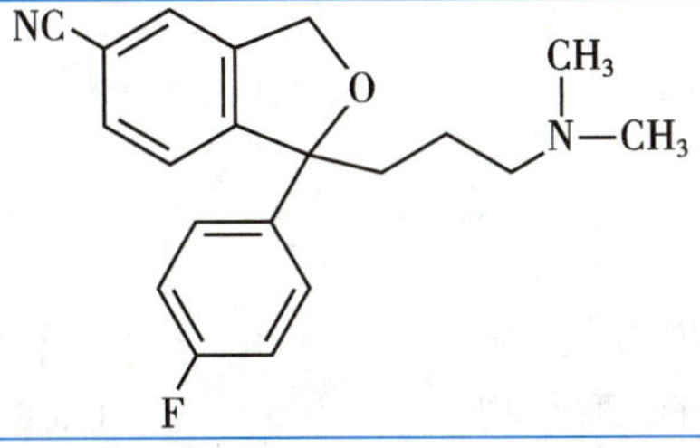 | 用于各种类型的抑郁症 |

续表

| 药品名称 | 化学结构 | 主要用途 |
| --- | --- | --- |
| 舍曲林 | 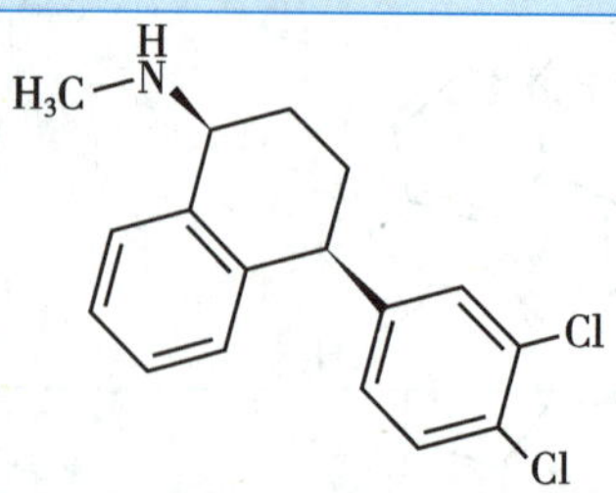 | 用于治疗抑郁症的相关症状,包括伴随焦虑、有或无躁狂史的抑郁症 |

**点滴积累**

抗抑郁症药按作用机制分为去甲肾上腺素再摄取抑制药、5-羟色胺(5-HT)再摄取抑制药等。

# 第五节 抗焦虑药和抗躁狂药

## 一、抗焦虑药

抗焦虑药是一种主要用于缓解焦虑和紧张的药物,按化学结构主要分为四类:①苯二氮䓬类,如地西泮、奥沙西泮、硝西泮、氟西泮等;②氨甲酸酯类,如甲丙氨酯、卡立普多等;③二苯甲烷类,如定泰乐;④其他类,如氯美扎酮、谷维素。其中苯二氮䓬类仍然是临床首选的抗焦虑药。

## 二、抗躁狂药

躁狂症是以情感高涨或易激惹为主要临床症状,伴随精力旺盛、言语增多、活动增多,严重时伴有幻觉、妄想、紧张症状等精神病性症状。

抗躁狂药是指用于治疗躁狂症的药物。典型药物为碳酸锂,有些药物也可用于治疗躁狂症,习惯上归属其他类别,如抗精神病药中的氯丙嗪、氟哌啶醇等和抗癫痫药中的卡马西平、丙戊酸钠等。

**点滴积累**

抗焦虑药按化学结构主要分为苯二氮䓬类、氨甲酸酯类、二苯甲烷类和其他类。

**目标检测**

### 一、选择题

### (一)A型题(单项选择题)

1. 巴比妥类药物有水解性,是因为具有( )

   A. 酰胺结构         B. 酯结构         C. 醚结构

D. 丙二酰脲结构　　　　E. 醇结构

2. 巴比妥类钠盐水溶液与空气中哪种气体接触发生沉淀（　　）
　　A. 氮气　　　　　　　　B. 一氧化碳　　　　　　C. 二氧化碳
　　D. 氧气　　　　　　　　E. 氢气

3. 地西泮的化学结构中所含的母核是（　　）
　　A. 1,4-苯并二氮䓬环　　　　　　B. 二苯并氮杂䓬环
　　C. 氮杂䓬环　　　　　　　　　　D. 1,5-苯并二氮䓬环
　　E. 1,3-苯并二氮䓬环

4. 可与吡啶-硫酸铜试液作用显绿色的是（　　）
　　A. 地西泮　　　　　　　B. 苯巴比妥　　　　　　C. 苯妥英钠
　　D. 硫喷妥钠　　　　　　E. 氯丙嗪

5. 下列药物水解后会放出氨气的是（　　）
　　A. 地西泮　　　　　　　B. 阿司匹林　　　　　　C. 氯丙嗪
　　D. 哌替啶　　　　　　　E. 苯妥英钠

6. 下列哪个药物是安定（　　）
　　A. 苯巴比妥　　　　　　B. 地西泮　　　　　　　C. 苯妥英钠
　　D. 硫喷妥钠　　　　　　E. 艾司唑仑

7. 对奥沙西泮描述错误的是（　　）。
　　A. 含有手性碳原子　　　　　　　B. 水解产物经重氮化后可与β-萘酚偶合
　　C. 是地西泮的活性代谢产物　　　D. 属于苯二氮䓬类药物
　　E. 可与吡啶-硫酸铜进行显色反应

8. 下列哪个药物是超短时巴比妥类药物（　　）。
　　A. 地西泮　　　　　　　B. 苯巴比妥　　　　　　C. 苯妥英钠
　　D. 硫喷妥钠　　　　　　E. 氯丙嗪

9. 巴比妥类药物一般为（　　）结晶或结晶性粉末。
　　A. 黄色　　　　　　　　B. 黑色　　　　　　　　C. 白色
　　D. 红色　　　　　　　　E. 紫色

10. 地西泮的活性代谢产物是（　　）。
　　A. 奥沙西泮　　　　　　B. 氯硝西泮　　　　　　C. 苯妥英钠
　　D. 硫喷妥钠　　　　　　E. 艾司唑仑

11. 含有三氮唑环的药物是（　　）。
　　A. 奥沙西泮　　　　　　B. 氯硝西泮　　　　　　C. 苯妥英钠
　　D. 硫喷妥钠　　　　　　E. 艾司唑仑

12. 分子中含有苯并二氮䓬结构的药物是（　　）。
　　A. 唑吡坦　　　　　　　B. 氟西汀　　　　　　　C. 硝西泮
　　D. 硫喷妥钠　　　　　　E. 舒必利

13. （　　）用稀硫酸处理后，置紫外光灯（365nm）下检视，显天蓝色荧光。
　　A. 艾司唑仑　　　　　　B. 氯硝西泮　　　　　　C. 苯妥英钠
　　D. 硫喷妥钠　　　　　　E. 奥沙西泮

14. （　　）加碳酸钠灼烧，产生的气体可使1,2-萘醌-4磺酸钠试液显紫蓝色。

A. 地西泮　　　　　　　　B. 氯氮平　　　　　　　　C. 苯妥英钠

D. 硫喷妥钠　　　　　　　E. 氯丙嗪

15. 治疗躁狂症的典型药物是（　　　）。

A. 氯氮平　　　　　　　　B. 氯硝西泮　　　　　　　C. 苯妥英钠

D. 碳酸锂　　　　　　　　E. 氟西汀

16. 盐酸氯丙嗪的贮存方式是（　　　）。

A. 遮光,密封保存　　　　B. 冷处保存　　　　　　　C. 密闭保存

D. 阴凉处保存　　　　　　E. 冷暗处保存

17. 下列哪个药物是抗抑郁药（　　　）。

A. 地西泮　　　　　　　　B. 卡马西平　　　　　　　C. 奥沙西泮

D. 丙米嗪　　　　　　　　E. 艾司唑仑

**（二）X型题（多项选择题）**

18. 以苯二氮䓬受体为作用靶点的药物有（　　　）。

A. 地西泮　　　　　　　　B. 氯氮平　　　　　　　　C. 奥沙西泮

D. 卡马西平　　　　　　　E. 艾司唑仑

19. 不属于苯二氮䓬类的镇静催眠药物是（　　　）。

A. 丙咪嗪　　　　　　　　B. 多塞平　　　　　　　　C. 奥沙西泮

D. 阿米替林　　　　　　　E. 艾司唑仑

20. 以下叙述与艾司唑仑相符的是（　　　）。

A. 为乙内酰脲类药物　　　　　　　B. 为苯二氮䓬类药物

C. 结构中含有1, 2, 4- 三唑环　　　　D. 为咪唑并吡啶类镇静催眠药

E. 临床用于焦虑、失眠

21. 有关奥沙西泮哪些叙述是正确的（　　　）。

A. 是地西泮的活性代谢产物

B. 在酸性溶液中加热水解后可发生重氮化偶合反应

C. 1位上没有甲基

D. 含有一个手性碳,临床使用其外消旋体

E. 其作用较地西泮强2倍

22. 注射剂室温放置易吸收 $CO_2$ 而产生沉淀的药物是（　　　）

A. 苯妥英钠　　　　　　　B. 地西泮　　　　　　　　C. 苯巴比妥钠

D. 奋乃静　　　　　　　　E. 以上都不是

23. 下列药物具有吩噻嗪环结构的是（　　　）

A. 氯丙嗪　　　　　　　　B. 地西泮　　　　　　　　C. 苯巴比妥

D. 奋乃静　　　　　　　　E. 阿司匹林

24. 下列具有酸性,但结构中不含有羧基的药物是（　　　）。

A. 布洛芬　　　　　　　　B. 吲哚美辛　　　　　　　C. 苯巴比妥

D. 对乙酰氨基酚　　　　　E. 奥沙西泮

25. 具有水解性的药物有（　　　）。

A. 硝西泮　　　　　　　　B. 氯硝西泮　　　　　　　C. 奥沙西泮

D. 甲丙氨酯　　　　　　　E. 氯氮平

## 二、填空题

1. 镇静催眠药按化学结构不同可分为＿＿＿＿类、＿＿＿＿类、＿＿＿＿类和其他类型。

2. 盐酸氯丙嗪分子中具有＿＿＿＿结构,易被氧化。

3. 苯巴比妥在碳酸钠溶液中与硝酸银试液作用,生成可溶性的＿＿＿＿,加入过量的硝酸银试液生成不溶性的＿＿＿＿沉淀。

4. 地西泮具有亚胺及内酰胺结构,遇＿＿＿＿或＿＿＿＿及加热的条件下易发生水解开环。

## 三、名词解释

1. 镇静催眠药

2. 抗精神病药

## 四、简答题

1. 试述巴比妥类药物的构效关系。

2. 盐酸氯丙嗪注射液在配制时要注意什么问题?

（许耀珑）

# 第四章　解热镇痛药和非甾体抗炎药

**学习目标**

1. 掌握阿司匹林、对乙酰氨基酚、安乃近、贝诺酯的化学性质、化学合成、作用用途、不良反应和用药注意事项；
2. 熟悉非甾体抗炎药羟布宗、吲哚美辛、双氯芬酸钠、布洛芬、吡罗昔康、丙磺舒和别嘌醇的化学性质、作用用途、不良反应和用药注意事项；
3. 了解抗痛风药的分类；
4. 能够根据所学知识解决药学岗位的实际问题。

**导学情景**

**情景描述：**

秋冬来临，气温变化较快，是感冒发烧的多发季节，也是风湿性、类风湿性关节炎疾病的多发季节。作为一名药学专业的学生，如果家中有这类病人，该如何指导他们合理用药呢？胃溃疡病人可否服用阿司匹林来治疗感冒呢？

**学前导语：**

今天我们就一起来认识一下解热镇痛药和非甾体抗炎药，为以后从事药剂工作打下良好的基础。

## 第一节　解热镇痛药

解热镇痛药在退热的同时能在一定程度上缓解疼痛，主要用于慢性钝痛，如头痛、牙痛、神经痛、肌肉痛、关节痛及痛经等，而对于锐痛和内脏平滑肌的绞痛无效。除少数药物（如乙酰苯胺类）以外，其他大部分药物都具有抗炎、抗风湿作用，甚至有的药物还具有抗痛风的作用。

**课堂互动**

还记得当你们因感冒而头痛、发热时用过哪些药物吗？

### 一、分类与发展

常用的解热镇痛药物根据化学结构可以分为水杨酸类、乙酰苯胺类和吡唑酮类。

1. 水杨酸类  1830 年，人们从水杨树皮中提取分离得到水杨苷，经过水解、氧化后得到水杨酸。在前人的基础上，1875 年科学家巴斯将水杨酸的钠盐首先运用于临床，但发现有严重的胃肠道反应。针对水杨酸的这一缺点，许多科研工作者开展积极研究，1898 年，德国著名化学家霍夫曼将水杨酸羟基乙酰化制得阿司匹林（乙酰水杨酸），临床试验发现，它的解热镇痛的作用比水杨酸钠强，而胃肠道反应大大降低，至今仍广泛应用于临床。目前，阿司匹林不仅用于解热镇痛，因其具有对血小板产生明显的抑制作用，而用于血栓性疾病的防治。但是，若长期或大剂量使用该药物则可以诱发并加重溃疡病，甚至导致胃出血，为了降低这一不良反应，对水杨酸进行一系列的结构修饰，例如将其制成各种盐、酰胺、酯等。在这些衍生物中，目前还用于临床的主要有阿司匹林赖氨酸盐、阿司匹林铝、乙氧苯酰胺（止痛灵）、贝诺酯（扑炎痛）等。经过结构改造后的药物，绝大部分对胃的刺激性减小甚至消失，而解热、镇痛、抗炎和抗风湿的作用明显增强。另外，有研究发现，若乙酰水杨酸的 5 位被含氟基团所取代，可明显增强抗炎、镇痛作用，并对胃肠道的刺激性也进一步减弱，如 5-对氟苯基乙酰水杨酸（氟苯柳）。

2. 乙酰苯胺类  1875 年，人们发现苯胺有强解热镇痛作用，但因能破坏血红蛋白，对中枢神经系统的毒性较大，而无药用价值。直到 1886 年，人们将苯胺乙酰化制成乙酰苯胺（退热冰），具有较强的解热镇痛作用，但连续或大剂量使用后易中毒，导致高铁血红蛋白血症，临床上已停止使用。在研究苯胺和乙酰苯胺的体内代谢时发现，其代谢物主要为毒性相对较低的对氨基苯酚，也具有解热镇痛的作用，但毒性仍然较大，无临床使用价值。但是这一代谢产物的发现却引起了人们对于对氨基苯酚结构修饰的研究兴趣。首先，将该药物分子结构中的氨基进行乙酰化，得到了对乙酰氨基酚（扑热息痛），该药物为解热镇痛作用较强、毒副作用较小的药物，至今在临床上仍广泛使用，尤其适合儿童和胃溃疡患者。其次，将对乙酰氨基酚的羟基醚化，制得了非那西丁（对乙酰氨基苯乙醚），解热效果好，曾广泛应用于临床，但近年来研究报道发现，因其具有强肾毒性，并能损害视网膜，易致癌，已陆续被各国淘汰，在我国也仅仅是利用该药物与其他药物制成复方制剂，如 APC 片、去痛片等，几乎不单独使用该药物。

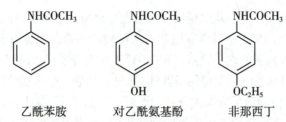

乙酰苯胺　　　　　对乙酰氨基酚　　　　　非那西丁

另外,利用前药原理,将阿司匹林化学结构上的羧基与对乙酰氨基酚上的酚羟基形成酯,称贝诺酯,在体内酯键水解产生阿司匹林和对乙酰氨基酚而发挥各自疗效。该药物最大的优点是对胃黏膜的刺激性减轻,对治疗风湿性关节炎及解热镇痛有效。

知识链接

### 前药原理

前药原理是指经过结构改造后,把具有生物活性的原药转化为体外无生物活性或活性很低的化合物,在体内经酶促或非酶促反应又释放出原药而使其药理作用得到更好的发挥。这种无活性的化合物为前药,原来的药物为原药。采用这种方法来提高药物生物活性的理论为前药理论。

3. 吡唑酮类　吡唑酮类药物临床上一般用于高热患者和镇痛,也具有良好的抗炎、抗风湿作用。

人们在合成抗疟药物奎宁的基本母核时,意外地获得了吡唑酮的衍生物,1884 年对它进行结构改造制成了安替比林,用于临床,但因其毒性较大,现已淘汰。在此基础上,对安替比林进行结构修饰,得到了氨基比林。该药物的解热镇痛作用良好而持久,且对胃黏膜无刺激性,但是毒性仍然较大。随着研究的不断深入,对氨基比林进行结构改造,得到一个解热镇痛作用强大、低毒性且起效快的药物安乃近,该药物对于顽固性发热疗效较好,但是仍可以导致粒细胞缺乏症。为了获得更多高效低毒的此类药物,进行了大量的研究,合成了很多镇痛效果好、作用时间长、毒性低的吡唑酮类的衍生物,如尼芬那宗。

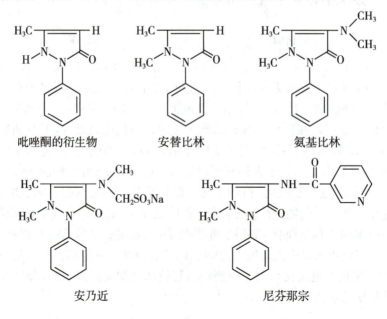

吡唑酮的衍生物　　　　　　安替比林　　　　　　　　氨基比林

安乃近　　　　　　　　　　　　　尼芬那宗

## 二、稳定性

阿司匹林结构中含有酯键，稳定性较差，容易水解。在干燥空气中稳定性较好，但遇湿气即缓慢水解生成水杨酸和醋酸。

本品的水解产物水杨酸，由于分子结构中含有酚羟基，在空气中容易被氧化而逐渐变为淡黄、红棕甚至深棕色的一系列醌型化合物。在水溶液中更容易被氧化变色。碱、日光照射、升高温度、微量的重金属离子均可加快氧化反应的进行。

对乙酰氨基酚在空气中比较稳定，在水溶液中的稳定性与溶液的 pH 值密切相关。

安乃近的水溶液久置后，易水解、氧化，其溶液颜色将逐渐变为黄色。空气中的氧、光线、温度、pH 值、微量重金属离子等都可以加快氧化分解反应的进行。故本品应在阴凉、干燥、无空气的容器中贮存。在制备注射液时，需用新鲜注射用水配制并添加适量的抗氧剂，然后加入惰性气体保护。

## 三、典型药物

 **知识链接**

### 百年经典——阿司匹林

阿司匹林是历史悠久的解热镇痛药，它诞生于 1899 年 3 月 6 日，迄今已应用超过百年，成为医药史上三大经典药物之一，目前它仍是世界上应用最广泛的解热镇痛抗炎药，其消费量在非甾体抗炎药中排列第一，但临床上主要是以服用小剂量预防缺血性心脏病和血栓形成，而较少用于治疗类风湿性关节炎等疾病。

**阿司匹林    Aspirin**

化学名为 2-(乙酰氧基)苯甲酸，又名乙酰水杨酸。

【性状】　本品为白色结晶或结晶性粉末；无臭或微带醋酸味，味微酸，在乙醇中易溶，在三氯甲烷或乙醚中溶解；熔点 135～140℃。

【化学性质】　本品加碳酸钠试液，加热水解，放冷后再加稀硫酸酸化，析出水杨酸白色沉淀，并产生醋酸臭气。

$$\text{(COOH, OCOCH}_3\text{)} + H_2O \longrightarrow \text{(COOH, OH)} + CH_3COOH$$

本品分子结构中无游离酚羟基，遇三氯化铁试液不发生反应。但其水溶液加热或久置，由于部分水解产生水杨酸，若遇三氯化铁试液，生成紫堇色的配位化合物。

【化学合成】　实验室制备本品的方法为：以水杨酸为原料，用硫酸为催化剂，醋酸为溶剂，醋酐为酰化剂，在 70～75℃进行乙酰化反应，待反应完全后，缓缓冷却后析出阿司匹林的结晶。

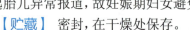

在制备过程中，由于常温下水杨酸不易进行乙酰化反应，故通常在 70～75℃的水浴上加热进行酰化反应。但应注意控制反应过程中的温度，温度不宜升得太高或太快，否则会产生大量的有毒副作用的副产物。另外，待酰化反应完毕后，应逐渐降温，保证反应完全进行。

工业上制备阿司匹林的反应条件略有不同，通常采用醋酸为催化剂，反应温度控制在 70～80℃，反应时间一般为 8 小时，它的优点在于可以排除杂质硫酸根离子带来的干扰。

【作用用途】 本品有优良的解热、镇痛、抗炎作用。广泛用于治疗感冒引起的发热、头痛、神经痛、关节痛、急性和慢性风湿痛及类风湿痛等，为风湿热、风湿性关节炎及类风湿关节炎首选药。此外，阿司匹林具有抗血栓形成和抗血小板凝聚的作用，可用于心血管系统疾病的预防和治疗。

【不良反应】 较常见的有恶心、呕吐、上腹部不适或疼痛等胃肠道反应。其他还有：胃肠道出血或溃疡，支气管痉挛性过敏反应，皮肤过敏反应，肝、肾功能损害等。

【用药注意事项】 病毒感染患儿禁用本药，常用对乙酰氨基酚代替治疗。老年人、痛风、肝肾功能不全、心功能不全、鼻出血、月经过多以及有溶血性贫血史的患者慎用。因有引起胎儿异常报道，故妊娠期妇女避免服用。

【贮藏】 密封，在干燥处保存。

**课堂互动**

你能用简单的物理方法初步判定阿司匹林是否发生了水解变质吗？

## 对乙酰氨基酚 Paracetamol

化学名为 N-(4- 羟基苯基)乙酰胺，又名扑热息痛。

【性状】 白色结晶或结晶性粉末，无臭，味微苦；略溶于冷水，易溶于热水或乙醇，溶于丙酮；熔点 168～172℃。

【化学性质】 本品化学结构中具有酰胺键，在酸性或碱性溶液中水解，生成对氨基苯酚和醋酸，对氨基苯酚能发生芳香第一胺类的反应，即在盐酸酸性条件下，与亚硝酸钠试液作用生成重氮盐，再加入碱性 β- 苯酚试液，生成猩红色的偶氮化合物。

本品结构中含有酚羟基，可与三氯化铁试液反应，显蓝紫色。

【化学合成】 本品制备方法较多，主要有以下三种：

1. 以对硝基苯酚钠为原料 该方法被广泛采用。先经盐酸酸化后得对硝基苯酚，再用铁粉还原制得对氨基苯酚，最后用冰醋酸酰化即得本品。

工业上生产对乙酰氨基酚也可以用硝基苯为原料,通过催化及加氢还原,乙酰化等一系列反应制得。其优点在于产率高、成本低、操作简便等。

2．以对硝基氯苯为原料 先将对硝基氯苯水解制得对硝基苯酚,再用铁粉还原,生成对氨基苯酚,最后用冰醋酸进行酰化反应即得本品。

3．以苯酚为原料 先将苯酚在酸性和低温条件下,与亚硝酸钠进行亚硝化反应,制得对亚硝基苯酚后,再用硫化钠还原对亚硝基苯酚分子结构中的亚硝基,生成对氨基苯酚钠,加入硫酸使之成为沉淀而析出,最后用醋酐进行乙酰化制得本品。

【作用用途】 本药的解热镇痛作用缓和持久,为良好的解热镇痛药,但无抗炎作用,常用作感冒药物的复方成分之一,主要用于发热、头痛、风湿痛、神经痛及痛经等。

【不良反应】 治疗量时不良反应较少见,偶见皮疹、厌食、恶心、呕吐或高铁血红蛋白血症、粒细胞减少等;大剂量可引起急性肝坏死;过量使用可见肾毒性、肝脏损害,甚至肝坏死及肾乳头坏死、肾衰竭等。

【用药注意事项】 本药长期反复应用可致药物依赖性;3岁以下儿童及新生儿因肝肾功能发育不全,应避免使用。

【贮藏】 避光,密闭保存。

### 课堂互动

1．比较阿司匹林与对乙酰氨基酚在作用上有何明显差别,在应用上有何不同?

2．如何区别阿司匹林与对乙酰氨基酚?

47

## 安乃近　Metamizole Sodium

化学名为[(1,5-二甲基-2-苯基-3-氧代-2,3-二氢-1$H$-吡唑-4-基)甲氨基]甲烷磺酸钠盐一水合物。

【性状】 本品为白色或略带微黄色的结晶或结晶性粉末，无臭，味微苦；易溶于水，略溶于乙醇，几乎不溶于乙醚、三氯甲烷。

【化学性质】 本品水溶液显弱酸性，久置后，因其氧化分解，溶液逐渐变黄。

本品与稀盐酸共热则分解产生二氧化硫和甲醛的特臭。

本品的稀盐酸溶液中加入次氯酸钠，经过水解、氧化，显蓝色，并瞬间消失；加热煮沸后逐渐变为黄色。

本品与碘试液作用，侧链 N-亚甲基磺酸钠具有还原性，可发生水解氧化，生成 4-(甲氨基)安替比林和硫酸。

【作用用途】 本品主要为解热药，亦可用于头痛、牙痛、肌肉痛、神经痛、急性关节炎等。

【不良反应】 可引起粒细胞缺乏症、自身免疫系统溶血性贫血、血小板减少性紫癜、再生障碍性贫血等；可引起荨麻疹、渗出性红斑等过敏性反应，严重者可发生剥脱性皮炎、表皮松解症等；个别病例可发生过敏性休克，甚至导致死亡。

【用药注意事项】 本药一般不作首选用药，仅在急性高热、病情急重，又无其他有效解热药可用的情况下用于紧急退热，用药超过 1 周时应定期检查血象，一旦发生粒细胞减少，应立即停药。

【贮藏】 避光，密闭保存。

**课堂互动**

比较阿司匹林、对乙酰氨基酚、安乃近和贝诺酯的结构差别。

## 贝诺酯　Benorilate

化学名为 2-(乙酰氧基)苯甲酸-4'-(乙酰胺基)苯酯。

【性状】 本品为白色结晶性粉末，无臭，无味；不溶于水，易溶于沸乙醇，溶于沸甲醇，微溶于甲醇或乙醇；熔点 177～181℃。

【化学性质】 本品化学结构中含有酯键和酰胺键，在酸性或碱性条件下共热煮沸，均易水解。在酸性条件下，水解产物为对氨基苯酚及水杨酸。其为前体药物，是由阿司匹林和对乙酰氨基酚拼合而成。

【作用用途】 本品为解热、消炎镇痛药,主要用于类风湿性关节炎、急慢性风湿性关节炎、风湿痛、感冒发热、头痛、神经痛及术后疼痛等。

【不良反应】 可引起呕吐、胃烧灼感、便秘、嗜睡及头晕等。用量过大可致耳鸣、耳聋。

【用药注意事项】 肝肾功能不全、阿司匹林过敏者禁用。

【贮藏】 避光,密闭保存。

**点滴积累**

1. 阿司匹林是水杨酸类解热镇痛药,易水解,水解后可与三氯化铁反应,显紫堇色。
2. 对乙酰氨基酚是乙酰苯胺类解热镇痛药,可与三氯化铁反应,显蓝紫色;水解后可以发生重氮化-偶合反应。
3. 贝诺酯为前体药物,是由阿司匹林和对乙酰氨基酚拼合而成。

# 第二节 非甾体抗炎药

## 一、概述

炎症,就是平时人们所说的"发炎",是机体对于刺激的一种防御反应,表现为红、肿、热、痛和功能障碍。

非甾体抗炎药是一类主要用于抑制介质前列腺素合成,消除它对致炎物质的增敏作用,从而起到消炎镇痛作用。广泛用于风湿、类风湿性关节炎、骨关节炎等疾病。

非甾体抗炎药的研究始于19世纪末,源于对水杨酸钠的使用,曾经一度发展十分缓慢,直到20世纪60年代,吲哚美辛的上市及其他芳基烷酸类药物的发现并投入临床使用,才促进了非甾体抗炎药的迅猛发展。目前已有近百个品种应用于临床,其中以芳基苯丙酸类居多。现在对非甾体抗炎药仍在不断地进行着大量的研究工作。常用的非甾体抗炎药根据化学结构主要分为:3,5-吡唑烷二酮类,如羟布宗;吲哚乙酸类,如吲哚美辛;邻氨基苯甲酸类,如双氯芬酸钠;芳基烷酸类,如布洛芬;1,2-苯并噻嗪类,如吡罗昔康等。

## 二、典型药物

### 羟布宗 Oxyphenbutazone

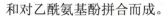

化学名为4-丁基-1-(4-羟基苯基)-2-苯基-3,5-吡唑烷二酮。

【性状】 本品为白色结晶性粉末,无臭,味苦;几乎不溶于水,易溶于丙酮和乙醇,溶于乙醚、三氯甲烷,易溶于碳酸钠和氢氧化钠试液中;熔点96℃。

【化学性质】 本品与冰醋酸及盐酸共热后水解产生的产物具有芳香第一胺的反应。

【作用用途】 本品抗炎、抗风湿作用强而解热镇痛作用较弱。临床主要用于风湿性及类风湿关节炎、强直性脊柱炎。由于不良反应较多，已少用。

【不良反应】 本品胃肠刺激大，并可致消化道溃疡。可引起粒细胞减少。

【用药注意事项】 本品不宜长期、大剂量使用。

【贮藏】 避光，密闭保存

## 吲哚美辛　Indometacin

化学名为 1-(4-氯苯甲酰基)-5-甲氧基-2-甲基-1*H*-吲哚-3-乙酸。

【性状】 本品为白色或微黄色结晶性粉末，几乎无臭，无味；溶于丙酮，略溶于乙醚、乙醇、三氯甲烷及甲醇，微溶于苯，极微溶于甲苯，几不溶于水，可溶于氢氧化钠溶液；熔点 158～162℃。

【化学性质】 本品固体在室温下空气中稳定，但对光敏感，应注意避光贮存。水溶液在 pH2～8 时较稳定。

本品分子中有芳酰胺结构，可被强酸或强碱水解，生成对氯苯甲酸和 5-甲氧基-2-甲基吲哚-3-乙酸，后者脱羧生成 5-甲氧基-2,3-二甲基吲哚，吲哚类的分解物还可进一步被氧化成有色物质。

本品的稀碱溶液与重铬酸钾溶液共热煮沸后，放冷，用硫酸酸化并置水浴上缓缓加热显紫色。

本品溶液与亚硝酸钠试液共热后，放冷，用盐酸酸化，显绿色，放置后渐变黄色。

【作用用途】 主要用于风湿性关节炎、类风湿性关节炎、强直性脊柱炎和骨关节炎等。

【不良反应】 本品为消炎镇痛药，不良反应较多。有胃肠道反应、中枢神经系统反应、造血系统反应、过敏反应等。

【用药注意事项】 本药用药时应注意加强用药监护，采用栓剂、缓释片或同服抗溃疡药可减少不良反应的发生。本药禁用于溃疡病、震颤麻痹、精神病、癫痫、支气管哮喘、肝、肾功能不全者、妊娠及哺乳期妇女。

【贮藏】 避光，密闭保存。

## 双氯芬酸钠 Diclofenac Sodium

化学名为2-[（2,6-二氯苯基）氨基]苯乙酸钠。

【性状】 本品为白色或类白色结晶性粉末，有引湿性和刺鼻感；易溶于乙醇，略溶于水，不溶于三氯甲烷；熔点为283~285℃。

【化学性质】 本品经炽灼后显氯的性质反应。

【作用用途】 本品抗炎作用强，副作用小，是一种新型强效消炎镇痛药。主要用于治疗风湿及类风湿性关节炎、急性痛风、强直性脊柱炎、骨关节炎、神经炎，及红斑性狼疮等。

【不良反应】 可引起腹痛、腹泻、恶心等胃肠道反应。偶见头痛、头晕、氨基转移酶升高。

【用药注意事项】 血液系统异常、高血压、心脏病患者慎用。因本品含钠，对限制钠盐摄入量的患者慎用。

【贮藏】 避光，密闭，干燥处保存

## 布洛芬 Ibuprofen

化学名为2-（4-异丁基苯基）丙酸。

【性状】 本品为白色结晶性粉末，有特异臭，无味；几乎不溶于水，易溶于乙醇、乙醚、丙酮或三氯甲烷，易溶于碳酸钠和氢氧化钠溶液；熔点74.5~77.5℃。

【化学性质】 本品具有光学活性，临床使用消旋体。

羟肟酸铁显色反应：本品与氯化亚砜、乙醇作用，成酯，进而与盐酸羟胺作用生成羟肟酸，羟肟酸与三氯化铁作用生成紫红色的羟肟酸铁，作为鉴别方法。

本品分子中含有羧基，能在氯化亚砜试液的作用下，与乙醇反应生成酯；再在碱性溶液中与盐酸羟胺试液作用，生成羟肟酸，然后在酸性条件下加入三氯化铁试液，生成红色至暗紫色的羟肟酸铁。

【作用用途】 本品消炎作用与阿司匹林、吲哚美辛相似，为临床常用的镇痛消炎药；主要用于治疗风湿及类风湿性关节炎、急性痛风、强直性脊柱炎、骨关节炎、神经炎，及红斑性狼疮等。

【不良反应】 本品不良反应较轻，偶见轻度消化不良、皮疹、胃肠道溃疡及出血、氨基转移酶升高。

【用药注意事项】 胃与十二指肠溃疡患者慎用。晚期妊娠可使孕期延迟，妊娠及哺乳期妇女不宜使用。

【贮藏】 避光，密闭保存。

### 吡罗昔康 Piroxicam

化学名为 2- 甲基 -4- 羟基 -N-（2- 吡啶基）-2H-1，2- 苯并噻嗪 -3- 甲酰胺 -1，1- 二氧化物。

【性状】 本品为类白色或微黄绿色的结晶性粉末，无臭，无味；几乎不溶于水，易溶于三氯甲烷，略溶于丙酮，微溶于乙醚或乙醇，溶于酸，略溶于碱；熔点 198～202℃，熔融同时分解。

【化学性质】 本品显酸碱两性。分子中的烯醇式羟基显弱酸性，含有吡啶环，呈碱性。本品三氯甲烷溶液遇三氯化铁试液，显玫瑰红色。

【作用用途】 本药常用于治疗风湿性和类风湿性关节炎、强直性脊柱炎、骨关节炎、急性痛风及急性骨骼损伤等。

【不良反应】 恶心、胃痛，纳减及消化不良等胃肠不良反应最为常见。也可有中性粒细胞减少，嗜酸性粒细胞增多、血尿素氮增高、头晕、眩晕、耳鸣、头痛、全身无力、水肿，皮疹或瘙痒，肝功能异常、血小板减少等。

【用药注意事项】 对本药过敏、消化性溃疡、慢性胃病患者禁用。

【贮藏】 避光，密闭保存。

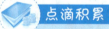
点滴积累

1. 吲哚美辛对光敏感，应注意避光保存；其在强酸强碱下容易水解。
2. 双氯芬酸钠为强效消炎镇痛药。
3. 布洛芬具有光学活性，临床使用消旋体；可发生羟肟酸铁显色反应。
4. 吡罗昔康显酸碱两性；其三氯甲烷溶液遇三氯化铁试液，显玫瑰红色。

# 第三节 抗 痛 风 药

痛风病是由于体内嘌呤代谢紊乱所致的一种疾病。临床表现主要为高尿酸血症，致使尿酸盐在关节、肾脏及结缔组织中结晶析出，从而引起痛风性关节炎及痛风性肾病和肾尿酸盐石症等肾的损害。非甾体抗炎药只能缓解痛风的疼痛症状，只有抗痛风药才具有去除病因的作用。该类药物可分为抗痛风发作药、尿酸排泄剂、尿酸合成阻断剂。

## 一、抗痛风发作药

主要作用是减轻急性痛风发作引起的炎症反应和消除痛风的疼痛，首选秋水仙碱。秋水仙碱对急性痛风性关节炎有选择性的消炎作用,但对一般性的疼痛、炎症及慢性痛风无效。本药毒性大,胃肠道反应是严重中毒的前驱症状,一旦出现时应立即停药。

## 二、尿酸排泄剂

抑制尿酸盐在肾小管的重吸收,使尿酸的排泄增加,防止尿酸盐结晶的沉积,减少关节损伤,并促进已结晶的尿酸盐溶解。代表药物为丙磺舒。

### 丙磺舒 Probenecid

化学名为对-[(二丙胺基)磺酰基]苯甲酸。

【性状】 本品为白色结晶性粉末,无臭,味微苦;几乎不溶于水和稀酸,溶于丙酮,略溶于三氯甲烷或乙醇;溶于稀氢氧化钠溶液;熔点198~201℃。

【化学反应】 本品用氢氧化钠溶液溶解后,再加入三氯化铁试液,即生成米黄色沉淀。

本品与氢氧化钠共热熔融后,分解产生亚硫酸,放冷,加入数滴亚硝酸试液,再经盐酸酸化后,过滤,滤液显硫酸盐的性质反应。

【作用用途】 本品为抗痛风药,主要用于慢性痛风,对急性痛风无效。

【不良反应】 本品具有胃肠道症状如恶心、呕吐等;能促进肾结石形成;偶尔引起白细胞减少、骨髓抑制等少见不良反应。

【用药注意事项】 对磺胺药过敏者、2岁以下儿童、妊娠及哺乳期妇女、严重肾功能不全者、肾尿酸性结石者禁用,对老年人、恶血质者、消化性溃疡者、肾结石者慎用。本品与水杨酸和阿司匹林联用毒性增加,因此不宜联合应用。

【贮藏】 避光,密闭保存。

## 三、尿酸合成阻断剂

主要通过抑制次黄嘌呤氧化酶,阻止体内次黄嘌呤和黄嘌呤代谢为尿酸,从而减少尿酸的生成,如别嘌醇。

### 别嘌醇 Allopurinol

化学名为1H-吡唑并[3,4-d]嘧啶-4醇。

【性状】 本品为白色或类白色结晶性粉末,几乎无臭;极微溶于水,不溶于乙醚或三氯甲烷,易溶于氢氧化钾或氢氧化钠溶液中。

【化学性质】 本品在酸性条件(pH3.1~3.4)下最稳定,若pH增大,则易分解。

本品与碱性碘化汞钾试液共热煮沸,放置后,产生黄色沉淀。

【作用用途】 本药常用于痛风性肾病及慢性原发性或继发性痛风,对急性痛风无效。

【不良反应】 常见有恶心、腹泻等胃肠道反应和皮疹、脱发、发热等；白细胞减少，血小板减少、贫血等少见。

【用药注意事项】 对本品过敏者、妊娠及哺乳期妇女、严重肝功能不全者、明显血细胞低下者禁用。

【贮藏】 避光，密闭保存。

 **点滴积累**

1. 常用的抗痛风药有别嘌醇、丙磺舒、秋水仙碱等。
2. 丙磺舒可发生三氯化铁反应，生成米黄色沉淀。

 **目标检测**

一、选择题

（一）A 型题（单项选择题）

1. 仅有解热镇痛作用，而不具有抗炎、抗风湿作用的药物是（　　）
    A. 布洛芬 　　　　　　　B. 阿司匹林 　　　　　　C. 对乙酰氨基酚
    D. 萘普生 　　　　　　　E. 吡罗昔康

2. 以吲哚美辛为代表的芳基烷酸类药物临床作用是（　　）
    A. 抗过敏 　　　　　　　B. 抗病毒 　　　　　　　C. 抗过敏
    D. 抗炎、镇痛、解热 　　E. 抗溃疡

3. 结构中不含羧基却具有酸性的药物是（　　）
    A. 阿司匹林 　　　　　　B. 吡罗昔康 　　　　　　C. 布洛芬
    D. 吲哚美辛 　　　　　　E. 别嘌呤

4. 《中国药典》中检查阿司匹林中游离水杨酸采用（　　）
    A. 是否有醋酸味
    B. 检查水溶液的酸性
    C. 与三氯化铁反应呈紫堇色
    D. 与乙醇在浓硫酸存在下反应生成有香味的化合物
    E. 检查碳酸钠不溶物

5. 贝诺酯由哪两种药物拼合而成（　　）
    A. 阿司匹林和丙磺舒 　　　　　　　B. 阿司匹林和对乙酰氨基酚
    C. 布洛芬和阿司匹林 　　　　　　　D. 阿司匹林和丙磺舒
    E. 丙磺舒和对乙酰氨基酚

6. 遇三氯化铁试液显蓝紫色的药物是（　　）
    A. 安乃近 　　　　　　　B. 对乙酰氨基酚 　　　　C. 布洛芬
    D. 贝诺酯 　　　　　　　E. 双氯芬酸钠

7. 可以抑制血小板凝聚，用于防治动脉血栓和心肌梗死的药物是（　　）
    A. 秋水仙碱 　　　　　　B. 吡罗昔康 　　　　　　C. 布洛芬
    D. 吲哚美辛 　　　　　　E. 阿司匹林

8. 具有 1,2-苯并噻嗪结构的药物是（　　）
 A. 吲哚美辛    B. 别嘌呤    C. 贝诺酯
 D. 布洛芬     E. 吡罗昔康

9. 含有磺酰胺基的抗痛风药是（　　）
 A. 布洛芬     B. 吡罗昔康   C. 秋水仙碱
 D. 丙磺舒     E. 别嘌醇

10. 结构中含有二氯苯胺基的药物是（　　）
 A. 阿司匹林    B. 布洛芬    C. 秋水仙碱
 D. 双氯芬酸钠   E. 吲哚美辛

11. 属于前体药物的是（　　）
 A. 贝诺酯     B. 布洛芬    C. 羟布宗
 D. 吲哚美辛    E. 丙磺舒

12. 含有手性碳原子的药物有（　　）
 A. 布洛芬     B. 丙磺舒    C. 吡罗昔康
 D. 吲哚美辛    E. 双氯芬酸钠

13. 对乙酰氨基酚具有重氮化偶合反应，是因其结构中具有（　　）
 A. 酚羟基     B. 酰胺基    C. 潜在的芳香第一胺
 D. 苯环      E. 羧基

14. 下列哪个药物可溶于水（　　）
 A. 安乃近     B. 吲哚美辛   C. 布洛芬
 D. 羟布宗     E. 丙磺舒

15. 具有酸碱两性的药物是（　　）
 A. 吡罗昔康    B. 丙磺舒    C. 布洛芬
 D. 吲哚美辛    E. 对乙酰氨基酚

（二）X 型题（多项选择题）

16. 化学结构中含有羧基的药物有（　　）
 A. 吲哚美辛    B. 阿司匹林   C. 贝诺酯
 D. 吡罗昔康    E. 布洛芬

17. 关于阿司匹林的叙述正确的是（　　）
 A. 水溶液显酸性
 B. 在氢氧化钠溶液中溶解，但同时水解
 C. 水解产物加入三氯化铁试液显紫堇色
 D. 具有解热镇痛作用，不具有抗炎作用
 E. 在干燥状态下稳定，遇湿可缓慢水解

18. 解热镇痛药根据结构不同可分为（　　）
 A. 乙酰苯胺类   B. 苯酰胺类   C. 1,2-苯并噻嗪类
 D. 吡唑酮类    E. 水杨酸类

19. 可与三氯化铁试液作用生成有色配合物的药物有（　　）
 A. 对乙酰氨基酚  B. 水杨酸    C. 丙磺舒
 D. 布洛芬     E. 贝诺酯

20. 下列哪些性质与布洛芬相符( )

　　A. 易溶于水,易溶于乙醇、乙醚、丙酮或三氯甲烷等

　　B. 含有一个手性中心,临床使用外消旋体

　　C. 易溶于碳酸钠和氢氧化钠溶液

　　D. 消炎作用与阿司匹林、吲哚美辛相似,为临床常用的镇痛消炎药

　　E. 为白色结晶性粉末,稍有特异臭味

21. 对乙酰氨基酚具有哪些性质( )

　　A. 为白色结晶性粉末,易溶于热水或乙醇

　　B. 可与三氯化铁试液反应显蓝紫色

　　C. 其水溶液不稳定,易发生水解

　　D. 为解热镇痛药,无抗炎作用

　　E. 代谢产物具有肝毒性

22. 下列哪些药物为抗痛风药( )

　　A. 贝诺酯　　　　　　B. 丙磺舒　　　　　　C. 对乙酰氨基酚

　　D. 别嘌醇　　　　　　E. 秋水仙碱

23. 作用于花生四烯酸环氧酶的药物有( )

　　A. 吲哚美辛　　　　　B. 对乙酰氨基酚　　　C. 双氯芬酸钠

　　D. 布洛芬　　　　　　E. 醋酸地塞米松

24. 作用机制与尿酸有关的药物有( )

　　A. 别嘌醇　　　　　　B. 布洛芬　　　　　　C. 秋水仙碱

　　D. 丙磺舒　　　　　　E. 双氯芬酸钠

25. 与吡罗昔康叙述相符的是( )

　　A. 分子中含有磺酰胺基

　　B. 不含羧基,但显酸性

　　C. 分子中含有吡啶环,呈碱性

　　D. 分子中的烯醇式羟基显弱酸性

　　E. 芳基烷酸类

## 二、填空题

1. 阿司匹林与氢氧化钠试液共热,放冷后,加入稀硫酸试液立即析出白色沉淀,此白色沉淀是_____。

2. 丙磺舒加氢氧化钠溶液溶解后,再加入_____试液,即生成米黄色沉淀。

3. 判断阿司匹林是否已变质,可以在阿司匹林水溶液中加入_____试液,若产生_____,则说明阿司匹林已分解产生了杂质_____。

4. 安乃近与稀盐酸共热,分解产生_____和_____的特臭。

5. 对乙酰氨基酚在酸性或碱性溶液中可水解生成_____,在盐酸酸性条件下与_____反应生成重氮盐,再加_____发生偶合反应,生成红色的偶氮化合物沉淀。

## 三、名词解释

重氮化 - 偶合反应

## 四、简答题

1. 长期存放后的阿司匹林为什么有醋酸臭气?

2．阿司匹林可否做成注射液？

3．如何采用化学方法区别对乙酰氨基酚与阿司匹林？

4．复方制剂 APC 由哪些药物成分组成？

（林　洪）

# 第五章　镇痛药和镇咳祛痰药

　　镇痛药主要作用于中枢神经系统的特定部位，可选择性地减轻或消除患者的痛觉，而不影响其他感觉的阿片样镇痛药。他们通过与体内的阿片受体结合呈现镇痛及多种药理作用，连续使用易产生耐药性并致成瘾，一旦停药即出现戒断症状，危害极大，因此也称为麻醉性（或成瘾性）镇痛药，受国家颁布的《麻醉药物管理条例》管理。镇痛药按结构和来源可分为吗啡及其衍生物、合成镇痛药和内源性阿片样镇痛物质。

　　1973年证实了鼠脑中存在阿片受体，提示体内存在内源性配体。1975年从哺乳动物脑中分离出两个具有吗啡样镇痛活性的多肽，即亮氨酸脑啡肽和甲硫氨酸脑啡肽，统称为脑啡肽。它们在体内易被肽酶水解失去活性，不能用于临床。其后一些其他内源性阿片样多肽被发现，例如 β- 内啡肽、α- 内啡肽、γ- 内啡肽、δ- 内啡肽。强啡肽为17肽，这些内源性阿片样镇痛物质统称内啡肽。内源性阿片样镇痛物质的发现，为新药研究开辟新的途径和方法。

某些镇痛药在缓解疼痛的同时具有中枢性镇咳作用，如磷酸可待因。因此本章还介绍了临床上常见的镇咳药和祛痰药。

# 第一节 吗啡及其衍生物

## 一、吗啡

吗啡从罂粟未成熟蒴果浆汁的干燥物阿片中提取得到，具有悠久的药用历史。阿片中含有 25 种生物碱，吗啡的含量最高可达 20% 左右。1804 年从阿片中提取分离得到纯品吗啡，1847 年确定分子式，1927 年阐明化学结构，1952 年完成全合成，1968 证明其绝对构型。70 年代后，逐渐揭示出其作用机制。

**盐酸吗啡** **Morphine Hydrochlorid**

化学名为(5α,6α)-7,8-二脱氢-3-羟基-4,5α-环氧17-甲基吗啡喃-3,6α-二醇盐酸盐三水合物。

【性状】 盐酸吗啡为白色针状结晶或结晶性粉末，无臭；遇光易变质。可溶于水，略溶于乙醇，几乎不溶于三氯甲烷或乙醚。

【化学性质】 吗啡分子结构中具有酚羟基，呈弱酸性；叔胺基呈弱碱性，因此，吗啡是酸碱两性化合物。吗啡可与盐酸、硫酸生成稳定的盐，易溶于水，临床常用其盐酸盐。

吗啡结构中的酚羟基易被氧化。吗啡遇空气和光照可氧化生成伪吗啡（又称双吗啡）、N-氧化吗啡等有毒、有色物质。其中，伪吗啡的毒性较大。本品的水溶液在中性或碱性条件下也易被氧化，pH4 时最稳定。因此在配制吗啡注射液时，除了遮光、密封保存；还应调 pH 在 3.0～5.0；充入氮气、二氧化碳等惰性气体；加入焦亚硫酸钠、维生素 C 等抗氧剂。

吗啡的水溶液中加入铁氰化钾，再加三氯化铁试液可发生反应，生成亚铁氰化钾而呈蓝绿色，可与可待因鉴别。

吗啡有许多颜色反应可用作鉴别，如与中性三氯化铁试液反应显蓝色；与甲醛-硫酸反应显紫堇色；与钼硫酸试液反应显紫色，变为蓝色，后变为棕绿色。

**知识链接**

### 吗啡的化学结构

吗啡由 A、B、C、D、E 五元环稠合而成，含有部分氢化菲环的结构，每个环编号固定，五个环的稠合方式为：B/C 环、C/E 环呈顺式，C/D 环呈反式。环上存在五个手性碳原子，构型分别为 5R、6S、9R、13S 和 14R。临床上左旋体具有活性，在 2% 水溶液中的比旋度为 −110.0°～−115.0°。右旋体则完全没有镇痛活性。

【作用用途】 吗啡是阿片受体激动剂，作用于中枢神经系统阿片受体，产生镇痛、镇咳及镇静作用。临床主要用于剧烈疼痛，与解痉药阿托品合用解除内脏绞痛，也可用作麻醉前给药。

【不良反应】 副作用较严重，连续使用可产生耐受性和依赖性，还会出现呼吸抑制等严重不良反应。急性中毒时可出现昏迷、呼吸深度抑制、血压下降甚至休克。一旦停药即可出现戒断症状。

【用药注意事项】 禁用于婴儿、哺乳期妇女及临产妇女的止痛。吗啡中毒时，除一般中毒处理外，可用纳洛酮或者烯丙吗啡解救。

【贮存】 遮光，密封保存。

## 二、吗啡的半合成衍生物

吗啡毒副作用较多，连续使用可产生成瘾性和依赖性，一旦停药即可出现戒断症状。所以对吗啡进行结构改造或简化，获得无成瘾性、无呼吸抑制等副作用，且比吗啡更好的药物成了研究开发新药的目标。

吗啡与盐酸或磷酸加热反应，经分子重排生成的阿扑吗啡，是中枢性催吐药。临床上常用其盐酸盐。

### 盐酸阿扑吗啡　Apomorphine Hydrochloride

化学名为 (R)-6-甲基−5, 6, 6α, 7−四氢−4H−二苯并 [de, g] 喹啉−10, 11−二酚盐酸盐半水合物。

【性状】 本品为无色或微带黄绿色的澄明液体，遇光渐变成绿色。

【化学性质】 本品具有邻二酚羟基的结构，易被氧化剂氧化，加硝酸可被氧化生成醌型化合物，呈红色。也可加入碱性碘溶液，在水及乙醚存在时，乙醚显宝石红色，水层显绿色,是《中国药典》检查盐酸吗啡中阿朴吗啡的方法。

本品水溶液显氯化物的性质反应。

【作用用途】 本品是中枢性催吐药,临床上主要用于食毒物而不宜洗胃患者的催吐。

【不良反应】 主要有中枢抑制的呼吸短促、呼吸困难或心动过缓;用量过大可引起持续性呕吐;昏睡、晕厥和直立性低血压等。

【用药注意事项】 心力衰竭,腐蚀性中毒,已有昏迷或有严重呼吸抑制,阿片、巴比妥类或其他中枢神经抑制药所导致的麻痹状态,癫痫发作先兆,休克前期的患者禁用。

【贮存】 遮光,密封保存。

对吗啡进行了结构改造,还可得到许多新的药物,它们的作用特点各异,见表5-1。

表5-1 吗啡结构改造后的药物

| 药物名称 | 药物结构 | 改造部位 | 特点与用途 |
|---|---|---|---|
| 可待因（Codeine） | | 3位羟基引入为甲氧基 | 本品为中枢性镇咳药,主要用于无痰干咳及剧烈频繁的咳嗽,临床用其磷酸盐 |
| 乙基吗啡（Ethylmorphine） | | 3位羟基引入为乙氧基 | 本品镇痛强度介于吗啡与可待因之间 |
| 海洛因（Heroin） | | 3位羟基、6位羟基引入乙酰基 | 本品镇痛作用强于吗啡,但由于其成瘾性大,现已列为毒品进行管制 |
| 烯丙吗啡（Nalorphine） | | 17位氮上的取代基烯丙基 | 本品对阿片受体具有激动和拮抗双重作用,成瘾性小,临床用于吗啡类镇痛药中毒时的解救 |
| 纳洛酮（Naloxone） | | 6位羟基氧化为酮和17位氮上的取代基引入烯丙基 | 本品为阿片受体的完全拮抗剂,临床用于阿片类药物中毒的解救 |

**点滴积累**

1. 吗啡性质不稳定，结构中的酚羟基遇空气和光照可氧化生成伪吗啡（又称双吗啡）、N-氧化吗啡等有毒、有色物质，因此配制吗啡注射液及贮存时要多注意。
2. 吗啡在临床上主要用于剧烈疼痛，内脏绞痛（与解痉药合用）及麻醉前给药。

## 第二节　合成镇痛药

合成镇痛药按化学结构类型可分为：哌啶类、苯吗喃类、氨基酮类、吗啡烃类等。

### 一、哌啶类

哌啶类药物的化学结构与吗啡不同，结构简化许多，却与吗啡的作用相似，这主要是因为其空间结构与吗啡有一定的相似性。这类药物主要有盐酸哌替啶，枸橼酸芬太尼等。

**盐酸哌替啶　Pethidine Hydrochloride**

化学名为1-甲基-4-苯基-4-哌啶甲酸乙酯盐酸盐，又名度冷丁。

本品为第一个苯基哌啶类合成镇痛药，结构较吗啡简单，可看作为吗啡的 A 环和 D 环的结构类似物。

【性状】 本品为白色细小的结晶性粉末；无臭，味苦，微酸。溶于水和甲醇，易溶于热异丙醇中，微溶于三氯甲烷及乙醚。熔点 185～189℃。

【化学性质】 本品碱化后生成哌替啶（油状物），经乙醚提取干燥后熔点为 30～31℃。哌替啶结构中具有酯键，但因苯基空间位阻的影响，较一般的酯更稳定，其水溶液短时间煮沸不会发生水解反应。

本品的乙醇溶液与三硝基苯酚试液反应，生成黄色结晶性沉淀，熔点为 188～191℃。

本品与甲醛-硫酸试液反应呈橙红色。

本品溶液显氯化物的性质反应。

【作用用途】 本品是目前临床上最常用的人工合成强效镇痛药，镇痛作用约为吗啡的 1/10，可用于分娩止痛；各种剧烈疼痛、心源性哮喘的辅助治疗；并可与氯丙嗪、异丙嗪等合用进行人工冬眠。

【不良反应】 本品长期使用也会产生耐受性和成瘾性，但比吗啡小，一般不应连续使用。治疗剂量时可出现轻度的眩晕、出汗、口干、恶心、呕吐、心动过速及直立性低血压等。

【用药注意事项】 本品中毒解救措施与吗啡的中毒解救相同，但需合用抗惊厥药。禁用于颅脑损伤、颅内占位性病变、慢性阻塞性肺疾患、支气管哮喘、肺心病等。严禁与单胺氧化酶抑制剂同时使用。

【贮存】 本品易吸潮,遇光易变质,故应遮光密闭保存。

## 枸橼酸芬太尼 Fentanyl Citrate

化学名为 N-[1-(2-苯乙基)-4-哌啶基]-N-苯基-丙酰胺枸橼酸盐。

【性状】 本品为白色结晶性粉末;味苦,味微酸。易溶于热的异丙醇,能溶于水和甲醇,微溶于三氯甲烷及乙醚。熔点 149～151℃。

【化学性质】 芬太尼是对哌替啶的结构改造而得到的 4-苯胺基哌啶类镇痛药。

本品与苦味酸反应生成苦味酸盐,熔点 173～176℃。

本品与甲醛-硫酸反应生成橙红色。

本品水溶液显枸橼酸盐的性质反应。

【作用用途】 本品为强效镇痛药,镇痛作用是吗啡的 80～100 倍。适用于外科手术前后的镇痛、诱导麻醉和癌症晚期的镇痛等。

【不良反应】 有恶心、呕吐、视觉模糊、发痒和欣快感等不良反应,严重者出现呼吸抑制、循环抑制及心脏停搏等。

【用药注意事项】 本品禁用于支气管哮喘、呼吸抑制、对本品特别敏感的患者以及重症肌无力患者。禁止与单胺氧化酶抑制剂合用。

【贮存】 遮光,密封保存。

## 二、苯吗喃类

吗啡结构将其 C 环和 E 环去除即为 6,7-苯并吗喃。研究发现 C 环裂开后在原处保留小的烃基作为 C 环残基,立体构型与吗啡相似,镇痛作用增强,如喷他佐辛。

## 喷他佐辛 Pentazocine

化学名为 (2R,6R,11R)-1,2,3,4,5,6-六氢-6,11-二甲基-3-(3-甲基-2-丁烯基)-2,6 甲撑-3-苯并吖辛因-8-醇,又名镇痛新。

【性状】 本品为白色粉末;无臭,味微苦。不溶于水,易溶于三氯甲烷,可溶于甲醇、乙醇、丙酮等,略溶于乙醚,微溶于苯和乙酸乙酯。熔点 145.2～147.2℃。有旋光性,左旋体的镇痛活性比右旋体强 20 倍,但药用品为消旋体。

【化学性质】 本品具有叔胺结构显碱性,临床常用其盐酸盐。

本品结构中具有酚羟基，在稀硫酸溶液中与 $FeCl_3$ 反应显黄色。

本品结构中有双键，其盐酸溶液可使 $KMnO_4$ 溶液和溴水褪色。

【作用用途】 本品是阿片受体部分激动剂，是第一个用于临床的非麻醉性镇痛药。其镇痛作用是吗啡的 1/3～1/6，哌替啶的 3 倍。临床上适用于各种剧烈疼痛，如创伤、烧伤、术后疼痛等。也适用于各种慢性钝痛。

【不良反应】 有眩晕、恶心、呕吐、出汗等不良反应。大剂量可引起呼吸抑制、血压上升及心率加速。

【用药注意事项】 本品连续长期使用也可出现依赖性。有 2 例连续用药 1 年以上，也出现成瘾现象，切不可滥用。

【贮存】 遮光，密封保存。

## 三、氨基酮类

### 盐酸美沙酮 Methadone Hydrochloride

化学名为 4,4-二苯基-6-二甲氨基-3-庚酮盐酸盐，又名盐酸美散痛。

【性状】 本品为白色结晶或白色结晶性粉末；无臭，味苦。易溶于乙醇或三氯甲烷，可溶于水，几乎不溶于乙醚。熔点 230～234℃。结构中含一个手性碳原子，左旋体镇痛作用强，右旋体的作用弱，药用外消旋体。

【化学性质】 本品结构中的羰基因其邻位二苯基的空间位阻，不具备一般羰基化合物的性质，故不能与羰基试剂（2,4-二硝基苯肼、异烟肼等）发生缩合反应，也不被锌汞齐和异丙醇铝等还原。

本品可与生物碱沉淀剂产生沉淀。

本品水溶液显氯化物的鉴别反应。

【作用用途】 本品的镇痛作用与吗啡相当，适用于各种原因引起的剧烈疼痛，临床上广泛应用于吗啡或海洛因成瘾者的脱毒治疗。

【不良反应】 耐受性、成瘾性发生较慢，戒断症状略轻。但长期应用也能成瘾。

【用药注意事项】 本品的毒性较大，有效剂量与中毒量较接近，安全性小。呼吸功能不全者禁用。

【贮存】 遮光，密封保存。

## 四、吗啡烃类

吗啡烃是吗啡分子去除 E 环后的衍生物。如布托啡诺，镇痛作用是吗啡的 5 倍，因其首过效应明显，不能口服。布托啡诺对减轻中度至重度疼痛，作用安全而有效，并有较低依赖性和滥用倾向，是成瘾性小的镇痛药。

### 布托啡诺　Butorphanol

化学名为左旋(-)-17-环丁基甲基-3，14-二羟基吗啡喃。

【性状】　本品为白色结晶或白色结晶性粉末，无臭，味苦。易溶于乙醇或三氯甲烷，可溶于水，几乎不溶于乙醚。熔点 230～234℃。

【化学性质】　本品具有叔胺结构显碱性，临床用其酒石酸盐。

本品结构中具有酚羟基，在稀硫酸溶液中与 $FeCl_3$ 反应显黄色。

【作用用途】　本品临床上主要用于中度至重度疼痛，如术后、外伤、癌症、肾或胆绞痛等的止痛。也可用于麻醉前用药。

【不良反应】　服用后一般不良反应为嗜睡、头晕、恶心或呕吐等表现。

【用药注意事项】　本品对阿片类药物依赖的患者可诱发戒断症状。心肌梗死患者不宜应用。

【贮存】　遮光，密封保存。

#### 点滴积累

1. 合成镇痛药按化学结构类型可分为：哌啶类（盐酸哌替啶）；苯吗喃类（喷他佐辛）；氨基酮类（盐酸美沙酮）；吗啡烃类（布托啡诺）。
2. 喷他佐辛是临床上第一个非麻醉性镇痛药。
3. 盐酸美沙酮临床上广泛应用于吗啡或海洛因成瘾者的脱毒治疗。

## 第三节　镇　咳　药

呼吸道感受器受到刺激时，咳嗽中枢被兴奋后反射性引起咳嗽。咳嗽药可通过抑制咳嗽反射弧中的各个环节面止咳。镇咳药按作用部位可分为中枢性镇咳药和外周镇咳药。

### 一、中枢性镇咳药

#### 磷酸可待因　Codeine Phosphate

$\cdot H_3PO_4 \cdot 1\frac{1}{2} H_2O$

化学名为 17- 甲基 -3- 甲氧基 -4，5α- 环氧 -7，8- 二去氢吗啡喃 -6α- 醇磷酸盐倍半水合物。

【性状】 本品为白色细微的针状结晶性粉末，在空气中逐渐风化，无臭；易溶于水，微溶于乙醇，极微溶于三氯甲烷或乙醚。

【化学性质】 本品水溶液加入氨试液使成碱性，不产生沉淀。加入氢氧化钠溶液，可析出白色沉淀，熔点为 154～158℃。

本品结构中无游离酚羟基，与三氯化铁试液作用不显色，但与浓硫酸共热后，因醚键断裂生成酚，可与三氯化铁试液作用即显蓝色。性质较吗啡稳定，但遇光仍易变质，须避光保存。

本品与甲醛硫酸试液反应显红紫色；与含亚硒酸的硫酸反应显绿色，渐变为蓝色。

本品水溶液显磷酸盐的性质反应。

【作用用途】 可待因为弱阿片受体激动剂，镇痛作用为吗啡的 1/10，主要用作中枢性镇咳药。用于各种原因引起的剧烈干咳、刺激性咳嗽。

【不良反应】 偶有恶心、呕吐、便秘及眩晕；亦可使患者烦躁不安。长期使用会产生耐受性和成瘾性。

【用药注意事项】 痰多黏稠的患者慎用。支气管哮喘性咳嗽、换气量差的肺气肿等阻塞性肺部疾病患者禁用。对本品过敏的患者禁用。妊娠及哺乳期妇女慎用。小儿过量可发生惊厥，以纳洛酮对抗。

【贮存】 应遮光、密封保存。

### 氢溴酸右美沙芬　Dextromethorphan Hydrobromide

化学名为 3- 甲氧基 -17- 甲基（9α，13α，14α）- 吗啡喃氢溴酸盐。

【性状】 本品为白色或类白色结晶性粉末，无臭。在乙醇中易溶，在三氯甲烷中溶解，在水中略溶，在乙醚中不溶。具有右旋光性。

【化学性质】 本品结构中有叔胺，可与生物碱沉淀剂产生沉淀。

本品水溶液显溴化物的鉴别反应。

【作用用途】 本品为中枢性镇咳药，主要抑制延脑的咳嗽中枢而发挥作用。主要用于上呼吸道感染引起的少痰咳嗽。

【不良反应】 可见头晕、头痛、嗜睡、易激动、嗳气、食欲缺乏、便秘、恶心、皮肤过敏等；过量会引起神志不清、支气管痉挛、呼吸抑制。

【用药注意事项】 妊娠 3 个月内妇女及有精神病史者忌用；痰多患者慎用，孕妇慎用。

【贮存】 遮光，密封保存。

## 二、外周性镇咳药

### 磷酸苯丙哌林 Benproperine Phosphate

化学名为 1-[2-(2-苄基苯氧基)-1-甲基乙基]哌啶磷酸盐。

【性状】 本品为白色或类白色粉末；微带特臭，味苦。在水中易溶，在乙醇、三氯甲烷中略溶，在丙酮或乙醚中不溶。熔点为 148～153℃。

【化学性质】 本品的水溶液加稀盐酸，加硫氰酸铬铵试液，生成粉红色沉淀。

本品水溶液加 2% 对二甲氨基苯甲醛试液，数分钟后显粉红色至红色。

【作用用途】 本品为非麻醉性镇咳药，作用较可待因强 2～4 倍。临床上主要用于治疗急、慢性支气管炎及临床上各种原因引起的刺激性咳嗽。

【不良反应】 本品使用后可出现一过性口咽发麻、乏力、头晕、上腹不适、食欲缺乏、皮疹等不良反应。

【用药注意事项】 本品粉末对口腔可引起麻木感，服用片剂时勿嚼碎。本品无祛痰作用，痰多者不宜使用。

【贮存】 遮光，密封保存。

**点滴积累**

1. 镇咳药按作用部位可分为中枢性镇咳药和外周镇咳药。
2. 磷酸可待因结构中无游离酚羟基，与三氯化铁试液作用不显色，性质也较吗啡稳定，但遇光仍易变质，须避光保存。

# 第四节 祛 痰 药

痰是呼吸道炎症的产物，可刺激呼吸道黏膜引起咳嗽，并可加重感染。祛痰药可稀释痰液或液化黏痰，使之易于咳出。在临床上祛痰药常与镇咳药合用组成复方制剂，用于感冒引起的呼吸道症状。一般情况下，对轻度的咳嗽，以祛痰为主，无须应用镇咳药。常用的祛痰药有盐酸溴己新、盐酸氨溴索等。

### 盐酸溴己新 Bromhexine Hydrochloride

化学名为 *N*- 甲基 -*N*- 环己基 -2- 氨基 -3，5- 二溴苯甲胺盐酸盐。

【性状】 本品为白色或类白色的结晶性粉末；无臭，无味。本品在乙醇或三氯甲烷中略溶，在水中极微溶解。

【化学性质】 本品结构中具有芳伯氨基，可发生重氮化偶合反应。

本品经氧瓶燃烧有机破坏，再经氢氧化钠溶液吸收后，加酸调至中性，溶液显溴化物的鉴别反应。本品滴加硝酸银试液，即生成黄色凝乳状沉淀，沉淀能在氨试液中微溶，但在硝酸中几乎不溶。

本品水溶液显氯化物的鉴别反应。

【作用用途】 本品是一种黏痰溶解性祛痰镇咳药，临床上主要用于急性及慢性支气管炎、哮喘、支气管扩张、肺气肿，尤适用于白色黏痰咳出困难者及因痰液广泛阻塞小支气管引起的危重急症等。

【不良反应】 本品使用后患者常会出现恶心、胃部不适等现象，减量或停药后可消失。

【用药注意事项】 本品对胃肠道黏膜有刺激性，胃溃疡患者慎用。

【贮存】 遮光，密闭保存。

### 盐酸氨溴索 Ambroxol Hydrochloride

化学名为反式 -4-［（2- 氨基 -3，5- 二溴苄基）氨基］环己酸盐酸盐。

【性状】 本品为白色结晶性粉末，溶于热水。熔点为 235～238℃。

【化学性质】 本品为盐酸溴己新的 N- 去甲基，在氨基环己基对位引入反式羟基的活性代谢产物。性质与盐酸溴己新几乎相同，结构中也具有芳伯氨基，可发生重氮化偶合反应。

本品经氧瓶燃烧有机破坏，再经氢氧化钠溶液吸收后，加酸调至中性，溶液显溴化物的鉴别反应。

本品水溶液显氯化物的鉴别反应。

【作用用途】 本品适用于伴有痰液分泌不正常及排痰功能不良的急性、慢性呼吸系统疾病。

【不良反应】 本品使用后可能会出现胃部灼热、消化不良、恶心、呕吐等消化道反应。

【用药注意事项】 妊娠前 3 个月内妇女禁用。

【贮存】 遮光，密闭保存。

**点滴积累**

1. 祛痰药常用的有盐酸氨溴索、盐酸溴己新等。
2. 盐酸氨溴索和盐酸溴己新使用后可能会出现胃肠道反应，对胃黏膜有刺激性，胃溃疡患者慎用。

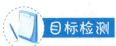 目标检测

## 一、选择题

### (一)A型题(单项选择题)

1. 盐酸吗啡注射液放置过久,颜色变深,所发生的化学反应是(  )
   A. 加成反应　　　　　　B. 聚合反应　　　　　　C. 水解反应
   D. 中和反应　　　　　　E. 氧化反应

2. 吗啡在光照下即能被空气氧化变质,这与吗啡具有(  )有关。
   A. 甲基　　　　　　　　B. 乙基　　　　　　　　C. 酚羟基
   D 酯键　　　　　　　　E. 酰胺键

3. 下列药物为非麻醉性镇痛药的是(  )
   A. 哌替啶　　　　　　　B. 吗啡　　　　　　　　C. 喷他佐辛
   D. 芬太尼　　　　　　　E. 美沙酮

4. 以下哪种药物与甲醛—硫酸试液作用显紫堇色(  )
   A. 盐酸吗啡　　　　　　B. 盐酸美沙酮　　　　　C. 枸橼酸芬太尼
   D. 盐酸哌替啶　　　　　E. 喷他佐辛

5. 下列药物中,以枸橼酸盐供药用的是(  )
   A. 芬太尼　　　　　　　B. 阿扑吗啡　　　　　　C. 海洛因
   D. 吗啡　　　　　　　　E. 哌替啶

6. 下列药物中临床上被用作催吐剂的是(  )
   A. 伪吗啡　　　　　　　B. 吗啡　　　　　　　　C. 乙基吗啡
   D. 阿扑吗啡　　　　　　E. 烯丙吗啡

7. 下列镇痛药化学结构中17位氮原子上有烯丙基取代的是(  )
   A. 磷酸可待因　　　　　B. 烯丙吗啡　　　　　　C. 盐酸美沙酮
   D. 盐酸溴己新　　　　　E. 盐酸哌替啶

8. 下列药物中为哌啶类合成镇痛药的是(  )
   A. 磷酸可待因　　　　　B. 烯丙吗啡　　　　　　C. 盐酸美沙酮
   D. 盐酸溴己新　　　　　E. 盐酸哌替啶

9. 临床上主要用于吗啡或海洛因成瘾后脱毒治疗的是(  )
   A. 磷酸可待因　　　　　B. 烯丙吗啡　　　　　　C. 盐酸美沙酮
   D. 盐酸溴己新　　　　　E. 盐酸哌替啶

### (二)X型题(多项选择题)

10. 下列属于吗啡半合成衍生物的是(  )
    A. 喷他佐辛　　　　　　B. 美沙酮　　　　　　　C. 哌替啶
    D. 阿扑吗啡　　　　　　E. 可待因

11. 下列属于哌啶类的合成镇痛药是(  )
    A. 吗啡　　　　　　　　B. 美沙酮　　　　　　　C. 哌替啶
    D. 芬太尼　　　　　　　E. 阿扑吗啡

12. 下列镇痛药化学结构中3位上的酚羟基为烷基取代的是(  )

A. 可待因      B. 烯丙吗啡      C. 哌替啶

D. 乙基吗啡      E. 阿扑吗啡

13. 下列说法正确的是（    ）

A. 镇痛药可使疼痛减轻或消除

B. 镇痛药作用于阿片受体

C. 镇痛药常具有成瘾性和耐受性

D. 大部分镇痛药属于《国家麻醉药管理条例》进行管制的药物

E. 镇痛药都有成瘾性

14. 由于吗啡的氧化反应为自由基反应，故其注射液除调 pH 外，还可（    ）

A. 充入氮气作稳定剂      B. 加入焦亚硫酸钠作稳定剂

C. 加入亚硫酸氢钠作稳定剂      D. 加入 EDTA-2Na 作稳定剂

E. 遮光密封保存

## 二、填空题

1. 吗啡因具有_____结构，易在空气中被氧化生成_____和_____等有毒、有色的物质。

2. 盐酸哌替啶分子结构中虽具有_____，但由于受到_____的影响，不易_____，故常制备成注射液供临床使用。

3. 磷酸可待因与三氯化铁试液作用不显色，但与浓硫酸共热后，因_____断裂生成酚，与三氯化铁试液作用即显蓝色。

4. 盐酸阿扑吗啡中具有_____结构，易被氧化，在空气或日光中渐变为绿色。

5. 合成镇痛药按化学结构可分为_____、_____、_____和_____四类。

6. 镇咳药按作用部位可分为_____和_____。

## 三、简答题

1. 根据吗啡的结构分析其主要理化性质。

2. 在配制盐酸吗啡注射液时应注意什么？

3. 通过比较吗啡与可待因结构的不同，找出合理的区别方法。

4. 祛痰药按其作用方式如何分类？各有什么药物？

（郑丽丽）

# 第六章 中枢兴奋药和利尿剂

 **学习目标**

1. 掌握咖啡因、氢氯噻嗪和呋塞米的化学结构、理化性质、鉴别反应和主要作用用途以及不良反应；
2. 熟悉中枢兴奋药和利尿剂的分类及其作用机制，尼可刹米、吡拉西坦结构特点、理化性质及作用用途；
3. 了解其他生物碱类药物（如茶碱、氨茶碱、可可碱）和甘露醇、依他尼酸、螺内酯的理化性质、作用用途和不良反应；
4. 学会应用该类药物的理化性质解决药物的调剂、贮存保管及临床使用等实际问题。

 **导学情景**

**情景描述：**

药剂专业小李的家长喜欢喝茶。有一天，小李的家长和小李一起喝茶的时候询问小李，为什么他喝了茶之后睡午觉就不能很好入睡？多次去卫生间？小李一想，他学习过有关这方面药物的知识，于是给家长耐心细致、通俗地解释了出现这些现象的原因，并讲解了此类药物的药理作用和不良反应等知识。

**学前导语：**

用药服务是今后药剂工作的重要内容，从药物基本知识开始，到每种疾病的合理用药，都要掌握药物的基本概念和知识，本章就将带领大家学习中枢兴奋药的药物化学基本知识和药理学相关知识，掌握该类药基本使用方法。

## 第一节 中枢兴奋药

中枢兴奋药是一类能够选择性兴奋中枢神经系统，促进并改善其功能活动的药物。其能兴奋延髓呼吸中枢，提高呼吸中枢对二氧化碳的敏感性使呼吸加深加快，临床上多应用其对延髓呼吸中枢的选择性兴奋作用，用于重病、严重创伤及药物中毒等引起的呼吸衰竭的抢救，因而又称回苏药或苏醒药。

根据其作用部位不同大致可分为三类：①主要兴奋大脑皮质的药物（即精神兴奋药），如咖啡因等；②主要兴奋延髓呼吸中枢的药物，如尼可刹米等；③促进大脑功能恢复的药物,如吡拉西坦等。也可根据其化学结构分为三类:①生物碱类,如咖啡因等;②酰胺类,如尼可刹米等;③其他类,如甲氯芬酯。其他类常用的药物有洛贝林、二甲弗林(回苏灵)、哌甲酯(利他林)等。

回苏灵         利他林

## 一、黄嘌呤生物碱类

黄嘌呤生物碱类药物均为黄嘌呤的衍生物,常用的药物有咖啡因、茶碱、可可豆碱。本类药物目前主要采用合成方法制备。也可从植物中提取,如茶叶中含有 1%~5% 的咖啡因和少量的茶碱及可可豆碱;咖啡豆中主要含有咖啡因;可可豆中含有较多的可可豆碱及少量的茶碱。

|  | $R_1$ | $R_2$ | $R_3$ |
|---|---|---|---|
| 黄嘌呤 | —H | —H | —H |
| 咖啡因 | —CH_3 | —CH_3 | —CH_3 |
| 茶碱 | —CH_3 | —CH_3 | —H |
| 可可豆碱 | —H | —CH_3 | —CH_3 |

咖啡因、茶碱、可可豆碱具有相似的药理作用,即兴奋中枢、松弛平滑肌、利尿及兴奋心脏等作用,但作用强度因化学结构的差异有显著的不同。其中兴奋中枢作用的强弱顺序依次为咖啡因 > 茶碱 > 可可豆碱;兴奋心脏、松弛平滑肌及利尿作用的强弱顺序为茶碱 > 可可豆碱 > 咖啡因。因此,咖啡因在临床上主要作中枢兴奋药;茶碱主要作平滑肌松弛药、利尿药及强心药;可可豆碱曾作利尿药,现已少用。

**课堂互动**

当你感觉疲倦和困顿时,喝上一杯浓香的咖啡,感觉会如何?为什么?

### 咖啡因   Caffeine

化学名为 1,3,7,- 三甲基 -3,7- 二氢 -1H - 嘌呤 -2,6- 二酮一水合物,又名三甲基黄嘌呤

【性状】 本品为白色或带极微黄绿色,有丝光的针状结晶,无臭,味苦,有风化性;在热水或三氯甲烷中易溶,在水、乙醇或丙酮中略溶,在乙醚中极微溶;熔点为 235~238℃。

【化学性质】 本品的碱性极弱,水溶液对石蕊试纸呈中性,与强酸(如盐酸、氢溴酸)形成的盐极不稳定,在水中立即水解析出沉淀。苯甲酸钠、枸橼酸钠、桂皮酸钠等有机酸的碱

金属盐可增加咖啡因在水中的溶解度，如苯甲酸钠与咖啡因形成的复盐安钠咖，使水溶性增大，可制成注射剂，供临床使用。

本品分子结构中具有黄嘌呤环，故具有黄嘌呤类生物碱的共有反应：与盐酸和氯酸钾在水浴上加热，蒸干后，残渣遇氨气则发生缩合反应，生成紫色的紫脲酸铵，再加氢氧化钠试液，紫色消失。此为黄嘌呤类生物碱的紫脲酸铵反应。

【作用用途】　小剂量咖啡因能增强大脑皮质的兴奋过程，改善思维，振奋精神，减弱疲乏感觉，提高工作效率，用于治疗神经衰弱和精神抑制等。大剂量咖啡因能直接兴奋延髓呼吸中枢和血管运动中枢，用于对抗严重传染病、酒精中毒、催眠药和抗组织胺药过量引起的中枢抑制。此外，咖啡因可收缩脑血管，常与解热镇痛药制成复方制剂如 APC 片、速效感冒胶囊、去痛片等，用于缓解感冒、牙痛等引起的头痛，还可与麦角胺配伍制成复方制剂麦角胺咖啡因，用于治疗偏头痛。

【不良反应】　本品过度兴奋大脑皮质导致兴奋、不安、心悸，中毒剂量可以出现谵妄、甚至惊厥。

【用药注意事项】　禁用于胃溃疡的患者，哺乳期妇女慎用。

【贮存】　遮光，密封保存。

**知识链接**

### 你可知道?

咖啡因曾经是世界奥林匹克委员会禁用的药物之一。接受测试的运动员，如果在每毫升尿液中咖啡因超过 12 毫克，便会遭到奥委会的禁赛。大约五杯咖啡便能达到这个水平。不过 2004 年奥委会将咖啡因从禁用单中删除。咖啡因的解禁，使喝可乐与咖啡的运动员不会遭到惩罚了。

## 二、酰胺类及其他类

酰胺类中枢兴奋药按照酰胺键存在位置不同可分为三类：芳酰胺类、内酰胺类和酰胺类。

### 尼可刹米　Nikethamide

化学名为 $N, N$- 二乙基 -3- 吡啶甲酰胺，又名可拉明。

【性状】　本品为无色或淡黄色的澄明油状液体，放置冷处，即成结晶；有轻微的特臭，味苦；有引湿性。能与水、乙醇、乙醚或三氯甲烷任意混合。相对密度 1.058～1.066（25℃），凝点 22～24℃。

【化学性质】　本品分子结构中具有酰胺键，但一般条件下较稳定，如 25% 水溶液在 pH7 时，水解速度最小。经高压灭菌或存放一年，均无明显水解，故制备其注射液时应调 pH 为 5.5～7.8，若注射液变浑浊或析出沉淀，即不可供药用。当与碱共热时，可发生水解，产生的二乙胺臭气，能使湿润的红色石蕊试纸变为蓝色。

【作用用途】　用于各种原因引起的中枢性呼吸抑制，如肺心病引起的呼吸衰竭、吗啡中毒引起的呼吸抑制等。

【不良反应】 过量可引起血压上升、心动过速、咳嗽、呕吐、肌肉震颤和僵直等。

【用药注意事项】 作用时间短暂，应视病情间隔给药。

【贮存】 遮光，密封保存。

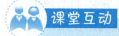

**课堂互动**

为什么尼可刹米为酰胺类药物却比较稳定而不易水解？

### 吡拉西坦 Piracetam

化学名为 2-(2-氧代-吡咯烷-1-基)乙酰胺，又名吡乙酰胺、脑复康。

【性状】 本品为白色结晶性粉末，无臭，味苦；在水中易溶，乙醇中略溶，乙醚中几乎不溶；熔点为 $151.5\sim152.5℃$。

【化学性质】 本品分子结构中具有酰胺键，易发生水解反应。

【作用用途】 本品为 γ-氨基丁酸（GABA）的环状衍生物，直接作用于大脑皮质，是一种促思维记忆药，促进脑组织对葡萄糖、氨基酸和磷脂的应用，促进蛋白质合成。临床用于脑血管病、脑外伤、一氧化碳中毒所引起的记忆、思维障碍。还用于阿尔茨海默病、脑动脉硬化、脑血管意外等原因引起思维与记忆力减退，及儿童智力低下者。

【不良反应】 常见有恶心、腹部不适、食欲缺乏、腹胀、腹痛，口干、失眠、呕吐等。

【用药注意事项】 肝肾功能障碍者慎用，并应适当减少剂量。

【贮存】 遮光，密封保存。

### 盐酸洛贝林 Lobeline Hydrochloride

化学名为 2-〔1-甲基-6-(β-羟基苯乙基)-2-哌啶基〕苯乙酮盐酸盐，又名盐酸山梗菜碱

【性状】 本品为白色结晶或颗粒状粉末；无臭，味苦。易溶于乙醇或三氯甲烷，溶于水。比旋度为 $-56°\sim-58°$（2% 的水溶液）。每 1ml 含本品 10μg 的溶液，在 249nm 的波长处有最大吸收，吸收系数（$E_{1cm}^{1\%}$）为 360～390。

【化学性质】 本品与甲醛硫酸试液作用，显红色。与碱共热，可分解产生特臭的苯乙酮。本品水溶液滴加氨试液使呈碱性，放置后析出游离洛贝林沉淀，熔点约为 120℃。

【作用用途】 本品为呼吸兴奋药，用于治疗新生儿窒息、一氧化碳中毒、中枢抑制药及肺炎、白喉等传染病引起的呼吸衰竭。

【不良反应】 有恶心、呕吐、呛咳、头痛、心悸等；大剂量可兴奋迷走中枢引起心动过缓、传导阻滞。

【用药注意事项】 静注须缓慢；剂量过大可引起心动过速、传导阻滞、呼吸抑制，甚至惊厥。

【贮存】 遮光，密封保存。

**点滴积累**

1. 难溶性药物制成复盐化合物，可提高药物的溶解性，便于给药。
2. 复方APC片由阿司匹林、非那西丁和咖啡因组成。
3. 咖啡因的鉴别反应为紫脲酸铵反应。

# 第二节 利 尿 剂

利尿剂直接作用于肾脏，能促进 $Na^+$、水排泄，使尿量增加，减少体液量的药物。利尿药还可以排出过多的体液，降低心脏前、后负荷，消除水肿，也常作为高血压的辅助治疗药物。

按化学结构不同将利尿剂划分为多羟基化合物类、含氮杂环类、磺酰胺类及苯并噻嗪类和醛甾酮类。

## 一、多羟基化合物类

多羟基化合物类为一类不易代谢、无生理活性、水溶性的低分子量化合物，能够使组织脱水，又称脱水药。主要药物有甘露醇、山梨醇和甘油。

### 甘露醇　Mannitol

化学名为 D-甘露糖醇。

【性状】　本品为白色结晶性粉末，无臭，味甜；熔点为 166～170℃；在水中易溶，但温度降低，溶解度减小；在乙醇中略溶，乙醚中几乎不溶。

【化学性质】　本品为多羟基化合物，其饱和水溶液加三氯化铁试液与氢氧化钠试液即生成棕黄色沉淀，振摇不消失；滴加过量氢氧化钠试液，即溶解成棕色溶液。

【作用用途】　本品用于治疗脑水肿、青光眼及预防急性肾衰竭。

【不良反应】　少见。注射太快可引起一过性头痛、头晕和视力模糊。

【用药注意事项】　滴注速度不宜过快；不宜与电解质同时使用，以避免产生沉淀。

【贮存】　遮光，密封保存。

## 二、含氮杂环类

人们在对磺胺类药物研究中发现了该类药物，进行结构改造合成了较好的碳酸酐酶抑制药物，1953年乙酰唑胺应用于临床，利尿作用虽强于磺胺2～3倍，但还是属于低效利尿药。由于乙酰唑胺具有减少房水能力，可降低青光眼患者的眼压，临床主要用于青光眼的治疗。

### 乙酰唑胺　Acetazolamide

化学名为 N-（5- 氨磺酰基 -1，3，4- 噻二唑 -2- 氨基）乙酰胺。

【性状】 本品为白色针状结晶或结晶性粉末，无臭，味微苦；熔点为 258～259℃。在沸水中溶解，水或乙醇中极微溶解；在三氯甲烷或乙醚中几乎不溶，氨溶液中易溶。

【化学性质】 本品为非典型的磺胺衍生物，结构中的磺酰胺基的氢离子可以解离，具有弱酸性，$pK_a$ 为 7.2；可形成钠盐，并能与重金属盐形成沉淀。

【作用用途】 本品口服吸收良好，作用持续 8～12 小时，绝大部分药物以原形由肾小管分泌，24 小时可完全排尽。临床用于治疗青光眼、脑水肿、心脏性水肿和癫痫小发作。

【不良反应】 常见不良反应有嗜睡，面部和四肢麻木感。

【用药注意事项】 长期应用可发生低钾血症、代谢性酸中毒，且易形成结石。不宜长期用药。

【贮存】 遮光，密封保存。

### 三、磺酰胺类及苯并噻嗪类

氢氯噻嗪化学结构具有噻嗪环，为中效利尿药，通过作用于髓袢升支皮质部和远曲小管前段，抑制这些部位的 $Na^+$ 和 $Cl^-$ 的重吸收，使尿、钠和水的排泄增加。这类药物长期和大量服用时会产生低钾血症，所以需和保钾利尿药合用。

氢氯噻嗪 Hydrochlorothiazide

化学名为 6- 氯 -3，4- 二氢 -2H-1，2，4- 苯并噻二嗪 -7- 磺酰胺 -1，1- 二氧化物，又名双氢克尿塞。

【性状】 本品为白色结晶性粉末，无臭，味微苦；熔点为 265～273℃；在丙酮中溶解，在乙醇中微溶，在水、三氯甲烷或乙醚中不溶，在氢氧化钠溶液中溶解，成盐后可制成注射液。

【化学性质】 本品由于分子中含两个磺酰胺基，故具有弱酸性，$pK_a$ 为 7.0 和 9.2，2 位氮上的氢酸性较强。

本品固体稳定性好，在室温储存 5 年，未见显著分解；对日光稳定，但不能在强光下暴晒；在碱性溶液中加热易水解，其一水解产物具有芳伯氨基，可发生重氮化 - 偶合反应；另一水解产物甲醛，可与变色酸缩合生成蓝紫色化合物。

【作用用途】 本品是中效利尿药，且有降低血压作用，口服吸收良好，2 小时起效、4 小时后作用最强，生物利用度约为 65%，不经代谢降解，以原形排泄。能抑制肾小管对 $Na^+$ 和 $Cl^-$ 的重吸收，促进肾脏对 NaCl 的排泄，降压作用温和，常与其他降压药（如螺内酯）合用以增强降压效果。长期、大剂量应用时需要防止血钾浓度下降。

【不良反应】

1. 长期用药可致低钾血症、低钠血症，表现为恶心、呕吐、腹胀和肌无力。
2. 高尿酸血症及高尿素血症。
3. 偶致过敏性皮炎、粒细胞及血小板减少。

【用药注意事项】 肾功能不全者禁用。

【贮存】 遮光,密封保存。

### 呋塞米 Furosemide

化学名为 2-[(2-呋喃甲基)氨基]-5-(氨磺酰基)-4-氯苯甲酸,又名速尿、利尿磺胺。

【性状】 本品为白色或类白色结晶性粉末,无臭,几乎无味;熔点为 208～213℃,熔融时分解;在丙酮中溶解,乙醇中略溶,水中不溶,可溶解于碱性溶液。

【化学性质】 本品显酸性,可发生中和反应。

【作用用途】 本品主要作用部位在肾髓质升支部位,抑制髓袢升支皮质、髓质部 $Na^+$、$K^+$、$Cl^-$ 的共同转运系统,从而抑制 $Na^+$ 和 $Cl^-$ 的重吸收,而起利尿作用。用于急性左心衰、肺水肿、脑水肿、高血压等。

【不良反应】

1．水和电解质紊乱 由于强烈的利尿作用可致低钾血症、低钠血症,表现为恶心、呕吐等。

2．耳毒性 表现为眩晕、耳鸣、听力减退或暂时性耳聋。

【用药注意事项】 肾功能不全者禁用。

【贮存】 遮光,密封保存。

### 依他尼酸 Etacrynic Acid

化学名为 2、3-二氯 4-(2-亚甲基丁酰)苯氧乙酸,又名利尿酸。

【性状】 本品为白色结晶性粉末,无臭,味微苦涩;熔点为 121～125℃;在乙醇或乙醚中易溶,水中几乎不溶,冰醋酸中易溶。具有酸性。

【化学性质】 本品分子中的 α、β-不饱和酮结构在水溶液中不稳定,加入氢氧化钠试液煮沸时,其支链上的亚甲基易分解产生甲醛,与变色酸钠在硫酸溶液中反应,呈深紫色。

【作用用途】

1．水肿性疾病 包括充血性心力衰竭、肝硬化、肾脏疾病(肾炎、肾病及各种原因所致的急、慢性肾功能衰竭),尤其是应用其他利尿药效果不佳时,应用本类药物仍可能有效。与其他药物合用治疗急性肺水肿和急性脑水肿等。

2．高钾血症及高钙血症。

【不良反应】 常见者与水、电解质紊乱有关,尤其是大剂量或长期应用时,如直立性低血压、休克、低钾血症、低氯血症、低氯性碱中毒、低钠血症、低钙血症以及与此有关的口渴、乏力、肌肉酸痛、心律失常等。

【用药注意事项】

1．交叉过敏 未见与磺胺类包括噻嗪类利尿药有交叉过敏。

2. 对诊断的干扰  可致血糖升高、尿糖阳性，尤其是糖尿病或糖尿病前期患者，过度脱水可使血尿酸和尿素氮水平暂时性升高。

【贮存】  遮光，密封保存。

## 四、醛甾酮类

醛固酮拮抗剂是保钾利尿类药物，作用于远曲小管，通过抑制 $Na^+$-$K^+$ 的交换而发挥利尿作用，为低效利尿药。螺内酯与醛固酮竞争醛固酮受体，是醛固酮受体的完全拮抗剂，最终阻碍蛋白质的合成。

### 螺内酯  *Spironolactone*

化学名为 17β- 羟基 -3- 氧 -7α-（乙酰硫基）-17α- 孕甾 -4- 烯 -21- 羧酸 -γ 内酯，又名安体舒通。

【性状】  本品为白色或类白色的细微结晶性粉末，有轻微硫醇臭；熔点 203 ～209℃，在三氯甲烷中极易溶解，在苯或乙酸乙酯中易溶，在乙醇中溶解，在水中不溶。$[\alpha]_D^{25}$ 为 $-33°$ ～$-37°$（1% $CHCl_3$ 溶液）。

【化学性质】  本品加硫酸显橙黄色，有强烈的黄绿色荧光，加热变为深红色。本品在甲酸中和羟胺盐酸盐、三氧化铁反应生成红色的配合物，螺内酯的体内活性代谢物坎利酮无该颜色反应。

螺内酯为甾体结构，其 3- 酮 -4- 烯的 A 环是拮抗活性的基本结构，内酯环打开，活性则大大降低。螺内酯在空气中稳定，室温放置一定时间仅有少量的降解产物坎利酮。

【作用用途】  主要用于伴有醛固酮升高等顽固性水肿，如充血性心力衰竭、肝硬化腹水及肾病综合征。

【不良反应】

1. 高血钾  久用易致高血钾，肾功能不良时更易发生，常表现为嗜睡、极度疲倦、心率减慢及心律失常等。

2. 其他  口渴、皮疹、粒细胞减少及肌痉挛。

【用药注意事项】  胃溃疡、严重肾功能不全和高血钾患者禁用。

【贮存】  密封保存。

### 点滴积累

1. 利尿剂按照结构可分为多羟基化合物类、含氮杂环类、磺酰胺类及苯并噻嗪类和醛甾酮类。
2. 氢氯噻嗪与螺内酯合用时，能显著增强各自的利尿作用，并降低不良反应。
3. 氢氯噻嗪碱性水解产物可发生重氮化 - 偶合反应。

**目标检测**

## 一、选择题

### （一）A型题（单项选择题）

1. 坎利酮是下列哪种利尿药的活性代谢物（　　）
    A. 氨苯蝶啶         B. 螺内酯         C. 呋塞米
    D. 氢氯噻嗪         E. 乙酰唑胺

2. 呋塞米是哪种结构类型的利尿药（　　）
    A. 磺酰胺类         B. 多羟基化合物         C. 苯氧乙酸类
    D. 抗激素类         E. 有机汞类

3. 苯甲酸钠咖啡因（安钠咖）可溶于水是由于（　　）
    A. 利用苯甲酸的酸性与咖啡因的碱性形成的盐而溶于水
    B. 咖啡因与苯甲酸钠形成复盐，可能是由于分子间形成氢键，增加水溶性
    C. 在咖啡因结构中引进亲水性基团
    D. 咖啡因与苯甲酸形成络合物
    E. 咖啡因与苯甲酸钠结合，增加水合作用

4. 下列化学结构是何种药物（　　）

$$H_2NO_2S$$ —Cl— benzothiadiazine结构

    A. 呋塞米         B. 依他尼酸         C. 氯噻酮
    D. 氢氯噻嗪         E. 乙酰唑胺

5. 咖啡因化学结构的母核是（　　）
    A. 喹诺酮         B. 黄嘌呤         C. 喹啉
    D. 嘌呤         E. 蝶呤

6. 具有如下化学结构的药物是（　　）

吡咯烷酮结构 $CH_2CONH_2$

    A. 苯巴比妥         B. 咖啡因         C. 乙酰唑胺
    D. 呋塞米         E. 吡拉西坦

7. 下列药物中，哪种药物不具有中枢兴奋作用（　　）
    A. 咖啡因         B. 尼可刹米         C. 甲氯芬酯
    D. 多巴胺         E. 吡拉西坦

8. 可用于利尿降压的药物是（　　）
    A. 多巴胺         B. 甲氯芬酯         C. 氢氯噻嗪
    D. 硝苯地平         E. 辛伐他丁

9. 尼可刹米属于哪一类中枢兴奋药（　　）
    A. 生物碱类　　　　　B. 吡拉西坦类　　　　　C. 酰胺类
    D. 黄嘌呤类　　　　　E. 其他类

10. 甘露醇属于下列哪一类利尿药（　　）
    A. 磺酰胺类　　　　　B. 生物碱类　　　　　C. 苯氧乙酸类
    D. 多羟基化合物　　　E. 嘌呤类

（二）X型题（多项选择题）

11. 属于高效利尿药的药物有（　　）
    A. 依他尼酸　　　　　B. 乙酰唑胺　　　　　C. 布美他尼
    D. 呋塞米　　　　　　E. 甲苯磺丁脲

12. 属于酰胺类中枢兴奋药的是（　　）
    A. 氨苯蝶啶　　　　　B. 氢氯噻嗪　　　　　C. 尼可刹米
    D. 咖啡因　　　　　　E. 甘露醇

## 二、填空题

1. 中枢兴奋药按作用部位可分为_____、_____和_____。

2. 安钠咖是由_____和_____形成的复盐。

3. 利尿药按化学结构类型可分为_____、_____、_____、_____。

4. 咖啡因为黄嘌呤类生物碱，与盐酸、氯酸钾在水浴上加热蒸干，所得残渣遇氨即呈紫色，此反应称为_____反应。

## 三、名词解释

紫脲酸铵反应

## 四、简答题

1. 什么是中枢兴奋药？根据作用部位的不同，可以分成哪几类，各类的代表药物是什么？

2. 咖啡因的作用机制是什么？怎么鉴别？

3. 写出咖啡因、尼可刹米的结构式？

4. 请举出2个结构中含有磺酰胺基的常用利尿药，写出其化学结构式？

（陈小兵）

# 第七章  作用于胆碱能神经系统药物

## 学习目标

1. 掌握硫酸阿托品、氢溴酸山莨菪碱、硝酸毛果芸香碱的化学结构、理化性质、作用用途、不良反应及用药注意事项；
2. 熟悉溴新斯的明、碘解磷定、氢溴酸东莨菪碱的化学结构、理化性质、作用用途、不良反应及用药注意事项；
3. 了解拟胆碱药和抗胆碱药的分类、结构类型；
4. 学会应用本类药物的理化性质解决药物的调剂、贮存保管及临床应用等实际问题。

## 导学情景

**情景描述：**

某患者，男，57 岁，右眼胀痛伴同侧头痛、恶心、呕吐、视物模糊，急诊入院。自述一年内有过 2 次右眼胀痛伴同侧头痛，未治自愈。经检查诊断为急性闭角型青光眼。给予 1% 毛果芸香碱滴眼液，一次 1 滴，每 5 分钟一次，瞳孔缩小后改为一天 4 次。医生嘱咐患者毛果芸香碱滴眼液应遮光，密闭保存，以防变质失效。

**学前导语：**

本章药物通过作用于胆碱能神经系统而产生相应的药理作用。根据对受体的作用不同，可分为拟似药和拮抗药两大类。通过对本章的学习，掌握毛果芸香碱等典型药物的化学结构、理化性质及药理学相关知识，并掌握该类药物的基本使用技能。

机体中的胆碱能神经兴奋时，其末梢释放神经递质乙酰胆碱（acetylcholine，Ach），它与胆碱受体结合，使受体兴奋，产生一系列的生理反应。胆碱受体分为毒蕈碱型受体（简称 M 受体）和烟碱型受体（简称 N 受体）两类。M 受体兴奋时，表现为 M 样作用：瞳孔缩小、腺体分泌增加（唾液腺、汗腺、泪腺）、心脏抑制（传导减慢、心率减慢、心肌收缩力减弱）、血管舒张、支气管及胃肠道平滑肌收缩等。N 受体兴奋时，表现为 N 样作用：神经节兴奋、肾上腺髓质分泌增加、骨骼肌收缩等。

影响胆碱能神经系统的药物，包括拟胆碱药和抗胆碱药。

## 第一节　拟胆碱药物

拟胆碱药是一类与乙酰胆碱作用相似的药物。按其作用机制的不同可分为两类,一类是直接作用于胆碱受体的胆碱受体激动剂,另一类是通过抑制内源性乙酰胆碱的水解而发挥作用的胆碱酯酶抑制剂。

### 一、胆碱受体激动剂

胆碱受体激动剂分为 M 受体激动剂(毛果芸香碱)和 N 受体激动剂(烟碱)。

硝酸毛果芸香碱　Pilocarpine Nitrate

化学名为 4-[(1- 甲基 -1H- 咪唑 -5- 基)甲基]-3- 乙基二氢 -2(3H)- 呋喃酮硝酸盐,又名为硝酸匹鲁卡品。

【性状】 本品为无色结晶或白色结晶性粉末;无臭,遇光易变质。熔点 174~178℃,熔融时同时溶解。在水中易溶,在乙醇中微溶,在三氯甲烷或乙醚中不溶。比旋度为 +80°～ +83°。

【化学性质】 本品分子中咪唑环上的两个氮原子显碱性,遇硝酸、盐酸等可生成盐,药用其硝酸盐。

本品在 pH4.0～5.5 时较稳定。在碱性溶液中分子中的内酯环不稳定,易水解生成无活性的毛果芸香酸。

本品为顺式结构,受热或碱性条件下 C3 位可发生差向异构化,生成较稳定的异毛果芸香碱。后者的生理活性仅为毛果芸香碱的 1/20～1/6。

本品加入重铬酸钾和过氧化氢试液后被氧化,产物溶于三氯甲烷显紫色。

【作用用途】 毛果芸香碱能选择性激动 M 受体,产生 M 样作用。其中,对眼和腺体的作用最明显,具有缩瞳、降低眼压、调节痉挛、兴奋汗腺和唾液腺分泌的作用。临床主要用于治疗原发性青光眼。

【不良反应】 过量可致 M 受体过度兴奋症状,如流涎、多汗、腹痛、支气管痉挛导致呼吸困难等。

【用药注意事项】 虹膜睫状体炎患者禁用,支气管哮喘患者慎用。本品遇光或高热可分解,遇碱金属盐类、硼砂或鞣酸等均能析出沉淀,使用中应注意。

【贮存】 遮光,密闭保存。

### 二、胆碱酯酶抑制剂及胆碱酯酶复活药

#### (一)可逆性胆碱酯酶抑制剂

可逆性胆碱酯酶抑制剂能与乙酰胆碱竞争胆碱酯酶的活性中心,使胆碱酯酶暂时失活,但因其与胆碱酯酶以非共价键结合,这种结合不牢固,经过一段时间后,胆碱酯酶可恢复活性。

毒扁豆碱是从西非出产的毒扁豆中提取的一种生物碱，是最早用于临床的可逆性胆碱酯酶抑制剂，曾用于青光眼的治疗。但由于天然资源有限，水溶液很不稳定，不易合成，而且毒性较大，现已少用。

对毒扁豆碱进行结构改造发现，甲氨基甲酸酯部分是抑酶活性必需基团。由于 *N*- 甲基氨基甲酸酯不够稳定，易水解，改成 *N*, *N*- 二甲基氨基甲酸酯，则稳定性增加，不易水解，因此找到了疗效更好的合成代用品，如溴新斯的明、溴吡斯的明、苄吡溴铵等，均为可逆性胆碱酯酶抑制剂。

### 溴新斯的明　Neostigmine Bromide

化学名为溴化 -*N*, *N*, *N*- 三甲基 -3-[（二甲氨基）甲酰氧基]苯铵。

【性状】　本品为白色结晶性粉末；无臭，味苦。在水中极易溶解，在乙醇或三氯甲烷中易溶，在乙醚中几乎不溶。熔点为 171～176 ℃，熔融时同时分解。

【化学性质】　本品属于季铵碱，碱性较强，可与一元酸形成稳定的盐。

本品具有氨基甲酸酯结构，在碱性溶液中不稳定，其氢氧化钠溶液加热水解生成间二甲氨基苯酚钠。二甲氨基苯酚钠与重氮苯磺酸试剂发生偶合反应，生成红色的偶氮化合物。

本品为溴化物，与硝酸银试液反应，可生成淡黄色凝乳状沉淀，此沉淀微溶于氨试液，而不溶于硝酸。

【作用用途】　本品具有兴奋骨骼肌的作用。临床常用的溴新斯的明供口服，甲硫酸新斯的明供注射用，主要用于重症肌无力，术后腹部的腹气胀和尿潴留，并可对抗筒箭毒碱等竞争型肌松药的过量中毒。

【不良反应】　本品过量可引起明显恶心、呕吐、腹痛、心动过缓等 M 样症状和肌肉震颤等 N 样症状，严重者可致肌无力加重，称"胆碱能危象"。

【用药注意事项】　支气管哮喘、机械性肠梗阻、尿路梗阻患者禁用。

【贮存】　密封保存。

### （二）不可逆性胆碱酯酶抑制剂及胆碱酯酶复活药

不可逆性胆碱酯酶抑制剂通过共价键与胆碱酯酶牢固结合，形成的复合物难以水解，造成酶活性的不可逆抑制，使体内乙酰胆碱堆积，产生一系列中毒症状，在临床上无使用价值。如有机磷酸酯类农药敌敌畏、倍硫磷等。

胆碱酯酶复活药能水解磷酸酯键，使体内失活的胆碱酯酶恢复活性。其中碘解磷定及其衍生物就是很好的胆碱酯酶复活剂、特效的有机磷解毒剂。

### 碘解磷定　Pralidoxime Iodid

化学名为 1- 甲基 -2- 吡啶甲醛肟碘化物，又名碘磷定。

【性状】 本品为黄色颗粒状结晶或结晶性粉末；无臭，味苦；遇光易变质。在水或热乙醇中溶解，在乙醇中微溶，在乙醚中不溶。熔点220～227℃，熔融时同时分解。

【化学性质】 本品水溶液在pH4～5时较稳定，在酸性（pH<4）或碱性溶液中肟基分解，生成多种分解产物。酸性下水解生成对应的醛类化合物和羟胺而失效；碱性下脱水生成腈化物，进一步水解出极毒的氰离子。

本品见光或久贮可缓慢氧化释出游离的碘，使颜色变黄而不能药用。为了防止碘的析出，其注射液常加5%葡萄糖作稳定剂。

【作用用途】 用于有机磷酸酯类中毒的解救。

【不良反应】 注射过快可引起眩晕、视力模糊、恶心、呕吐、心动过缓，严重者可发生阵挛性抽搐，甚至抑制呼吸中枢，引起呼吸衰竭。

【用药注意事项】 对碘过敏的患者禁用。忌与碱性药物配伍使用。

【贮存】 遮光，密封保存。

**点滴积累**

1. 硝酸毛果芸香碱内酯环在碱性溶液中易水解失活。
2. 溴新斯的明具有氨基甲酸酯结构，在氢氧化钠溶液中加热水解。主要用于治疗重症肌无力、术后腹气胀和尿潴留。

# 第二节 抗胆碱药物

根据药物作用的受体不同，可分为M胆碱受体拮抗剂和N胆碱受体拮抗剂。

## 一、M胆碱受体拮抗剂

M胆碱受体拮抗剂选择性拮抗乙酰胆碱与M胆碱受体的相互作用，呈现扩瞳、抑制腺体（唾液腺、汗腺、胃液）、兴奋心脏、松弛支气管和胃肠道平滑肌等作用。最早使用的是以阿托品为代表的莨菪生物碱类。

### 硫酸阿托品 Atropine Sulfate

$$\left[\ \right]_2 \cdot H_2SO_4 \cdot H_2O$$

化学名为α-(羟甲基)苯乙酸-8-甲基-8-氮杂双环[3.2.1]-3-辛酯硫酸盐一水合物。

【性状】 本品为无色结晶体或白色结晶体粉末；无臭，味苦。在水中极易溶解，在乙醇中易溶，在乙醚或三氯甲烷中难溶。熔点为190～194℃。药用品为消旋体。

【化学性质】 本品结构中的酯键不稳定，在碱性溶液极易水解，在强酸中水解加速，在弱酸性和近中性条件下稳定，水解产物为莨菪醇和消旋莨菪酸而失去活性。

本品在 pH 3.5～4.0 最稳定，因此制备其注射液时应注意调整 pH 值，加 1% 氯化钠作稳定剂，采用中性硬质玻璃安瓿，控制灭菌温度，宜采用 100℃ 流通蒸气灭菌 30 分钟。

本品分子水解生成莨菪酸，再与发烟硝酸共热，可生成黄色三硝基衍生物，放冷，再加入氢氧化钾的醇溶液和一小粒固体氢氧化钾，即生成深紫色的醌型化合物，此反应称 Vitali 反应，是莨菪酸的专属反应。

本品游离体碱性较强，与氯化汞反应，先生成黄色氧化汞沉淀，加热后转变为红色。而东莨菪碱的碱性较弱，只能生成白色的分子复盐沉淀，可用于区别。

本品能与碘 - 碘化钾等生物碱试剂反应生成沉淀。

本品的水溶液显硫酸盐的鉴别反应：与氯化钡试液生成白色沉淀，此沉淀在盐酸或硝酸中均不溶解。

**课堂互动**

根据阿托品的稳定性，分析制备硫酸阿托品注射液时应采取哪些措施防止其水解？

【作用用途】 本品具有外周及中枢 M 胆碱受体拮抗作用，可解除平滑肌痉挛、抑制腺体分泌、散大瞳孔、兴奋心脏和中枢。临床用于缓解内脏绞痛、眼科诊疗、缓慢型心律失常、抗休克，也可用于有机磷酸酯类中毒的解救。

【不良反应】 常见有口干、皮肤干燥、视近物模糊、畏光、心悸、皮肤潮红、便秘等，停药后可逐渐自行消失。严重中毒时，可由中枢兴奋转入抑制，产生昏迷和呼吸麻痹等。

【用药注意事项】 青光眼、前列腺肥大患者禁用。

【贮存】 避光，密闭保存。

 **知识链接**

### 有机磷酸酯类中毒的解救

有机磷农药中毒的解救按照一般急性中毒处理原则，迅速清除毒物，除去污染衣物。如系皮肤吸收，则立即用肥皂水清洗皮肤以消除毒物。口服中毒者用清水、2% 碳酸氢钠溶液（敌百虫忌用）或 1:5000 高锰酸钾溶液（对硫磷忌用）反复洗胃，直至洗清为止，给予口服硫酸镁导泻。然后进行对症治疗，及早给予阿托品以解除 M 样症状和对抗呼吸中枢抑制。当患者出现"阿托品化"表现时，应停止应用阿托品。在应用阿托品过程中应密切观察患者全身反应和瞳孔大小，并随时调整剂量。$N_2$ 受体激动出现的中毒症状，如肌束震颤，则必须用胆碱酯酶复活剂，减少乙酰胆碱的含量，对中枢神经系统的中毒症状也有一定的改善作用。

## 氢溴酸山莨菪碱　Anisodamine Hydrobromide

化学名为 α(S)-(羟甲基)- 苯乙酸 6β- 羟基 -1αH, 5αH-8- 甲基 -8- 氮杂二环[3, 2, 1]-3α- 辛醇酯氢溴酸盐。

【性状】　本品为白色结晶或结晶性粉末；无臭。在水中极易溶解，在乙醇中易溶，在丙酮中微溶。熔点为 176～181℃。比旋度为 −9.0°～−11.5°。

【化学性质】　本品分子结构为山莨菪醇和左旋莨菪酸的酯，易被水解，碱性下水解加速，偏酸性时较稳定，注射液的 pH 控制在 3.5～5.5。

本品具有莨菪酸结构，可发生 Vitali 反应。

本品水溶液显溴化物的特殊反应。

【作用用途】　本品作用与阿托品相似，可使平滑肌明显松弛，并能解除血管痉挛，同时有镇痛作用，但扩瞳和抑制腺体分泌的作用较弱。本品极少引起中枢兴奋症状，临床主要用于缓解平滑肌痉挛、眩晕症、微循环障碍及有机磷酸酯类中毒等。

【不良反应】　常见口干、面红、轻度扩瞳、视近物模糊等。用量过大时可出现阿托品样中毒症状。

【用药注意事项】　青光眼、前列腺肥大患者禁用。

【贮存】　遮光，密封保存。

## 二、N 胆碱受体拮抗剂

N 胆碱受体拮抗剂按照对受体亚型的选择性不同，可分为神经节 $N_1$ 受体拮抗剂和神经肌肉接头处 $N_2$ 受体拮抗剂。

1. $N_1$ 受体拮抗剂　又称为神经节拮抗剂，早期用于治疗重症高血压，现多被其他降压药取代。

2. $N_2$ 受体拮抗剂　又称为神经肌肉拮抗剂或骨骼肌松弛药(简称肌松药)，临床上与全麻药合用，用作辅助麻醉。按照作用机制可分为去极化型肌松药和非去极化型肌松药两大类。

非去极化型肌肉松弛药，也称竞争性肌松药。药物与运动终板膜上的 $N_2$ 受体结合后无激动作用，与乙酰胆碱竞争受体，拮抗了乙酰胆碱的信号传递作用，使骨骼肌松弛。氯化筒箭毒碱是从南美洲产防己科植物中提取出的最早应用于临床的骨骼肌松弛药，广泛用于骨骼肌松弛及辅助麻醉。

去极化型肌松药是通过对氯化筒箭毒碱的构效关系的研究而设计的一系列结构较简单的双季铵化合物，称为烃铵盐类，如氯化琥珀胆碱(suxamethonium chloride)。

氯化琥珀胆碱

**点滴积累**

1. 硫酸阿托品药用消旋体,结构中酯键水解,能够发生莨菪酸的专属反应——Vitali反应。
2. 氢溴酸山莨菪碱的化学性质和药理作用与硫酸阿托品相似。

 **目标检测**

### 一、选择题

**(一) A 型题(单项选择题)**

1. 临床上主要用于重症肌无力,也可用于腹部手术后腹胀气及尿潴留的药物是(　　)
   - A. 氯贝胆碱
   - B. 溴新斯的明
   - C. 筒箭毒碱
   - D. 溴丙胺太林
   - E. 硝酸毛果芸香碱

2. 毛果芸香碱分子结构中具有(　　)
   - A. 内酯
   - B. 咪唑
   - C. 噻唑
   - D. 吡啶
   - E. A 和 B 两项

3. 阿托品在碱性水溶液中易被水解,这是因为化学结构中含有以下哪种结构(　　)
   - A. 酰胺键
   - B. 内酯键
   - C. 酰亚胺键
   - D. 酯键
   - E. 内酰胺键

4. 下列哪项与阿托品相符(　　)
   - A. 以左旋体供药用
   - B. 分子中无手性中心,无旋光活性
   - C. 分子中有手性中心,但因有对称因素为内消旋,无旋光活性
   - D. 为左旋莨菪碱的外消旋体
   - E. 以右旋体供药用

5. 具有莨菪酸结构的特征定性鉴别反应的是(　　)
   - A. 重氮化 - 偶合反应
   - B. FeCl₃ 试液显色反应
   - C. 坂口反应
   - D. Vitali 反应
   - E. 三氯化锑反应

6. 通过直接作用 M 胆碱受体,产生拟胆碱活性的药物是(　　)
   - A. 硝酸毛果芸香碱
   - B. 溴新斯的明
   - C. 硫酸阿托品
   - D. 氯化琥珀胆碱
   - E. 泮库溴铵

7. 通过抑制胆碱酯酶,产生拟胆碱活性的药物是(　　)
   - A. 氢溴酸山莨菪碱
   - B. 溴新斯的明
   - C. 泮库溴铵
   - D. 氯化琥珀胆碱
   - E. 硫酸阿托品

8. 通过拮抗 M 胆碱受体,产生抗胆碱活性的药物是(　　)
   - A. 溴新斯的明
   - B. 碘解磷定
   - C. 硫酸阿托品
   - D. 氯化琥珀胆碱
   - E. 毒扁豆碱

**(二) X 型题(多项选择题)**

9. 下列哪些药物是抗胆碱药(　　)

A. 溴新斯的明　　　　　B. 硫酸阿托品　　　　　C. 毛果芸香碱

D. 碘解磷定　　　　　　E. 氯化琥珀胆碱

10. 溴新斯的明符合下列哪些性质（　　　）

A. 含有三甲基苯铵

B. 含有三乙基苯铵

C. 为乙酰胆碱酯酶抑制剂

D. 为乙酰胆碱受体激动剂

E. 结构中具有酯键，在碱性水溶液中可水解

11. 下列性质哪些与阿托品相符（　　　）

A. 具有手性碳原子，呈左旋光性

B. 结构中莨菪醇部分有三个手性碳原子

C. 为胆碱受体拮抗剂

D. 临床常用作解痉药和散瞳药

E. 分子中含有酯键，碱性条件下更易被水解

## 二、填空题

1. 硝酸毛果芸香碱在碱性溶液中_____结构易水解失效。

2. 硫酸阿托品用发烟硝酸处理，再加入醇制 KOH 及固体 KOH 生成紫红色醌型化合物，此反应称为_____，是其分子中_____结构的反应。

## 三、名词解释

Vitali 反应

## 四、简答题

指出硫酸阿托品的不稳定结构，并分析影响其稳定性的因素。

（林爱群）

# 第八章 作用于肾上腺素能神经系统药物

## 第一节 去甲肾上腺素的生物合成、代谢及作用

　　去甲肾上腺素（Noradrenalin，NA）和肾上腺素（Adrenaline）是交感神经节后神经元的神经递质，通过与肾上腺素受体相互作用而发挥多种生理功能。

### 一、去甲肾上腺素（NA）的合成与代谢

　　1. 合成与贮存　在去甲肾上腺素能神经末梢内，酪氨酸经酪氨酸羟化酶催化生成多巴，再经多巴脱羧酶催化生成多巴胺，后者进入囊泡中并由多巴胺 β- 羟化酶催化，生成 NA 并与 ATP 和嗜铬颗粒蛋白结合，贮存于囊泡中。

　　2. 释放　当神经冲动到达末梢时，引起大量 $Ca^{2+}$ 进入末梢，促使已停靠在突触前膜的囊泡

膜与突触前膜相融合,形成裂孔,将囊泡内容物释放至突触间隙(即胞裂外排)。NA 与突触后膜受体结合,通过细胞内信号传导产生生物效应;NA 也可与突触前膜受体结合调节递质释放。

3. 消除 约有 75%~90% 释放量的 NA 被去甲肾上腺素能神经突触前膜的胺泵摄取,称为摄取 1,也称神经摄取。进入神经末梢的 NA 大部分进一步转运进入囊泡中贮存,少量未进入囊泡的 NA 可被胞质液中线粒体膜上的单胺氧化酶(MAO)破坏。此外,许多非神经组织如心肌、血管、肠道平滑肌也可摄取 NA,称为摄取 2,又称非神经摄取。虽然该方式对 NA 的摄取量较大,但被组织摄入的 NA 并不贮存,而是很快被细胞内的儿茶酚氧位甲基转移酶(COMT)和 MAO 所破坏。因此可认为,摄取 1 为贮存型摄取,摄取 2 为代谢型摄取。

### 二、肾上腺素受体的分类及效应

1. 肾上腺素受体的分类 肾上腺素受体是能与去甲肾上腺素或肾上腺素结合的受体,又可分为 α 肾上腺素受体和 β 肾上腺素受体两类。

(1)α 肾上腺素受体(α 受体):α 受体可分为 $\alpha_1$ 受体和 $\alpha_2$ 受体两种亚型。α 受体分布于血管平滑肌、瞳孔开大肌、胃肠和膀胱括约肌及去甲肾上腺素能神经末梢突触前膜、胰岛 B 细胞、血小板、血管平滑肌等处。

(2)β 肾上腺素受体(β 受体):β 受体又分为 $\beta_1$ 受体、$\beta_2$ 受体和 $\beta_3$ 受体等亚型。β 受体主要分布于心脏、支气管和血管平滑肌、骨骼肌、肝脏、脂肪等处。

2. 肾上腺素受体的效应

(1)α 型作用:指当 α 受体被激动时所呈现的作用,表现为血管收缩、瞳孔扩大、胃肠和膀胱括约肌收缩以及去甲肾上腺素和胰岛素分泌减少、血小板聚集等。

(2)β 型作用:指当 β 受体被激动时所呈现的作用,表现为心脏兴奋(收缩力增强、心率加快、传导加快)、支气管平滑肌和血管平滑肌舒张、糖原和脂肪分解、血糖升高、去甲肾上腺素分泌增多等。

药物通过作用于人体内的肾上腺素受体而产生生理效应,主要包括肾上腺素受体激动剂和肾上腺素受体拮抗剂。

**点滴积累**

1. 肾上腺素受体可分为 α 肾上腺素受体和 β 肾上腺素受体两类。
2. α 型作用表现为血管收缩、瞳孔扩大、胃肠和膀胱括约肌收缩等。
3. β 型作用表现为心脏兴奋、支气管平滑肌和血管平滑肌舒张、糖原和脂肪分解、血糖升高等。

## 第二节 肾上腺素受体激动剂

肾上腺素受体激动剂是一类直接与肾上腺素受体结合或促进肾上腺素能神经末梢释放递质,增加受体周围去甲肾上腺素的浓度,产生与交感神经兴奋时相似效应的药物,在化学结构上均为胺类,部分药物又有儿茶酚结构(邻苯二酚结构),故亦称拟交感胺或儿茶酚胺。

肾上腺素受体激动剂根据药物作用受体与作用机制不同,可分为 α 肾上腺素受体激动剂、β 肾上腺素受体激动剂和 α、β 肾上腺素受体激动剂。

按化学结构类型可分为苯乙胺类和苯异丙胺类。苯乙胺类主要有肾上腺素、去甲肾上腺素、异丙肾上腺素、多巴胺、克伦特罗、去氧肾上腺素、沙丁胺醇等；苯异丙胺类主要有麻黄碱、甲氧明、间羟胺等。

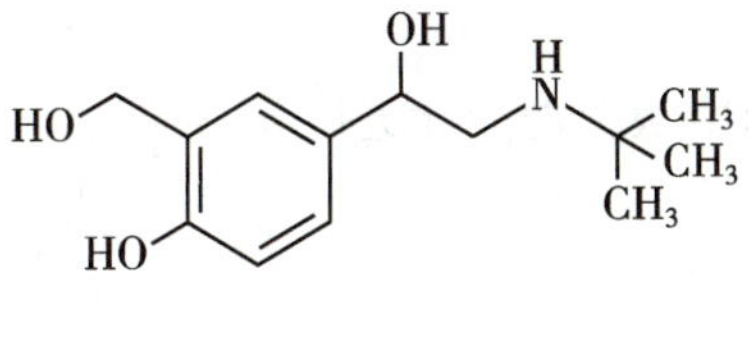

沙丁胺醇

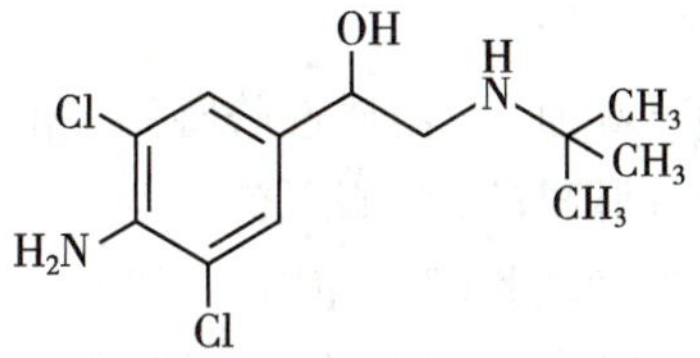

克伦特罗

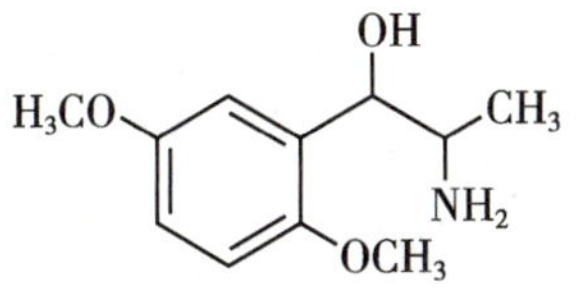

甲氧明

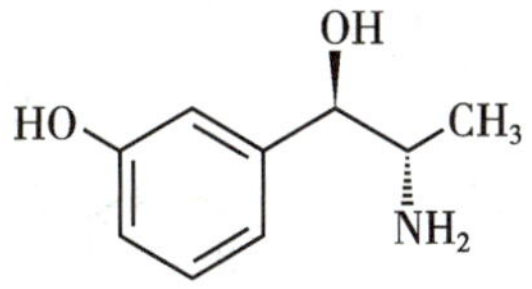

间羟胺

**肾上腺素 Epinephrine**

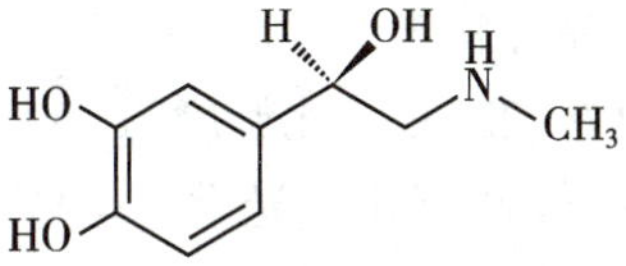

化学名为 (R)-4-[2-(甲氨基)-1-羟基乙基]-1,2-苯二酚，又名副肾碱。

【性状】 本品为白色或类白色结晶性粉末；无臭，味苦。极微溶于水，不溶于乙醇、三氯甲烷、乙醚、脂肪油或挥发油，易溶于无机酸或氢氧化碱溶液，不溶于氨溶液或碳酸氢钠溶液。熔点为 206~212℃，熔融时同时分解。比旋度为 $-50°\sim-53.5°$。本品药用为左旋体。

【化学性质】 本品呈酸碱两性。分子中的酚羟基显弱酸性，侧链的脂肪族仲胺结构显弱碱性，临床常用其盐酸盐。

左旋的肾上腺素水溶液加热或室温放置后，可发生外消旋化，而使活性降低。

本品含有邻苯二酚结构，具有较强还原性。在酸性环境中相对稳定，在中性或碱性环境不稳定，遇空气中的氧气或弱氧化剂（过氧化氢、碘等），均能使其氧化变质，生成醌型化合物呈红色，并可进一步聚合成棕色多聚物。日光、加热及微量金属离子均可加速此反应的发生。

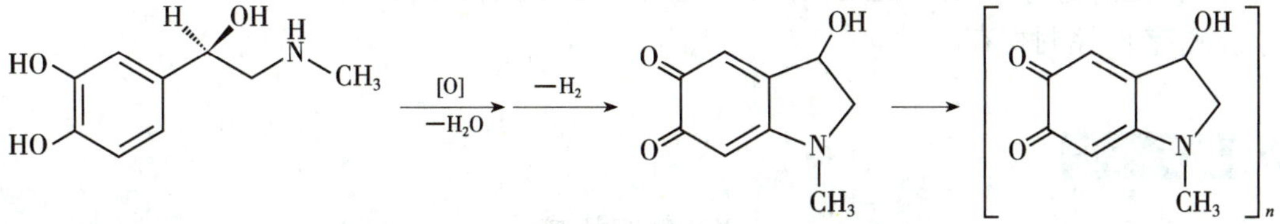

肾上腺素红      多聚物

本品的稀盐酸溶液加过氧化氢试液，煮沸，即显血红色；遇三氯化铁试液显翠绿色，加氨试液，即变紫色，最后变为紫红色。

【作用用途】 本品对 α 和 β 受体都有较强的激动作用，有兴奋心脏、收缩血管、影响血

**课堂互动**

制备盐酸肾上腺素注射液时应采取哪些措施增加稳定性？

压、扩张支气管、促进代谢的作用。临床主要用于抢救心脏骤停、过敏性休克、支气管哮喘、与局麻药配伍及局部止血等。

【不良反应】 主要不良反应为心悸、烦躁、头痛和血压升高等。

【用药注意事项】

1．禁用于高血压、器质性心脏病、糖尿病和甲状腺功能亢进症等。

2．不宜静脉推注，口服无效。

3．禁与碱性药物配伍使用。

【贮存】 遮光，于冷暗处密闭保存。

### 盐酸麻黄碱 Ephedrine Hydrochloride

$$\text{（结构式：苯环-CH(OH)-CH(CH}_3\text{)-NH-CH}_3 \cdot \text{HCl）}$$

化学名为(1R,2S)-2-甲氨基-苯丙烷-1-醇盐酸盐，又名麻黄素。

【性状】 白色针状结晶或结晶性粉末；无臭，味苦。在水中易溶，在乙醇中溶解，在三氯甲烷或乙醚中不溶。熔点为217～220℃。比旋度为 $-33°$ ～ $-35.5°$（5%水溶液）。

本品分子中有2个手性碳原子，故有4个光学异构体，其中仅(-)(1R,2S)麻黄碱活性最强。

【化学性质】 本品的水溶液与碱性硫酸铜试液作用，仲胺基与铜离子形成蓝紫色配合物；加乙醚振摇后，放置，乙醚层即显紫红色，水层变成蓝色。

本品具有 α-羟基-β-氨基结构，可被高锰酸钾、铁氰化钾等氧化生成苯甲醛和甲胺，后者可使红色的石蕊试纸变蓝。

本品的水溶液显氯化物的鉴别反应。

【作用用途】 本品作用与肾上腺素相似，对 α 和 β 受体都有激动作用，与肾上腺素比较，性质较稳定、口服有效、作用缓慢而温和。临床主要用于治疗支气管哮喘、鼻黏膜肿胀及低血压等。

【不良反应】 烦躁、失眠，大剂量可致心率加快、血压升高。

【用药注意事项】 器质性心脏病、甲亢及高血压患者禁用。

【贮存】 密封保存。

 **知识链接**

---

#### 兴奋剂麻黄碱

服用麻黄碱后可以明显增加运动员的兴奋程度，对运动员本人有极大的副作用。因此，这类药品属于国际奥委会严格禁止的兴奋剂。同时，盐酸麻黄碱也为制造冰毒的重要原料，已被纳入易制毒化学品管理。近年来，由于非法买卖、套购含麻黄碱类复方制剂制造毒品案时有发生，现含有盐酸麻黄碱成分的药品制剂，已经选择性的为 β 受体激动剂所取代。

## 重酒石酸去甲肾上腺素 Noradrenaline Bitartrate

化学名为(R)-4-(2-氨基-1-羟基乙基)-1,2-苯二酚重酒石酸盐一水合物,又名重酒石酸正肾上腺素。

【性状】 本品为白色或几乎白色的结晶性粉末;无臭,味苦。在水中易溶,在乙醇中微溶,在三氯甲烷或乙醚中不溶。熔点为100~106℃,熔融时同时分解。

【化学性质】 本品含有邻苯二酚结构,具有较强的还原性,遇光和空气易变质。

本品水溶液加三氯化铁试液显翠绿色;再缓慢加入碳酸氢钠试液,即显蓝色,最后变成红色。

本品加酒石酸氢钾的饱和溶液溶解后,加碘试液,放置5分钟后,加硫代硫酸钠试液,溶液为无色或仅显微红色或淡紫色(与肾上腺素或异丙肾上腺素的区别)。

本品加水溶解后,加10%氯化钾溶液,在10分钟内应析出酒石酸氢钾结晶性沉淀。

【作用用途】 本品主要激动α受体,具有很强的血管收缩作用。主要用于抗早期神经源性休克,口服用于治疗消化道出血。

【不良反应】

1．局部组织缺血坏死 静脉滴注时间过长、浓度过高或药液漏出血管,可引起局部缺血坏死。

2．急性肾功能衰竭 滴注时间过长或剂量过大,可使肾脏血管剧烈收缩,产生少尿、无尿和肾实质损伤,故用药期间尿量至少保持在每小时25ml以上。

【用药注意事项】

1．高血压、动脉硬化症及器质性心脏病患者禁用。

2．见光易失效,在中性尤其在碱性溶液中迅速氧化变为粉红色乃至棕色失效。

3．去甲肾上腺素与多种药物有配伍禁忌,应单独使用。

【贮存】 遮光,充惰性气体,严封保存。

## 盐酸异丙肾上腺素 Isoprenaline Hydrochloride

化学名为4-[(2-异丙氨基-1-羟基)乙基]-1,2-苯二酚盐酸盐,又名喘息定。

【性状】 本品为白色或类白色的结晶性粉末;无臭,味微苦。在水中易溶,在乙醇中略溶,在三氯甲烷或乙醚中不溶。熔点为165.5~170℃(分解)。

【化学性质】 本品含有邻苯二酚结构,具有较强的还原性,遇光和空气渐变色,在碱性溶液中更易变色。

本品加水溶解后,加三氯化铁试液显深绿色;滴加新制的5%碳酸氢钠溶液,即变蓝色,然后变成红色。

【作用用途】 本品为β受体激动药,有兴奋心脏、舒张血管、影响血压、扩张支气管和促进代谢等作用。临床主要用于支气管哮喘、房室传导阻滞、心脏骤停的治疗或抢救。

【不良反应】 常见的副作用是心悸、头晕等。哮喘患者长期大量用本品有引起猝死的可能。

【用药注意事项】 禁用于冠心病、心肌炎和甲状腺功能亢进症等患者。禁与碱性药物配伍使用。

【贮存】 遮光，密封，在干燥处保存。

 **案例分析**

案例：

有位患者系阿-斯综合征（心脑综合征）伴有轻度酸中毒，医生开具了下列处方：用异丙肾上腺素静滴以提高心率，同时用碳酸氢钠纠正酸中毒。分析下列处方是否合理？

| | |
|---|---|
| 盐酸异丙基肾上腺素注射液 | 1ml |
| 5%碳酸氢钠注射液 | 250ml　iv |
| 5%葡萄糖注射液 | 500ml |

上述药物混合后静脉滴注。

分析：

不合理，两药合用可能析出沉淀或变色，使异丙基肾上腺素药效下降。因为盐酸异丙基肾上腺素水溶液显酸性，且易被氧化变色，在碱性中变色更快，两者混合液呈碱性，pH8左右，导致出现配伍禁忌。所以两药不能在同一容器中混合，可分别置于不同容器内间隔静滴。

## 盐酸多巴胺　Dopamine Hydrochloride

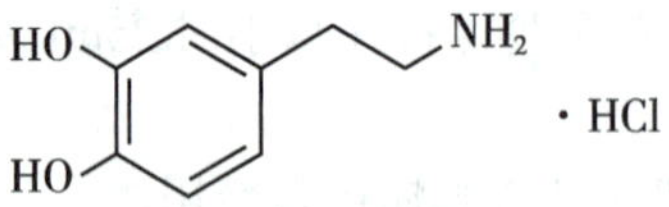

化学名为4-(2-氨基乙基)-1，2-苯二酚盐酸盐。

【性状】 本品为白色或类白色有光泽的结晶；无臭，味微苦。在水中易溶，在无水乙醇中微溶，在三氯甲烷或乙醚中极微溶解。熔点为243～249℃。

【化学性质】 分子中含有邻苯二酚结构，易氧化变色。

本品加水溶解后，加三氯化铁试液，溶液显墨绿色；加氨溶液，即转变成紫红色。

【作用用途】 本品为α、β受体和多巴胺受体激动剂，临床用于休克及急性肾功能不全的治疗。

【不良反应】 一般不良反应较轻，偶见恶心、呕吐。

【用药注意事项】 心动过速者禁用。高血压及心脏有器质性病变者慎用。

【贮存】 遮光，充氮，密封保存。

 **点滴积累**

1. 邻苯二酚结构有较强的还原性，易被氧化变质；遇三氯化铁试剂显绿色，加碱后变色。
2. 盐酸麻黄碱无邻苯二酚结构，可以口服，作用时间长。

# 第三节　肾上腺素受体拮抗剂

肾上腺素受体拮抗剂能通过阻断肾上腺素能神经递质或外源性肾上腺素受体激动剂与肾上腺素受体的相互作用，产生与肾上腺素能神经递质作用相反的生物活性。根据肾上腺素受体拮抗剂对 α、β 受体选择性不同，可分为 α 受体拮抗剂和 β 受体拮抗剂。

## 一、α受体拮抗剂

本类药物能抵消儿茶酚胺的收缩血管作用，从而降低血压。

### 盐酸哌唑嗪　Prazosin Hydrochloride

化学名为 1-(4- 氨基 -6，7- 二甲氧基 -2- 喹唑啉基)-4-(2- 呋喃甲酰)哌嗪盐酸盐。

【性状】　本品为白色或类白色结晶性粉末；无臭，无味。在乙醇中微溶，在水中几乎不溶。

【化学性质】　本品结构中具有氨基，能与 1，2- 萘醌 -4- 磺酸钠反应，生成紫堇色的对醌型缩合物。

本品的水溶液显氯化物的鉴别反应。

【作用用途】　本品为突触后 α 肾上腺素受体拮抗药，使周围血管扩张，周围血管阻力降低，起降压作用。临床主要用于轻、中度高血压或肾性高血压，也适用于治疗顽固性心功能不全。

【不良反应】　可引起体位性低血压（首剂反应），眩晕、头昏等。

【用药注意事项】　妊娠 C 类。妊娠、哺乳期妇女慎用。首剂或加大剂量宜就寝前服用。

【贮存】　遮光，密封保存。

### 甲磺酸酚妥拉明　Phentolamine Mesylate

化学名为 3-[[（4，5- 二氢 -1H- 咪唑 -2- 基）甲基]（4- 甲苯基）氨基]苯酚甲磺酸盐。

【性状】　本品为白色或类白色的结晶性粉末；无臭，味苦。在水或乙醇中易溶，在三氯甲烷中微溶。熔点为 176 ～ 181 ℃，熔融同时分解。

【化学性质】　本品与生物碱沉淀试剂（碘、碘化汞钾等）生成沉淀。

【作用用途】　本品为非选择性 α 受体拮抗剂，有血管舒张作用，临床主要用于外周血管痉挛性疾病、感染性休克、急性心肌梗死的治疗。

【不良反应】　常见有鼻塞、心悸，亦有面色潮红、头晕、乏力、胸闷等不良反应。

【用药注意事项】 低血压、严重动脉硬化、心绞痛、心肌梗死、肝肾功能不全者、胃溃疡患者及对本品过敏者禁用。

【贮存】 遮光，密封保存。

## 二、β受体拮抗剂

β受体拮抗剂能与去甲肾上腺素能神经递质或肾上腺素受体激动药竞争β受体从而拮抗其β型拟肾上腺素的作用，能使心率减慢，心肌收缩力减弱，心输出量减少，心肌耗氧量下降，能缓解心绞痛，还具有抗心律失常和抗高血压作用。

根据这类药物对$\beta_1$、$\beta_2$受体选择性的不同，可将其分为：①非选择性β受体拮抗剂，如普萘洛尔，噻吗洛尔；②选择性$\beta_1$受体拮抗剂，如阿替洛尔、美托洛尔等；③α、β受体拮抗剂，如拉贝洛尔。按化学结构的不同，β受体拮抗剂可分为氨基乙醇类和氨基丙醇类。

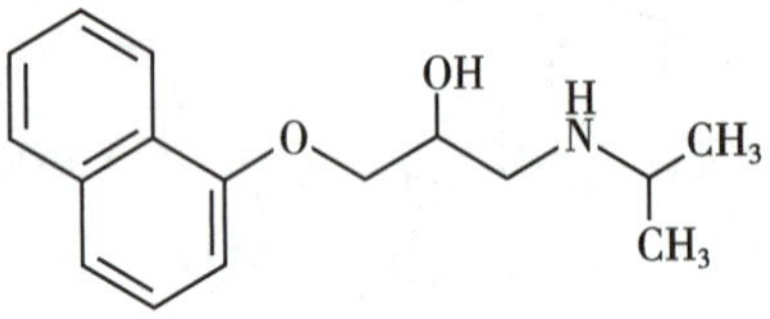

普萘洛尔

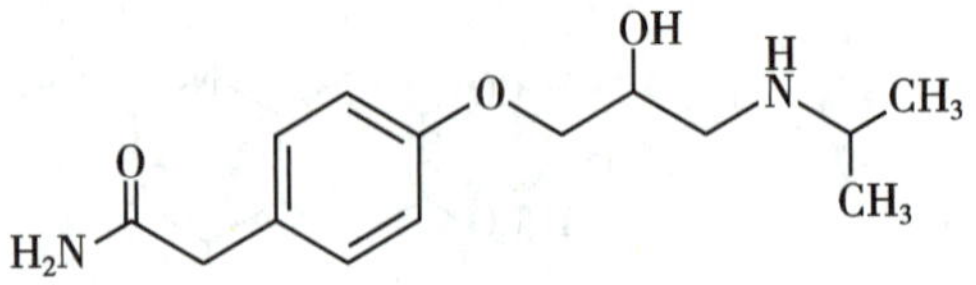

阿替洛尔

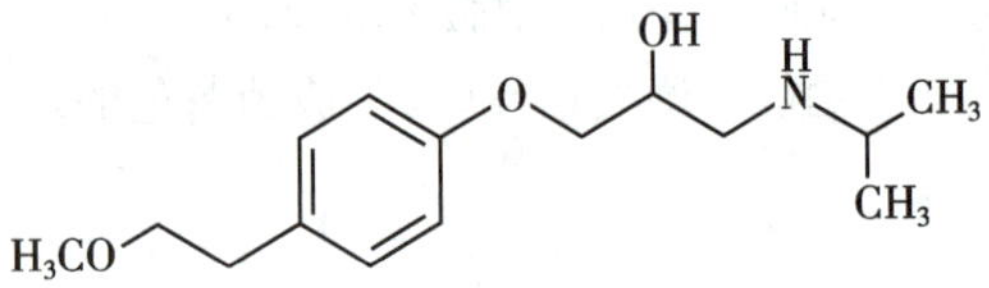

美托洛尔

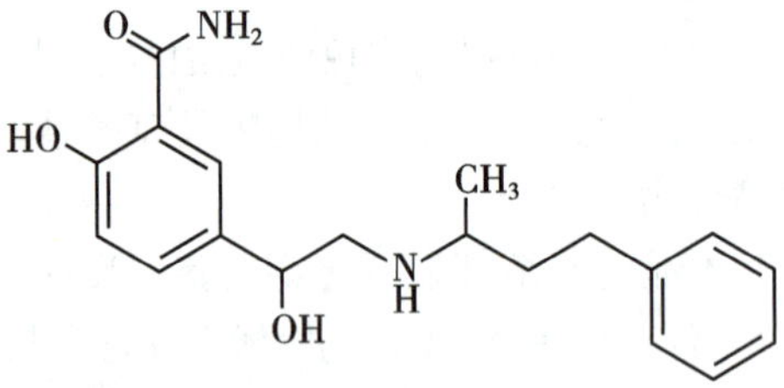

拉贝洛尔

**盐酸普萘洛尔 Propranolol Hydrochloride**

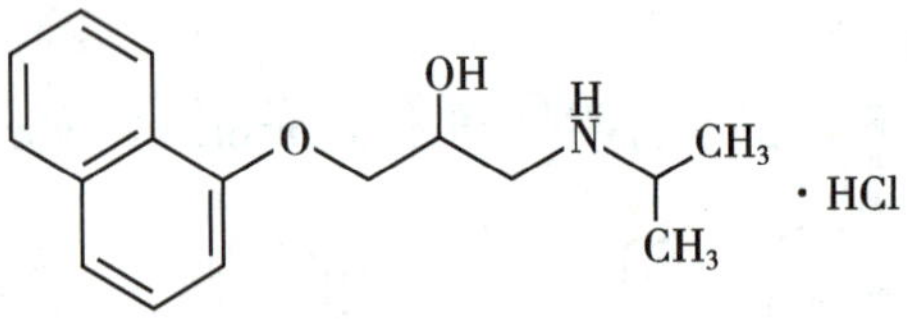

化学名为1-异丙氨基-3-(1-萘氧基)-2-丙醇盐酸盐，又名心得安。

【性状】 本品为白色结晶性粉末；无臭，味微甜后苦。溶于水，微溶于三氯甲烷。熔点为162～165℃。分子侧链中有一个手性碳原子，S构型左旋体活性强，目前药品为外消旋体。

【化学性质】 本品在稀酸中易分解，碱性时较稳定，遇光易变质。

本品水溶液与硅钨酸试液作用生成淡红色沉淀。

本品水溶液显氯化物的特殊鉴别反应。

【作用用途】 本品为非选择性β受体拮抗药，阻断心肌的β受体，减慢心率，抑制心脏收缩力与传导，循环血量减少，心肌耗氧量降低。临床主要用于治疗多种原因所致的心律失常，也可用于心绞痛、高血压、嗜铬细胞瘤（手术前准备）等。

【不良反应】 有耳鸣、倦怠、食欲缺乏等。

【用药注意事项】 支气管哮喘患者禁用；房室传导阻滞，低血压，心、肝功能不全者慎用。

【贮存】 避光，通风干燥处，密封保存。

 **点滴积累**

1. 盐酸哌唑嗪首次服用有首剂现象。
2. β受体拮抗剂能缓解心绞痛，还具有抗心律失常和抗高血压作用。

 **目标检测**

**一、选择题**

**（一）A型题（单项选择题）**

1. 异丙肾上腺素易被氧化变色，化学结构中不稳定的部分为（ ）
   A. 侧链上的羟基　　　　　　B. 侧链上的氨基　　　　　C. 烃氨基侧链
   D. 儿茶酚胺结构　　　　　　E. 苯乙胺结构

2. 去甲肾上腺素遇光和空气易变质，是因为发生了以下哪种反应（ ）
   A. 水解反应　　　　　　　　B. 还原反应　　　　　　　C. 氧化反应
   D. 开环反应　　　　　　　　E. 消旋化反应

3. 下列拟肾上腺素药物中具有儿茶酚胺结构的是（ ）
   A. 伪麻黄碱　　　　　　　　B. 间羟胺　　　　　　　　C. 多巴胺
   D. 沙丁胺醇　　　　　　　　E. 麻黄碱

4. 下列与盐酸普萘洛尔的叙述不相符的是（ ）
   A. 结构中含有儿茶酚胺结构　　　　B. 属于β受体拮抗剂
   C. 结构中含有异丙氨基丙醇　　　　D. 结构中含有萘环
   E. 药用其外消旋体

5. 下列哪个药物是β受体拮抗剂（ ）
   A. 肾上腺素　　　　　　　　B. 盐酸麻黄碱　　　　　　C. 盐酸哌唑嗪
   D. 盐酸普萘洛尔　　　　　　E. 多巴胺

6. 含有喹唑啉结构的药物是（ ）
   A. 盐酸异丙肾上腺素　　　　B. 盐酸麻黄碱　　　　　　C. 盐酸普萘洛尔
   D. 盐酸哌唑嗪　　　　　　　E. 硫酸沙丁胺醇

7. 含有儿茶酚胺结构的药物是（ ）
   A. 沙丁胺醇　　　　　　　　B. 盐酸普萘洛尔　　　　　C. 盐酸麻黄碱
   D. 间羟胺　　　　　　　　　E. 肾上腺素

8. 含有萘环结构的药物是（ ）
   A. 去甲肾上腺素　　　　　　B. 阿替洛尔　　　　　　　C. 盐酸普萘洛尔
   D. 美托洛尔　　　　　　　　E. 硫酸沙丁胺醇

9. 去甲肾上腺素水溶液室温放置或加热时，效价降低，是因为发生了以下哪种反应（ ）

A. 水解反应　　　　　B. 还原反应　　　　　C. 氧化反应

D. 开环反应　　　　　E. 消旋化反应

**（二）X型题（多项选择题）**

10. 具有儿茶酚胺结构，需要避光保存的药物有（　　）

    A. 重酒石酸去甲肾上腺素　　　　　　　　　　B. 盐酸多巴胺

    C. 重酒石酸间羟胺　　　　　　　　　　　　　D. 盐酸麻黄碱

    E. 盐酸异丙肾上腺素

11. 具有一个手性中心的拟肾上腺素药物有（　　）

    A. 盐酸麻黄碱　　　　　B. 沙丁胺醇　　　　　C. 盐酸去甲肾上腺素

    D. 多巴胺　　　　　　　E. 盐酸异丙肾上腺素

12. 下列药物中哪些属于 $\beta$ 受体拮抗剂（　　）

    A. 盐酸哌唑嗪　　　　　B. 盐酸普萘洛尔　　　　C. 阿替洛尔

    D. 盐酸特拉唑嗪　　　　E. 酒石酸美托洛尔

## 二、填空题

1. 肾上腺素含有_____结构，具有较强的_____，遇_____显翠绿色，加_____，即变紫色，最后变为紫红色。

2. 麻黄碱分子中有_____手性碳原子，故有_____个光学异构体，其中_____的活性最强。

3. 盐酸哌唑嗪首次服用有_____现象，宜就寝前服用。

## 三、名词解释

1. 肾上腺素受体激动剂

2. 肾上腺素受体拮抗剂

## 四、简答题

1. 制备盐酸肾上腺素注射液时应采取哪些措施增加稳定性？

2. 如何用化学方法区分肾上腺素与重酒石酸去甲肾上腺素？

（林爱群）

# 第九章 心血管系统药物

 **学习目标**

1. 掌握心血管系统药物按治疗用途的分类；掌握硝酸甘油、硝苯地平、利血平、卡托普利的化学结构、理化性质、作用用途、不良反应及用药注意事项；
2. 熟悉硝酸异山梨酯、氯沙坦、盐酸普鲁卡因胺、洛伐他汀、氯贝丁酯的化学结构、理化性质、作用用途、不良反应及用药注意事项；熟悉抗心绞痛药、抗高血压药的分类；
3. 了解调血脂药、抗心律失常药、强心药的分类；
4. 学会应用本类药物的理化性质解决药物的调剂、贮存保管及临床应用等实际问题。

 **导学情景**

**情景描述：**

老王患有高血压5年，一直服用硝苯地平控制血压，所以他通常到药店一次多买几盒硝苯地平放在家里保存。一天老王打开一盒放置时间较长的硝苯地平时发现药片与以前服用的不大一样，原来是黄色片剂，没什么气味，现在成了褐色还有异味。老王到药店咨询药师。药师看包装盒上的生产日期，发现药品已过了保质期，解释说硝苯地平对光不稳定，容易变质，变质后的药片不能再服用，对人体有毒害。

**学前导语：**

药师要能利用所学的药物知识为患者提供用药服务，必须掌握常用药物的基本知识，包括理化性质、药理作用、用药注意事项等。本章将带领大家学习心血管系统药物的药物化学基本知识和药理学相关知识。

心血管系统疾病是临床常见病，发病率较高，是导致人类死亡的四大病因之一。心血管系统药物主要作用于心脏或血管系统，通过不同的作用机制来调节心脏血液的总输出量，或改变循环系统各部分的血液分配，从而改善和恢复心脏和血管的功能。根据药物的临床用途，分为抗心绞痛药、抗高血压药、抗心律失常药、强心药和调血脂药等五大类。

## 第一节　抗心绞痛药

心绞痛是冠心病的典型症状之一，是由于冠状动脉供血不足引起的心肌急剧的、暂时性缺血和缺氧。治疗心绞痛的合理途径是扩张冠状动脉,增加心肌供氧量;减轻心脏工作量,降低耗氧量。

抗心绞痛药根据作用机制可分为:NO 供体药物、钙拮抗剂、β 受体拮抗剂和其他类。本节主要介绍前三类。

## 一、NO 供体药物

NO 供体药物能够在体内释放出 NO 而具有生理活性,是临床上治疗心绞痛的重要药物。NO 又称内皮舒张因子,是一种气体小分子,可以有效地扩张血管,降低血压。

临床常用的 NO 供体药物主要有硝酸酯及亚硝酸酯类,此外还有吗多明和硝普钠,后两个药物既有抗心绞痛作用又有降压作用。

硝酸酯及亚硝酸酯类药物是临床最早使用的抗心绞痛药物,迄今已有 150 多年的历史。目前临床上使用的主要有硝酸甘油、丁四硝酯、戊四硝酯和硝酸异山梨酯等。

 知识链接

### 血管内皮舒张因子 NO

NO 又称血管内皮舒张因子,是一种气体小分子,可以有效地扩张血管,降低血压。20 世纪 80 年代中期发现其具有信使作用,1998 年美国药理学家 R.F. Furchgott, L.J. Ignarro 和 F. Murad 因发现 NO 在心血管系统中的重要作用而获得诺贝尔生理学或医学奖。

在血管内皮细胞中存在 NO 合成酶(NOS),体内能自行合成 NO,当内源性 NO 供应不足时,可以通过外源性 NO 来补充。NO 供体药物首先和细胞中的巯基形成不稳定的 S- 亚硝基硫化物,然后分解释放具有脂溶性的 NO 分子。

### 硝酸甘油 Nitroglycerin

$$O_2NO-\underset{ONO_2}{CH_2-CH-CH_2}-ONO_2$$

化学名为 1,2,3- 丙三醇三硝酸酯。

【性状】 本品为淡黄色的油状液体;无臭,带甜味。在乙醇中溶解,可以与丙酮、乙醚、冰醋酸、乙酸乙酯混溶,在水中略溶。具有挥发性并易吸潮,沸点 145℃。

【化学性质】 本品在中性和弱酸性条件下相对稳定,在碱性条件下迅速水解。

本品在遇热或猛烈撞击下易发生爆炸,故药用为其 10% 的无水乙醇溶液,以便运输或贮存。

本品与氢氧化钠混合置水浴上加热,再加硫酸氢钾,即可产生丙烯醛的刺激性臭气。

取上述水浴上加热后的溶液,加硫酸 1~2 滴,摇匀后再加二苯胺试液 1 滴,可生成蓝色醌型化合物。

【作用用途】 本品具有松弛平滑肌作用,对血管平滑肌的松弛作用最为明显,降低心肌耗氧量,增加心肌供血。吸收快,起效快,是临床上预防和治疗心绞痛急性发作的首选药。

【不良反应】 常见的不良反应为头痛、头晕,也可出现直立性低血压;长期连续服用,有耐受性。

【用药注意事项】 颅内高压或颅脑外伤、青光眼患者禁用。本品首过效应强，采用舌下含服给药。长期用药停药时要逐渐减量，以防止产生严重心肌缺血。

【贮存】 避光，密封，阴凉处保存。

## 硝酸异山梨酯 Isosorbide Dinitrate

化学名为 1,4:3,6- 二脱水 -D- 山梨醇二硝酸酯，又名消心痛。

【性状】 本品为白色结晶性粉末；无臭。在丙酮或三氯甲烷中易溶，在乙醇中略溶，在水中微溶。熔点为 68～72℃。比旋度为 +135°～+140°（1% 无水乙醇溶液）。

【化学性质】 本品在室温和干燥状态下较稳定，但在强热或猛烈撞击下也会发生爆炸。本品在酸、碱性溶液中易水解。

本品加新制 10% 儿茶酚溶液，摇匀，再加硫酸，溶液显暗绿色。

本品显硝酸盐的鉴别反应：加少许水和硫酸混合后可水解生成硝酸，沿管壁缓缓加入硫酸亚铁，二液层接界面呈棕色环。

【作用用途】 本品具有扩张冠状动脉作用，是长效抗心绞痛药。临床用于预防和治疗各种类型冠心病心绞痛和预防发作。静脉滴注可用于治疗充血性心衰、各种类型的高血压急症和手术前高血压的控制。

【不良反应】 用药初期可能出现血管扩张性头痛，还可能出现面部潮红、眩晕、直立性低血压和反射性心动过速等反应。

【用药注意事项】 低充盈压的急性心肌梗死、主动脉或二尖瓣狭窄、直立性低血压、颅内压增高者慎用。长期用药应逐渐停药，以避免反跳现象。

【贮存】 密封保存。

## 二、钙拮抗剂

**知识链接**

### 钙拮抗剂类药物的作用机制

钙离子对引起细胞的许多生理过程有重要作用，如心肌收缩，血管平滑肌的兴奋、收缩和腺体的分泌等。心肌收缩过程中需要钙离子的参加，而钙拮抗剂具有抑制细胞外钙离子向细胞内流的作用，减弱心肌的收缩力、扩张血管、减少心肌的耗氧量，并能增加心肌供氧，因此可用于治疗心绞痛。另外，还可以用于抗心律失常、各种心肌梗死和抗高血压，是治疗心血管系统疾病的重要药物。

钙拮抗剂药物按化学结构可分为二氢吡啶类、芳烷基胺类、苯并硫氮杂䓬类和二苯哌嗪类（表 9-1）。

表9-1 临床常用钙拮抗剂药物

| 结构类型 | 药物名称 | 药物结构 | 作用 |
|---|---|---|---|
| 二氢吡啶类 | 硝苯地平<br>nifedipine | | 具有强烈的血管扩张作用,适用于预防和治疗心绞痛,也适用于治疗高血压 |
| | 尼莫地平<br>nimodipine | | 用于预防和治疗蛛网膜下腔出血后脑血管痉挛所致的缺血性神经障碍高血压,偏头痛 |
| 芳烷基胺类 | 维拉帕米<br>verapamil | | 具有明显的立体选择性,其左旋体是室上性心动过速的首选药物,右旋体用于治疗心绞痛 |
| 苯并硫氮杂䓬类 | 地尔硫䓬<br>diltiazem | | 具有高选择性钙拮抗剂,用于心绞痛的预防和治疗,尤其是变异型心绞痛 |
| 二苯哌嗪类 | 氟桂利嗪<br>flunarizine | | 具有强烈的血管扩张作用,对缺血性脑缺氧引起的脑损伤和代谢异常能显著改善脑循环和冠状循环,减轻脑水肿 |

## 硝苯地平 Nifedipine

化学名为 2, 6- 二甲基 -4-(2- 硝基苯基)-1, 4- 二氢 -3, 5- 吡啶二甲酸二甲酯。又名硝苯吡啶，心痛定。

【性状】 本品为黄色结晶性粉末；无臭，无味。在丙酮或三氯甲烷中易溶，在乙醇中略溶，在水中几乎不溶。熔点为 171～175 ℃。

【化学性质】 本品遇光极不稳定，分子内部发生光催化的歧化反应，降解产生硝基苯吡啶衍生物和亚硝基苯吡啶衍生物。后者对人体极为有害，故在生产、使用、贮存过程均应注意遮光。

本品的丙酮溶液，加 2% 氢氧化钠溶液振摇后，溶液显橙红色。

【作用用途】 本品能使心肌收缩力减弱，降低心肌耗氧量，增加冠脉血流量，还可通过扩张周边血管，降低血压，改善脑循环。用于治疗冠心病，缓解心绞痛。还适用于各种类型的高血压，对顽固性、重度高血压和伴有心力衰竭的高血压患者也有较好疗效。

【不良反应】 常见的不良反应为头晕及头痛，其次有发热感、面部潮红、足部水肿等，停药后可自行消失。剂量过大可引起心动过缓和低血压。

【用药注意事项】 低血压患者慎用；妊娠及哺乳期妇女禁用。

【贮存】 遮光，密封贮存。

### 三、β 受体拮抗剂

β 受体拮抗剂是一类重要的心血管药物，迄今已有 30 多个品种上市。β 受体拮抗剂的发现与应用是 20 世纪药学进展的里程碑之一，其在临床上广泛用于心绞痛、心律失常、心肌梗死、高血压等疾病的治疗，也用于治疗甲状腺功能亢进、肥厚型心肌病、嗜铬细胞瘤、偏头痛、青光眼。常用药物有盐酸普萘洛尔、阿替洛尔、美托洛尔等（详见第八章）。

> **点滴积累**
>
> 1. 硝酸甘油、硝酸异山梨酯在遇热或猛烈撞击下易发生爆炸，故药用其 10% 的无水乙醇溶液，以便运输或贮存。
> 2. 硝苯地平遇光极不稳定，分子内部发生光催化的歧化反应。

# 第二节 抗高血压药

高血压是最常见的心血管系统疾病，高血压患者由于动脉血压长期高于正常血压，最终可引起冠状动脉粥样硬化和脑血管硬化而危及生命。用药物降低过高的血压，使之维持在正常的水平,是减少心、脑、肾等器官的并发症,降低死亡率的重要医疗措施。

血压的高低主要决定于心输出量和全身血管阻力两个因素。抗高血压药根据其作用机制可分为作用于自主神经系统的药物、影响肾素-血管紧张素-醛固酮系统的药物、作用于离子通道的药物等。

**知识链接**

### 高血压的诊断标准

世界卫生组织建议使用的高血压诊断标准是成人收缩压大于 18.7 千帕(140mmHg)、舒张压大于 12 千帕(90mmHg)。高血压可分为原发性高血压和继发性高血压两种,前者约占 90%,后者约占 10%。原发性高血压是在各种因素影响下血压调节功能失调所致;继发性高血压是某些疾病的一种表现。

## 一、作用于自主神经系统的药物

作用于自主神经系统的药物主要包括作用于中枢交感神经系统和外周交感及副交感神经系统的降压药物。按照作用部位和机制不同,包括:①中枢性降压药物,是中枢 $\alpha_2$ 肾上腺素受体和咪唑啉受体的激动剂,通过抑制交感神经冲动的传出,导致血压下降。常用药物有盐酸可乐定、甲基多巴、盐酸莫索尼定等;②作用于交感神经末梢的药物,既能使交感神经末梢囊泡的交感神经递质释放增加,又可以阻止交感神经递质进入囊泡,导致神经末梢递质耗竭而温和持久降压,如利血平(利舍平)、胍乙啶;③肾上腺素受体拮抗剂,包括 $\alpha_1$ 受体拮抗剂,如盐酸哌唑嗪;β 受体拮抗剂,如普萘洛尔、美托洛尔;α 和 β 受体拮抗剂,如拉贝洛尔(详见第八章);④直接扩张血管药,能直接作用于外周小动脉平滑肌,扩张血管,降低外周阻力,使血压下降,如肼屈嗪。

盐酸可乐定

甲基多巴

### 利血平 Reserpine

化学名为 11,17α-二甲氧基-18β-[(3,4,5-三甲氧基苯甲酰)氧]-3β,20α-育亨烷-16β-甲酸甲酯,又名蛇根碱、血平安、利舍平。

【性状】 本品为白色至淡黄褐色的结晶或结晶性粉末;无臭,几乎无味。在三氯甲烷中易溶，在丙酮或苯中微溶，在水、甲醇、乙醇或乙醚中几乎不溶。熔点为 264～265℃。比旋度为 −115°～−131°（1% 的三氯甲烷溶液）。

【化学性质】 本品在光照和氧的影响下，3βH 能发生差向异构化，生成无效的 3- 异利血平。

本品及其水溶液都比较稳定，最稳定的 pH 为 3.0。但在酸性或碱性条件下，分子中两个酯基水解，生成利血平酸。

本品在光和氧的作用下发生氧化，生成具有黄绿色荧光的 3，4- 二去氢利血平，进一步氧化生成具有蓝色荧光的 3，4，5，6- 四去氢利血平，再进一步氧化生成无荧光的褐色和黄色聚合物。所以本品应避光、密闭保存。

【作用用途】 本品是神经介质耗竭类药物，具有温和持久的降压和安定作用。常与其他药物组成复方制剂（如复方降压片），治疗早期轻、中度高血压，尤为适用于伴精神紧张的高血压患者。

> **课堂互动**
>
> 利血平配制注射液时，应该采取哪些措施防止其自动氧化？

【不良反应】 主要表现为副交感亢进及中枢抑制症状，如鼻塞、胃酸分泌过多、心率减慢和嗜睡、乏力等，久用可引起精神抑郁。

【用药注意事项】 高空作业和驾驶员慎用；帕金森病、溃疡病及精神抑郁患者禁用。

【贮存】 避光，密闭保存。

## 二、影响肾素 - 血管紧张素 - 醛固酮系统的药物

肾素 - 血管紧张素 - 醛固酮系统（RAAS）在调节体内血压和体液平衡方面发挥着关键性作用，在众多的降压药物中，RAAS 抑制剂正日益受到重视。血管紧张素Ⅱ作用于血管紧张素Ⅱ受体，产生很强的血管收缩作用，使血压上升，并刺激肾上腺皮质中醛固酮的合成。血管紧张素转化酶是血管紧张素Ⅱ体内合成的限速酶，故血管紧张素Ⅱ受体与血管紧张素转化酶是该类药物降压作用的靶点。

按照作用的机制不同可分为：①血管紧张素转化酶抑制剂（ACEI），如卡托普利、依那普利和赖诺普利等；②血管紧张素Ⅱ受体（AngⅡ）拮抗剂，如氯沙坦。

### 卡托普利 Captopril

化学名为 1-[（2S）-2-甲基-3-巯基-1-氧代丙基]-L-脯氨酸，又名开博通，巯甲丙脯酸。

【性状】 本品为白色或类白色结晶性粉末；有类似蒜的特臭，味咸。在甲醇、乙醇或三氯甲烷中易溶，在水中溶解。比旋度为 $-126°\sim-132°$（2% 的乙醇溶液）。

【化学性质】 本品分子中含有—SH，具有还原性，其水溶液或见光，能发生自动氧化生成二硫化合物。加入抗氧剂或螯合剂可延缓氧化速度。

本品的乙醇溶液，加亚硝酸钠结晶和稀硫酸，振摇后，溶液显红色。

【作用用途】 本品具有舒张外周血管、降低醛固酮分泌、影响钠离子的重吸收、降低血容量的作用。适用于治疗各型高血压，对原发性及肾性高血压均有良效，尤其适用于合并糖尿病、左心室肥厚、心力衰竭、急性心肌梗死的高血压患者。

【不良反应】 发生率较低，可见干咳，停药可自行消失；久用可致血锌降低而引起皮疹和味觉障碍。

【用药注意事项】 肾衰竭、高血钾、妊娠及哺乳期妇女慎用。食物可减少吸收，宜在餐前 1 小时给药。

【贮存】 遮光，密封保存。

### 氯沙坦 Losartan

化学名为 2-丁基-4-氯-5-（羟甲基）-1-[[2′-（1H-四氮唑-5-）联苯基-4-]甲基]咪唑。

【性状】 本品为淡黄色结晶，熔点为 $183.5\sim184.5℃$，$pK_a5\sim6$。

【化学性质】 本品结构由三部分构成：四氮唑环、联苯及咪唑环。四氮唑环上 1 位 N 原子有一定酸性，可与碱成盐，药用其钾盐。

【作用用途】 氯沙坦为第一个上市的血管紧张素 Ⅱ 受体拮抗剂，主要用于治疗不能耐受 ACEI 所致干咳的高血压患者。

【不良反应】 少数患者可出现眩晕、心动过速、低血压和高血钾等。

【用药注意事项】 妊娠及哺乳期妇女禁用。不宜与保钾利尿药合用。

【贮存】 阴凉，干燥，密封贮存。

点滴积累

1. 抗高血压药根据其作用机制可分为作用于自主神经系统的药物、影响肾素 - 血管紧张素 - 醛固酮系统的药物、作用于离子通道的药物等。
2. 利血平在光照和氧的作用下，发生逐步氧化而失效。
3. 卡托普利分子中含巯基，有还原性。有干咳的不良反应。

# 第三节　抗心律失常药

心律失常是心动节律和频率异常，分为心动过缓型、心动过速型和传导阻滞型。抗心律失常药特指用于治疗心动过速型心律失常的药物。

抗心律失常药物分类，采用与心脏的电生理规律和药物的作用机制有关的分类方法分为四类：

Ⅰ类：钠通道阻滞剂。

Ⅱ类：β肾上腺素受体拮抗剂（简称β受体拮抗剂），通过竞争性地与肾上腺素受体结合，拮抗肾上腺素或β受体激动剂的效应。

Ⅲ类：选择性延长动作电位时程的药物（钾通道阻滞剂），抑制钾离子外流，延长动作电位时程。

Ⅳ类：钙通道阻滞剂（钙拮抗剂），通过抑制钙离子内流、降低心脏舒张期自动去极化速率，使窦房结冲动减慢。

有时又将Ⅰ类、Ⅲ类和Ⅳ类统称为离子通道阻滞剂。

## 一、钠通道阻滞剂

钠通道阻滞剂常用药物有硫酸奎尼丁、盐酸普鲁卡因胺、盐酸美西律等。

### 硫酸奎尼丁　Quinidine Sulfate

$$[\text{结构式}] \cdot H_2SO_4 \cdot 2H_2O$$

化学名为（9S）-6'- 甲氧基 - 脱氧辛可宁 -9- 醇硫酸盐二水合物。

【性状】　本品为白色细针状结晶；无臭，味极苦。遇光渐变色。在沸水中易溶，在三氯甲烷或乙醇中溶解，在水中微溶，在乙醚中几乎不溶。比旋度为 +275°～+290°。

【化学性质】　本品水溶液，加稀硫酸使成酸性，即显蓝色荧光，加几滴盐酸，荧光即消失。

取上述水溶液 5ml，加溴试液 1～2 滴后，加氨试液 1ml，即显翠绿色，称为绿奎宁反应。

【作用用途】 本品为广谱抗心律失常药,适用于治疗房性早搏、心房颤动、心房扑动、室性早搏、阵发性室上性和室性心动过速,也用于预激综合征合并室上性心动过速者。

【不良反应】 可出现"金鸡纳反应",如恶心、呕吐、腹泻、耳鸣、头昏、视力模糊等。心脏毒性反应较为严重。常在其他药物无效时才选用。

【用药注意事项】 严重心肌损害、心力衰竭、完全性房室传导阻滞和特异质患者禁用。心力衰竭和低血压患者慎用。

【贮存】 避光保存。

### 盐酸普鲁卡因胺 Procainamide Hydrochloride

化学名为 4-氨基-N-[(2-二乙氨基)乙基]苯甲酰胺盐酸盐。

【性状】 本品为白色或淡黄色的结晶性粉末;无臭,有引湿性。在水中易溶,在乙醇中溶解,在三氯甲烷中微溶,在乙醚中极微溶。熔点为 165～169 ℃。

【化学性质】 本品结构中的酰胺键在强酸、强碱性下或长期放置后能发生水解,但比普鲁卡因稳定。

本品具有芳香第一胺基易被氧化变色,在配制注射剂时可加入亚硫酸氢钠作为抗氧剂。

本品结构中的芳香第一胺基可发生重氮化偶合反应。

**课堂活动**

盐酸普鲁卡因胺和盐酸普鲁卡因的稳定性哪一个更高,为什么?

【作用用途】 本品能延长心房的不应期,降低房室的传导性和心肌的自律性,对房性早搏、室性早搏,阵发性心动过速及心房颤动疗效较好,对快速型室性和房性心律失常也有疗效。

【不良反应】 口服常见胃肠道反应,静脉注射给药可导致低血压及室内传导阻滞等。

【用药注意事项】 肝肾功能不全及原有房室传导阻滞者慎用或禁用。

【贮存】 遮光,密封保存。

## 二、β受体拮抗剂

β受体拮抗剂通过阻断β受体产生拮抗内源性神经递质或β受体激动剂的效应,能减弱心肌收缩力,使心率减慢、心输出量减少、心肌耗氧量下降,同时延缓心房和房室结的传导。常用药物有盐酸普萘洛尔、阿替洛尔等。

## 三、钾通道阻滞剂

钾通道阻滞剂作用于心肌细胞的电压敏感性钾通道,使 $K^+$ 外流速率减慢,心律失常消失,恢复窦性心率。常用药物有胺碘酮、多非利特等。

**盐酸胺碘酮　Amiodarone Hydrochloride**

化学名为(2-丁基-3-苯并呋喃基)[4-[2-(二乙氨基)乙氧基]-3,5-二碘苯基]甲酮盐酸盐,又名乙胺碘肤酮、胺碘达隆。

【性状】 本品为白色至微黄色结晶性粉末;无臭,无味。在三氯甲烷中易溶,在乙醇中溶解,在丙酮中微溶,在水中几乎不溶。熔点为158～162℃,熔融时同时分解。

【化学性质】 本品结构中具有羰基,加乙醇溶解后可与2,4-二硝基苯肼的高氯酸溶液反应,生成黄色的苯腙衍生物沉淀。

取本品适量加硫酸,微热,即产生碘的紫色蒸气。

【作用用途】 本品能选择性地扩张冠状血管,增加冠脉血流量,减少心肌耗氧量,减慢心率,用于阵发性心房扑动或心房颤动、室上性心动过速及室性心律失常,长期口服能防止室性心动过速和心室颤动的复发,疗效持久。

【不良反应】 可见窦性心动过缓、窦性停搏或窦房阻滞、房室传导阻滞等心血管系统反应,还可引起胃肠道反应、光敏反应等。

【用药注意事项】 严重窦房结功能异常者、II 或 III 度房室传导阻滞者、心动过缓引起晕厥者、对本品过敏者禁用。

【贮存】 避光,密封保存。

### 四、钙通道阻滞剂

钙通道阻滞剂在抗心律失常、抗高血压、抗心绞痛等方面都有广泛的应用,目前许多钙通道阻滞剂都是抗心律失常的良药,常用药物如维拉帕米、地尔硫䓬等。维拉帕米是治疗阵发性室上性心动过速的首选药物,地尔硫䓬可用于阵发性室上性心动过速和心房颤动的治疗。

**点滴积累**

1. 硫酸奎尼丁能发生绿奎宁反应。
2. 盐酸普鲁卡因胺分子中有芳香第一胺,可发生重氮化偶合反应。

## 第四节　强　心　药

充血性心力衰竭(CHF)是心肌收缩力严重损害引起的疾病,症状是心输出量明显不足,而心脏血容量有所增加,其结果导致血压和肾血流降低,严重时发展成下肢水肿、肺水肿以及肾衰竭。

强心药是一类加强心肌收缩力的药物，又称正性肌力药，可用作对症治疗，临床上用于治疗心肌收缩力严重损害时引起的充血性心力衰竭。强心药主要有强心苷类和非强心苷类（包括磷酸二酯酶抑制剂、钙敏化剂、β受体激动剂等）。本节主要介绍强心苷类和磷酸二酯酶抑制剂。

## 一、强心苷类

强心苷是一些植物中提取的含甾体苷元的苷类药物，它们通过抑制膜结合的 $Na^+,K^+$-ATP 酶的活性而发挥作用。此类药物小剂量使用时有强心作用，能使心肌收缩力加强，但是大剂量时能使心脏中毒而停止跳动，必须在住院监测下使用。这类药物已使用了数百年，现仍未能被新型药物代替。

### 地高辛 Digoxin

化学名为 3β-[[O-2,6-二脱氧-β-D-核-己吡喃糖基-(1→4)O-2,6-二脱氧-β-D-核-己吡喃糖基-(1→4)-2,6-二脱氧-β-D-核-己吡喃糖基]氧代]-12β,14β-二羟基-5β-心甾-20(22)烯内酯，又名狄戈辛。

【性状】 本品为白色结晶或结晶性粉末；无臭，味苦。在吡啶中易溶，在稀醇中微溶，在三氯甲烷中极微溶解，在水或乙醚中不溶。熔点为 235～245℃，熔融时同时分解。比旋度为 +9.5°～+12.0°（2% 吡啶溶液）。

【化学性质】 本品 1ml 置小试管中，加入含三氯化铁的冰醋酸 1ml 溶解后，沿管壁缓缓加入硫酸 1ml，使成两液层，接界处显棕色，放置后，上层显靛蓝色。

本品属强心甾烯类，由苷元和糖苷基两部分组成，其药理活性主要由苷元部分决定，糖苷基增强对心肌的亲和力。

【作用用途】 本品为中效强心苷，能有效地加强心肌收缩力，减慢心率，抑制心脏传导。排泄快，蓄积性较小。用于充血性心力衰竭，室上性心动过速，心房颤动和扑动。

【不良反应】 主要不良反应有胃肠道反应，神经系统反应及视觉异常和心脏毒性。

【用药注意事项】

1. 低钾血症、不完全性房室传导阻滞、高血压、甲低、缺血性心肌病、心梗、心肌炎、肾功能不全、近期使用过其他洋地黄类药物者慎用；

2. 禁与钙注射剂合用；禁与酸碱药物配伍。

【贮存】 密闭保存。

## 二、磷酸二酯酶抑制剂

磷酸二酯酶（phosphodiesterases，PDEs）抑制剂通过抑制使 cAMP 裂解的磷酸二酯酶 F-Ⅲ，抑制 cAMP 的裂解，而增高细胞内 cAMP 浓度，增加 $Ca^{2+}$ 内流，产生正性肌力作用。除正性肌力作用外，磷酸二酯酶抑制剂还通过增高血管平滑肌细胞内 cAMP 含量而具有扩血管作用。本类药物曾被希望能够替代强心苷类药物，但在临床应用中出现了肝酶异常、血小板下降、心律失常及低血压等副作用，因此临床应用受到限制。

双吡啶类衍生物氨力农是第一个用于临床的磷酸二酯酶抑制剂，具有正性肌力作用和扩张周围血管的作用，因其副作用较多，现已少用。米力农是氨力农的结构类似物，药理作用较氨力农强 10～20 倍，口服有效，副作用较小，为氨力农的替代品。

米力农　　　　　　　　　　　　氨力农

**点滴积累**

强心苷类经典药物地高辛禁与钙注射剂、酸碱性药物合用。

# 第五节　调 血 脂 药

调血脂药又称抗动脉粥样硬化药，是指能调节血脂的含量，防治动脉粥样硬化和冠心病等疾病的药物。

调血脂药物主要是影响血浆中胆固醇和甘油三酯的合成和分解代谢而发挥作用，调血脂药据此可分为四类：苯氧乙酸类、烟酸及其衍生物类、羟甲基戊二酰辅酶 A 还原酶抑制剂（他汀类）及其他类，本节主要介绍前三类。

## 一、苯氧乙酸类药物

胆固醇在体内的生物合成是以乙酸为起始原料，所以利用乙酸衍生物，可以干扰胆固醇的生物合成以达到降低胆固醇的目的。在 20 世纪 60 年代通过大量筛选乙酸衍生物，发现了苯氧乙酸类血脂调节药，其中氯贝丁酯是第一个问世的药物，目前有 30 多种此类药物应用于临床，其中为减少氯贝丁酯的不良味觉和对胃刺激的副作用，开发出一些氯贝丁酯的前药如氯贝酸铝（降脂铝），双贝特，在作用强度和持续时间都略优于氯贝丁酯。

氯贝丁酯　　　　　　　　　　　　氯贝酸铝

双贝特

### 氯贝丁酯 Clofibrate

化学名为 2-（4- 氯苯氧基）2- 甲基丙酸乙酯，又名安妥明。

【性状】 本品为无色或黄色的澄清油状液体；有特臭，味初辛辣后变甜。遇光色渐变深。在乙醇、丙酮、三氯甲烷、乙醚或石油醚中易溶，在水中几乎不溶。熔点为 148～150℃。

【化学性质】 本品具有酯的性质，在碱性条件下与盐酸羟胺反应生成异羟肟酸钾，再经酸化后，加 1% 三氯化铁水溶液生成异羟肟酸铁，显紫色。

【作用用途】 本品能激活脂蛋白脂肪酶，促进血液中极低密度脂蛋白（VLDL）和三酰甘油的分解。用于三酰甘油及 VLDL 升高的高脂血症的治疗。

【不良反应】 少数患者有胃肠道反应、头痛、脱发、皮肤过敏和肌炎综合征。

【用药注意事项】 妊娠及哺乳期妇女及肝、肾功能不全者禁用。

【贮存】 遮光，密封保存。

### 非诺贝特 Fenofibrate

化学名为 2-[4-（4- 氯苯甲酰基）苯氧基]2- 甲基丙酸异丙酯，又名普鲁脂芬。

【性状】 本品为白色或类白色结晶性粉末；无臭，无味。在三氯甲烷中极易溶解，在丙酮中易溶，在乙醇中略溶，在水中几乎不溶。熔点为 78～82℃。

【化学性质】 本品结构中含有有机氯原子，用氧瓶燃烧法进行有机破坏后，以 4% 的氢氧化钠溶液吸收，再加稀硫酸酸化，放冷，溶液显氯化物性质的反应。

本品分子结构中虽含有酯键，但因空间位阻较大，酯键相对稳定。若与醇制氢氧化钾共热也可使其水解。

【作用用途】 本品通常口服给药，在体内迅速代谢成非诺贝特酸而产生降脂作用，具有明显降低胆固醇、甘油三酯和升高 HDL 的作用。临床主要用于高胆固醇，高甘油三酯血症。

【不良反应】 发生率低，主要有胃肠道反应，腹部不适、腹泻、便秘最为常见；神经系统不良反应包括乏力、头痛、性欲丧失、阳痿、眩晕、失眠。

【用药注意事项】 孕妇、有胆囊疾病史、患胆石症的患者禁用，肝肾功能不全者慎用。

【贮存】 遮光，密封保存。

## 二、烟酸及其衍生物

烟酸（nicotinic acid）为 B 族维生素，可以降低血浆中的胆固醇和甘油三酯的浓度。烟酸类药物的作用机制一方面可能是抑制脂肪组织的脂解，使游离脂肪酸的来源减少，从而减少肝脏甘油三酯和 VLDL 的合成与释放；另一方面能直接抑制肝脏中 VLDL 和胆固醇的生物合成。

由于烟酸具有扩血管作用，常伴有潮红、皮肤瘙痒及胃肠道不适等副作用，为此合成了一系列烟酸的衍生物，如烟酸酯类的前药肌醇烟酸酯，烟酸的类似物阿昔莫司。

| 烟酸 | 肌醇烟酸酯 | | 阿昔莫司 |

## 三、羟甲戊二酰辅酶 A 还原酶抑制剂

羟甲戊二酰辅酶 A（HMG-CoA）还原酶是胆固醇合成全过程的限速酶，能催化 HMG-CoA 还原为羟甲戊酸，为体内合成胆固醇的关键一步。羟甲戊二酰辅酶 A 还原酶抑制剂通过竞争性地抑制该酶的作用，抑制胆固醇的合成，并耗竭胆固醇的储存。

该类药物的选择性强，疗效确切，无严重不良反应，是目前治疗高胆固醇血症的良好药物，其中主要药物有洛伐他汀、辛伐他汀等。

### 洛伐他汀 Lovastatin

化学名为 (S)-2- 甲基丁酸 -(1S, 3S, 7S, 8S, 8aR)1, 2, 3, 7, 8, 8a- 六氢 -3, 7- 二甲基 -8-[2-[(2R, 4R)-4- 羟基 -6- 氧代 -2- 四氢吡喃基]- 乙基]-1- 酯。

【性状】 本品为白色结晶性粉末；无臭，无味，略有引湿性。在三氯甲烷中易溶，在丙酮中溶解，在乙腈、乙醇、乙酸乙酯中略溶，在水中不溶。熔点为 174.5℃。

【化学性质】 本品在水溶液中内酯环可被水解生成羟基酸衍生物。

本品在放置过程中，其六元内酯环上的羟基能发生氧化反应生成二酮吡喃衍生物。

本品为无活性的前药，进入体内后内酯环水解生成开链的 β- 羟基酸衍生物而发挥作用，可有效抑制 HMG-CoA 还原酶的活性。

【作用用途】 本品临床主要用于原发性高胆固醇血症和冠心病的治疗，也可用于预防冠状动脉粥样硬化。

【不良反应】 本品最常见的不良反应为胃肠道不适、腹泻、胀气,其他还有头痛、皮疹、头晕、视觉模糊和味觉障碍。

【用药注意事项】 对洛伐他汀过敏的患者、有活动性肝病或不明原因血氨基转移酶持续升高的患者禁用。对其他 HMG-CoA 还原酶抑制剂过敏者慎用。

【贮存】 遮光,密封保存。

**点滴积累**

非诺贝特、洛伐他汀为前药,在体内代谢为活性产物。

**目标检测**

**一、选择题**

**(一)A型题(单项选择题)**

1. 下列药物中受撞击或高热能发生爆炸的是( )
   A. 胺碘酮　　　　　　　B. 硝苯地平　　　　　　C. 硝酸甘油
   D. 普萘洛尔　　　　　　E. 地高辛

2. 不具有抗心绞痛作用的药物是( )
   A. 普萘洛尔　　　　　　B. 维拉帕米　　　　　　C. 硝酸甘油
   D. 氯贝丁酯　　　　　　E. 硝苯地平

3. 遇强碱水解,加入硫酸氢钾产生恶臭气体的药物是( )
   A. 维拉帕米　　　　　　B. 硝酸甘油　　　　　　C. 硝酸异山梨酯
   D. 双嘧达莫　　　　　　E. 普萘洛尔

4. 地高辛的临床用途为( )
   A. 抗心绞痛　　　　　　B. 抗高血压　　　　　　C. 调血脂
   D. 抗心律失常　　　　　E. 抗心力衰竭

5. 下列不属于抗心律失常药物类型的是( )
   A. 钾通道阻滞剂　　　　B. 钠通道阻滞剂　　　　C. $Na^+$-$Cl^-$ 转运抑制剂
   D. 钙通道阻滞剂　　　　E. β受体拮抗剂

6. 下列药物中,主要用于抗心律失常的药物是( )
   A. 胺碘酮　　　　　　　B. 麻黄碱　　　　　　　C. 硝酸甘油
   D. 洛伐他汀　　　　　　E. 地高辛

7. 下列哪个药物能发生重氮化偶合反应( )
   A. 普萘洛尔　　　　　　B. 维拉帕米　　　　　　C. 普鲁卡因胺
   D. 氯贝丁酯　　　　　　E. 硝苯地平

8. 下列能与2,4-二硝基苯肼反应生成腙的药物是( )
   A. 胺碘酮　　　　　　　B. 硝酸甘油　　　　　　C. 硝酸异山梨酯
   D. 硝苯地平　　　　　　E. 普萘洛尔

9. 利血平为( )
   A. 中枢降压药　　　　　　　　　　B. 血管紧张素转化酶抑制剂
   C. 作用于交感神经系统的降压药　　D. 血管紧张素Ⅱ受体拮抗剂
   E. 钙拮抗剂

10. 对光敏感，易发生光歧化反应的药物是（　　）
    A. 硝苯地平　　　　　　　B. 盐酸阿托品　　　　　　C. 肾上腺素
    D. 卡托普利　　　　　　　E. 利血平

11. 非诺贝特为（　　）
    A. 调血脂药　　　　　　　B. 抗心绞痛药　　　　　　C. 抗高血压药
    D. 抗心律失常药　　　　　E. 强心药

12. 遇光极不稳定，会发生歧化反应的药物是（　　）
    A. 卡托普利　　　　　　　B. 利血平　　　　　　　　C. 硝苯地平
    D. 硝酸甘油　　　　　　　E. 盐酸可乐定

13. 在光和热条件下，发生差向异构化的药物是（　　）
    A. 氯沙坦　　　　　　　　B. 利血平　　　　　　　　C. 硝酸甘油
    D. 胺碘酮　　　　　　　　E. 硝苯地平

14. 作用于中枢的抗高血压药物是（　　）
    A. 卡托普利　　　　　　　B. 普萘洛尔　　　　　　　C. 维拉帕米
    D. 哌唑嗪　　　　　　　　E. 盐酸可乐定

15. 属于血管紧张素转化酶抑制剂的药物是（　　）
    A. 卡托普利　　　　　　　B. 美托洛尔　　　　　　　C. 硝苯地平
    D. 硝酸甘油　　　　　　　E. 氯沙坦

**（二）X型题（多项选择题）**

16. 心血管系统药物根据药物用于治疗疾病的类型不同，可分为（　　）
    A. 抗高血压药　　　　　　B. 调血脂药　　　　　　　C. 强心药
    D. 抗心律失常药　　　　　E. 抗心绞痛药

17. 下列哪些药物可用于治疗心绞痛（　　）
    A. 硝酸甘油　　　　　　　B. 胺碘酮　　　　　　　　C. 氯贝丁酯
    D. 硝酸异山梨酯　　　　　E. 硝苯地平

18. 钙拮抗剂可用于（　　）
    A. 降低血压　　　　　　　B. 降低血脂　　　　　　　C. 抗心律失常
    D. 抗心绞痛　　　　　　　E. 抗过敏

## 二、填空题

1. 心血管系统药物根据药物用于治疗疾病的类型不同，可分为_____、_____、_____、_____、_____五类。

2. 硝酸甘油是_____类药物，在室温下比较稳定，但在_____和_____下会发生爆炸。

3. 硝苯地平遇_____不稳定，分子内部能发生光歧化反应，降解生成的_____衍生物对人体有害，故在生产、使用和贮存中要注意_____保存。

4. 卡托普利分子中含有_____基团，具有还原性，遇光或其水溶液易被氧化而生成_____。

5. 盐酸普鲁卡因胺分子中含_____基团，可发生重氮化偶合反应。

## 三、名词解释

NO 供体药物

**四、简答题**

1. 对硝酸甘油等硝酸酯类药物，在使用和贮存时应注意哪些问题，为什么？

2. 抗高血压药物按作用机制可分为哪几类？并列举出典型药物。

（林爱群）

# 第十章 降血糖药

 **学习目标**

1. 掌握胰岛素的分类及其代表药物,格列本脲、二甲双胍的结构特点、理化性质以及临床应用;
2. 熟悉胰岛素的理化性质;
3. 了解其他口服降血糖药物临床应用及不良反应;
4. 学会胰岛素的临床使用方法。

 **导学情景**

**情景描述:**

随着生活水平的不断提高,你家里人或者身边人有出现多饮、多食、多尿的现象吗?你作为一名药剂专业的学生,知道这些症状是什么疾病吗?使用何种药物治疗?如何使用药物呢?

**学前导语:**

本章带领大家学习有关降血糖药的药物化学的基本知识和药理学相关知识,掌握该类药基本使用技能。

糖尿病是由于不同病因引起胰岛素分泌不足或作用减低,导致碳水化合物、脂肪及蛋白质代谢异常,并伴有血脂、心血管、神经、皮肤及眼睛等多系统的慢性病变的一组综合征;是常见病和多发病,并发症较多,对人类的健康危害很大;主要分为原发性糖尿病即 1 型糖尿病(胰岛素依赖型糖尿病 IDDM)和 2 型糖尿病(非胰岛素依赖糖尿病 NIDDM)。

## 第一节 胰 岛 素

胰岛素是胰脏 β 细胞受内源或外源性物质如葡萄糖、乳糖、核糖、精氨酸和胰高血糖素等激动而分泌的一种蛋白激素,是治疗糖尿病的有效药物。

**知识链接**

### 糖尿病

　　糖尿病患者在用胰岛素治疗的时候,往往会发现早晨高血糖不易调整。早晨高血糖要引起重视,因为这提示两种可能:一种是"苏木杰现象",指午夜低血糖后出现早晨高血糖的现象,多见于 1 型糖尿病的患者,患者出现苏木杰反应大多由于胰岛素用量不当,或没按时加餐,或病情控制较好时体力活动增加。另一种是"黎明现象",即夜间血糖控制良好,也无低血糖发生,仅于黎明时出现一段短时间的高血糖现象。

## 一、分类

　　临床常用的胰岛素品种繁多,可按各种方法分类。

　　1. 根据胰岛素的来源不同分类　分为人胰岛素、牛胰岛素和猪胰岛素。

　　人胰岛素含有 16 种 51 个氨基酸,由 21 个氨基酸的 A 肽链与 30 个氨基酸的 B 肽链以 2 个二硫键联结而成。人胰岛素并非从人的胰腺提取而来,而是通过基因工程生产的,纯度更高,副作用更少,但价格较贵。

　　传统胰岛素是由猪胰脏、牛胰脏或猪牛胰脏混合物中提取的,只经过一步重结晶的纯化过程,但目前胰岛素的制备工艺有很大改进,随着单一组分猪胰岛素的出现,普通结晶的胰岛素已逐渐被淘汰。

　　牛胰岛素是自牛胰腺提取而来,分子结构有三个氨基酸与人胰岛素不同,疗效稍差,容易发生过敏或胰岛素抵抗。动物胰岛素唯一的优点就是价格便宜。患者可以轻松负担。

　　猪胰岛素是自猪胰腺提取而来,分子中仅有一个氨基酸与人胰岛素不同,因此疗效比牛胰岛素好,副作用也比牛胰岛素少。目前国产胰岛素多属猪胰岛素。

　　2. 根据胰岛素的作用时间长短不同分类

　　(1) 短效胰岛素:目前主要有动物来源和重组人胰岛素来源两种,是指将结晶型胰岛素制成酸性或中性 pH 的溶液,外观为无色透明溶液,未经添加剂处理或结构修饰,不能延长胰岛素的作用时间,又称可溶性胰岛素、正规胰岛素、中性胰岛素。最常用的一种普通胰岛素,皮下注射后的起效时间为 20～30 分钟,作用高峰为 2～4 小时,持续时间 5～8 小时。

　　(2) 中效胰岛素:乳白色浑浊液体,起效时间为 1.5～4 小时,作用高峰 6～10 小时,持续时间约 12～14 小时,最常见的有低精蛋白锌胰岛素。

　　(3) 长效胰岛素:乳白色浑浊液体,起效时间 3～4 小时,作用高峰 14～20 小时,持续时间约 24～36 小时,主要有精蛋白锌胰岛素。

## 二、胰岛素的性质及贮藏

　　本品为白色或类白色的结晶粉末,在水、乙醇中几乎不溶;酸碱两性,易溶于稀酸或稀碱溶液,在酸性 pH 2.5～3.5 中较稳定,在碱性溶液中易被破坏。等电点 pH 5.1～5.3,结晶随 pH 变化可得到不同晶型。

　　本品是蛋白质类药物,可被蛋白酶水解,因此易被消化液中的酶破坏,故口服无效,必须注射。

　　未开瓶使用的胰岛素应在 2～8℃条件下冷藏密闭避光保存。已开瓶使用的胰岛素注射液可在室温（最高 25℃）保存最长 4 周，使用中的胰岛素笔芯不要放进冰箱里，可与胰岛素笔一起使用或随身携带。在室温最长保存 4 周。冷冻后的胰岛素不可使用。

### 三、胰岛素降糖机制

（1）加速葡萄糖的利用　胰岛素能促进葡萄糖通过细胞膜而进行糖酵解，在氧供应充沛的条件下，再经三羧酸循环氧化为二氧化碳和水，释放能量。也可促进葡萄糖转变为糖原贮积于肌肉及肝脏，加速糖原的生成作用。

（2）抑制葡萄糖的合成　在肝脏中，磷酸化酶可受胰高血糖素、肾上腺素及受交感神经刺激腺苷环化酶催化三磷酸腺苷形成较多的环磷腺苷而激活，促进糖原分解为葡萄糖 -1- 磷酸。胰岛素能拮抗胰高血糖素及肾上腺素的作用，使三磷酸腺甙转化为环磷腺甙的作用减弱，从而抑制肝糖原分解。

**点滴积累**

1. 胰岛素品种繁多，其本质是蛋白质类物质。
2. 胰岛素需要特殊的存储。
3. 胰岛素作用机制主要有加速葡萄糖的利用和抑制葡萄糖的合成。

## 第二节　口服降血糖药

### 一、概述

约 90% 以上的糖尿病患者属非胰岛依赖型糖尿病，口服降血糖药是主要治疗手段。目前广泛应用的主要有两种结构类型药物，即磺酰脲类和双胍类。还有一些辅助类型药物如葡萄糖苷酶抑制剂、胰岛素增敏剂、非磺酰脲结构口服降糖药，以及改善糖尿病并发症的药物。

磺酰脲类药物能选择性作用于胰腺 β 细胞，促进胰岛素的分泌，这类药物仅适用于胰岛功能尚未完全丧失的患者。第二代降血糖药的活性较第一代大数十至数百倍，主要药物有格列本脲、格列齐特、格列吡嗪、格列喹酮和格列波脲等，其特点是吸收迅速，与血浆蛋白的结合率高、作用强、长效、毒性低。其中格列波脲和格列本脲的降血糖作用分别是甲苯磺丁脲的 40 倍和 100 倍。

双胍类药物不促进胰岛素分泌，其降血糖作用主要是促进脂肪组织摄取葡萄糖，使肌肉组织无氧酵解增加，增加葡萄糖的利用；拮抗胰岛素因子，减少葡萄糖经消化道吸收，使血糖下降。主要药物有二甲双胍。

**知识链接**

**葡萄糖苷酶抑制剂类药物**

主要有阿卡波糖（拜糖平、卡博平）、伏格列波糖（倍欣）等药物，可抑制小肠的 α- 糖苷酶，导致食物中碳水化合物不能在此段肠腔全部分解成单个葡萄糖，从而延缓葡萄糖的肠道吸收、降低餐后高血糖。本类药物应于吃第一口饭时服用。单独使用本类药物不会引起低血糖，但服药早期有些人可能会出现腹胀和轻度腹泻等反应。

## 二、典型药物

### 格列本脲　Glibenclamide

化学名为 N-[2-[4-[[[(环己氨基)羰基氨基]磺酰基]苯基]乙基]-2-甲氧基-5-氯苯甲酰胺，又名优降糖

【性状】　本品为白色结晶性粉末，几乎无臭，无味。微溶于甲醇或乙醇，不溶于水。熔点为 170～174℃，熔融时同时溶解。

【化学性质】　本品在室温条件下比较稳定，但对湿度比较敏感。其结构中脲部分不稳定，在酸性溶液中受热易水解，水解过程与其他磺酰脲类相似。

【作用用途】　本品为第二代磺酰脲类口服降糖药中的第一个代表药物，属于强效降糖药。用于治疗饮食不能控制的中、重度 2 型糖尿病患者，不适用于治疗老年患者，因为易引起低血糖。

【不良反应】　可出现上腹灼热感、食欲减退、恶心、呕吐、腹泻、口腔金属味的胃肠道的不良反应。

【用药注意事项】　本品应从小剂量开始应用，按需要逐渐增量。用药期间，应根据血糖及尿糖调整用药剂量。

【贮存】　密闭保存。

> **课堂互动**
>
> 格列本脲具有什么样的化学性质？为什么具有这样的性质？

### 盐酸二甲双胍　Metformin Hydrochloride

化学名为 1,1-二甲基双胍盐酸盐

【性状】　本品为白色结晶或结晶性粉末；无臭。熔点为 220～225℃。易溶于水，微溶于乙醇，不溶于丙酮、三氯甲烷和乙醚中。

【化学性质】　本品显氯化物的性质。

【作用用途】　本品不促进胰岛素分泌，主要为促进脂肪组织摄取葡萄糖，使肌肉组织无氧酵解增加，增加葡萄糖的利用，拮抗胰岛素因子，减少葡萄糖经消化道吸收，使血糖降低。用于成人非胰岛素依赖型糖尿病及部分胰岛素依赖型糖尿病。

【不良反应】　常见不良反应包括腹泻、恶心、呕吐、胃胀、乏力、消化不良、腹部不适及头痛、头昏等。

【用药注意事项】　本品不能单用于 1 型糖尿病患者，可与胰岛素合用。

【贮存】　密封保存。

**点滴积累**

1. 口服降糖药主要有磺酰脲类和双胍类两类结构类型的药物。
2. 典型药物有格列本脲和盐酸二甲双胍。

**目标检测**

## 一、选择题

### （一）A型题（单项选择题）

1. α-葡萄糖苷酶抑制剂降低血糖的作用机制是（ ）

    A. 增加胰岛素分泌

    B. 减少胰岛素消除

    C. 增加胰岛素敏感性

    D. 抑制 α-葡萄糖苷酶，加快葡萄糖生成速度

    E. 抑制 α-葡萄糖苷酶，减慢葡萄糖生成速度

2. 下列有关磺酰脲类口服降糖药的叙述，不正确的是（ ）

    A. 可水解生成磺酰胺类

    B. 结构中的磺酰脲具有酸性

    C. 第二代较第一代降糖作用更好、副作用更少，因而用量较少

    D. 第一代与第二代的体内代谢方式相同

    E. 第二代苯环上磺酰基对位引入了较大结构的侧链

3. 下列与盐酸二甲双胍不符的叙述是（ ）

    A. 具有高于一般脂肪胺的强碱性

    B. 水溶液显氯化物的性质

    C. 可促进胰岛素分泌

    D. 增加葡萄糖的无氧酵解和利用

    E. 肝脏代谢少，主要以原形由尿排出

4. 下列结构是哪个药物（ ）

    A. 格列美脲        B. 乙酰唑胺        C. 格列本脲

    D. 呋塞米        E. 甲苯磺丁脲

### （二）X型题（多项选择题）

5. 属于超短效胰岛素的药物有（ ）

　　A. 低精蛋白锌胰岛素　　　B. 门冬胰岛素　　　　C. 赖脯胰岛素

　　D. 精蛋白锌胰岛素　　　　E. 中性胰岛

## 二、填空题

1. 胰岛素按照来源不同分为_____、_____和_____。

2. 口服降糖药主要有_____和_____类药物。

3. 格列本脲中的_____结构不稳定,易发生水解反应。

4. 盐酸二甲双胍显_____的性质。

## 三、名词解释

胰岛素

## 四、简答题

1. 胰岛素的分类有哪些?请举例。

2. 口服降糖药主要有哪些?写出主要的代表药。

（陈小兵）

# 第十一章　消化系统药和抗变态反应药

## 第一节　抗溃疡药

消化性溃疡主要指发生在胃和十二指肠的慢性溃疡，即胃溃疡和十二指肠溃疡。由于溃疡的形成与胃酸及胃蛋白酶的消化作用有关，故称为消化性溃疡。临床上，十二指肠溃疡较胃溃疡为多见，可见于任何年龄，以青壮年居多。胃溃疡的发病年龄较迟，平均晚10年。

消化性溃疡多发生在幽门及十二指肠球部，其发病机制与体内的组胺、乙酰胆碱、胃泌素、前列腺素及其相关受体和胃壁细胞 $H^+/K^+$-ATP 酶（质子泵）均有密切关系。一般而言，胃、十二指肠局部黏膜损害因素和黏膜保护因素之间失去平衡是溃疡发生的基本原理。目前，临床使用的抗溃疡药物主要为 $H_2$ 受体拮抗剂和质子泵抑制剂两类。

### 一、H₂ 受体拮抗剂

组胺是广泛存在于动、植物体内的一种化学递质，参与体内复杂的生理过程。组胺受体主要有 H₁、H₂ 和 H₃ 三类。组胺作用于 H₂ 受体，可引起胃酸分泌增多，诱发溃疡。

西咪替丁是第一个用于治疗胃溃疡的 H₂ 受体拮抗剂，它的发现开辟了抗溃疡药新领域。其后研发出一系列不同类型的 H₂ 受体拮抗剂，主要类型有咪唑类、呋喃类、噻唑类等。

#### （一）咪唑类

西咪替丁是通过合理药物设计的方法得到的，第一个用于治疗胃溃疡的 H₂ 受体拮抗剂。它是以组胺为先导化合物，保留其咪唑环，在 5 位引入具有斥电子作用的甲基，改变 4 位上的侧链，将侧链延长并在侧链末端引入胍基或硫脲基，将侧链中第二个亚甲基换成硫原子，由于发现分子中有硫脲基时可引起肾损伤及粒细胞缺乏症，以氰胍基取代硫脲基，得到西咪替丁。

西咪替丁　Cimetidine

化学名为 $N'$- 甲基 -$N''$-[2[[(5- 甲基 -1$H$- 咪唑 -4- 基）甲基]硫代]乙基]-$N$- 氰基胍，又名甲氰咪胍。

【性状】　本品为白色或类白色结晶性粉末；几乎无臭，味苦。本品在甲醇中易溶，在乙醇中溶解，在异丙醇中略溶，在水中微溶。

【化学性质】　本品结构中有咪唑、胍等官能团，显碱性可与酸成盐而易溶于水。

本品固体性质较稳定。在过量的稀盐酸中，氰基可水解生成酰胺结构；加热则进一步水解，生成胍类化合物。

微温后加氨试液与硫酸铜试液，即生成蓝灰色沉淀；再加过量的氨试液，沉淀即溶解。本品经过炽灼后，产生的气体（$H_2S$）能使醋酸铅试纸显黑色。

【作用用途】　临床主要用于治疗十二指肠溃疡、胃溃疡、上消化道出血等。但停药后复发率高，需维持治疗。也可用于各种原因引起的免疫功能低下及抗肿瘤的辅助治疗。

【不良反应】　有头痛、疲倦、头晕、疲乏、嗜睡、腹泻、肌痛、皮肤潮红、眩晕等消化和中枢系统反应。

【用药注意事项】　肝肾功能不全者慎用。妊娠及哺乳期妇女禁用。

【贮存】　密封保存。

#### （二）呋喃类

盐酸雷尼替丁　Ranitidine Hydrochloride

化学名为 $N'$- 甲基 -$N$-[2[[5-[（二甲氨基）甲基 -2- 呋喃基]甲基]硫代]乙基]-2- 硝基 -1, 1- 乙烯二胺盐酸盐。

【性状】　本品为类白色至淡黄色结晶性粉末；有异臭；味微苦带涩；极易潮解，吸潮后颜色变深。本品在水或甲醇中易溶，在乙醇中略溶，在丙酮中几乎不溶。

【化学性质】 盐酸雷尼替丁分子结构中有硫原子，当用小火缓缓加热时产生硫化氢气体，可使湿润的醋酸铅试纸变黑。

【作用用途】 本品临床主要用于治疗胃及十二指肠溃疡、术后溃疡和反流性食管炎等。

【不良反应】 较西咪替丁轻，常见有恶心、皮疹、便秘、乏力、头痛、头晕等反应。

【用药注意事项】 肝肾功能不全者慎用；妊娠、哺乳期妇女及 8 岁以下儿童禁用。

【贮存】 遮光，密封，在干燥凉暗处保存。

（三）噻唑类

### 法莫替丁 Famotidine

化学名为 1- 氨基 -3-2-〔（二氨基亚甲基）氨基〕-4- 噻唑基〕- 甲基〕硫代〕亚丙基〕磺酰胺。

【性状】 本品为白色或类白色的结晶性粉末；味微苦；遇光色变深。本品在甲醇中微溶，在丙酮中极微溶解，在水或三氯甲烷中几乎不溶；在冰醋酸中易溶。本品的熔点为 160～165℃，熔融时同时分解。

【化学性质】 本品用小火缓缓加热，产生的气体能使湿润的醋酸铅试纸显黑色。

【作用用途】 本品对胃酸分泌具有明显的抑制作用，临床主要用于胃及十二指肠溃疡、应激性溃疡、急性胃黏膜出血、胃泌素瘤以及反流性食管炎等。

【不良反应】 常见有头痛、头晕、便秘和腹泻等反应。

【用药注意事项】 肝肾功能不全者应调整剂量；妊娠、哺乳期妇女及儿童禁用。

【贮存】 遮光，密封保存。

## 二、质子泵抑制剂

$H^+/K^+$-ATP 酶又称为质子泵，分布在胃壁细胞中，该酶能催化胃酸分泌的最后一步，具有排出氢离子、氯离子，重吸收钾离子的作用，向胃腔分泌高浓度胃酸作用。质子泵抑制剂能抑制 $H^+$-$K^+$-ATP 酶，用于治疗各种原因引起的消化性溃疡。

奥美拉唑（Omeprazole）和兰索拉唑（Lansoprazole）含有苯并咪唑结构，为苯并咪唑类质子泵抑制剂；能与 $H^+/K^+$-ATP 酶发生可逆性共价结合，属非竞争性酶抑制剂。兰索拉唑抑制胃酸分泌作用比奥美拉唑强 2～10 倍。

 相关链接

### 质子泵抑制剂的研发进展

自第一个质子泵抑制剂（PPI）奥美拉唑于 1988 年上市以来，PPI 已成为酸相关性疾病治疗的首选药物。PPI 抑制胃壁细胞泌酸的最终环节，抑酸能力大大超过 $H_2$ 受体拮抗剂等传统抑酸药，临床应用广泛。近年来 PPI 研发不断创新，新一代 PPI 在治疗胃食管反流病及其他酸相关性疾病时具有明显优势，起效更快，抑酸效果更好、更彻底，药物代谢对 CYP2C19 酶的依赖性小，不受其基因多态性的影响。

### 奥美拉唑　Omeprazole

化学名为 5- 甲氧基 -2-[[（4- 甲氧基 -3, 5- 二甲基 -2- 吡啶基）甲基]亚磺酰基]-1$H$- 苯并咪唑，商品名洛赛克。

【性状】　本品为白色或类白色结晶，易溶于二甲基甲酰胺（DMF），溶于甲醇，难溶于水。

【化学性质】　本品结构由苯并咪唑环、吡啶环和连接这两个环系的亚磺酰基构成。本品因亚砜上的 S 有手性，具有光学活性，药用其外消旋体。

本品为两性化合物，分子中含有苯并咪唑环，显弱碱性；亚磺酰基显弱酸性。

【作用用途】　奥美拉唑为无活性的前药。口服后迅速被吸收。临床主要用于治疗胃及十二指肠溃疡、反流性食管炎、卓艾综合征等。

【不良反应】　常见有头痛、腹泻、便秘、腹痛、恶心、呕吐、腹胀等胃肠道反应。

【用药注意事项】　妊娠及哺乳期妇女，严重肝肾功能不全者慎用；用药前应先排除癌症，以免延误诊断。

【贮存】　遮光，密封，在干燥、冷处保存。

**点滴积累**

1. 西咪替丁在氨试液条件下，可与硫酸铜试液生成蓝灰色沉淀，继续加氨试液，此沉淀可溶解。
2. 西咪替丁、雷尼替丁和法莫替丁经过炽灼后，产生的 $H_2S$ 气体能使醋酸铅试纸显黑色。
3. 奥美拉唑为两性化合物，分子中含有苯并咪唑环，显弱碱性；亚磺酰基显弱酸性；其 S 有手性，具有光学活性，药用其外消旋体。

# 第二节　止　吐　药

止吐药是指能防止或减轻恶心呕吐的药物。

呕吐是由于前庭功能紊乱，或者放射治疗、化疗药物等作用于呕吐中枢和化学感受区引起的反应。频繁而剧烈的呕吐会导致水、电解质紊乱，酸碱失调及营养障碍。

止吐药根据受体选择性，可分为：

1. 多巴胺受体拮抗剂　甲氧普胺、多潘立酮、氯丙嗪。
2. 乙酰胆碱受体拮抗剂　地芬尼多。
3. 组胺 $H_1$ 受体拮抗剂　硫乙拉嗪、苯海拉明。
4. 5-HT$_3$ 受体拮抗剂　昂丹司琼。

5. 神经激肽（neurokinin1，$NK_1$）受体拮抗剂　卡索匹坦、贝非匹坦。

本节内容主要讲解 5-$HT_3$ 受体拮抗剂类止吐药昂丹司琼。

## 昂丹司琼　Ondansetron

化学名为 1，2，3，9- 四氢 -9- 甲基 -3-[（2- 甲基 -1*H*- 咪唑 -1- 基）甲基]-4*H*- 咔唑 -4- 酮，又名奥丹西隆、枢复宁、Zofran。

【性状】　本品为白色或类白色结晶性粉末。熔点为 178.5～179.5℃，常制成二水合盐酸盐。

【化学性质】　本品分子中的咪唑环 3 位碳为手性原子，其 R 构型活性较强，临床用其外消旋体。

【作用用途】　本品适用于由化疗和放疗引起的恶心、呕吐；也可用于预防和治疗手术后引起的恶心、呕吐，不引起锥体外系反应，无镇静作用。

【不良反应】　常见不良反应有头痛、头部和上腹部发热感、静坐不能、腹泻等中枢神经系统反应。

【用药注意事项】　妊娠期妇女不宜使用本品；哺乳妇女服用本品时应停止哺乳。

【贮存】　遮光，密封保存。

## 盐酸地芬尼多　Difenidol Hydrochloride

化学名为 1，1- 二苯基 -4-（哌啶 -1- 基）-1- 丁醇盐酸盐。

【性状】　本品在甲醇中易溶，乙醇中溶解，水或三氯甲烷中略溶。

【化学性质】　本品加枸橼酸醋酐溶液，水浴加热，溶液显玫瑰红色。

【作用用途】　本品为胆碱受体拮抗剂，对各种中枢性、末梢性眩晕有治疗作用，有止吐及抑制眼球震颤作用，可用于晕动症。

【不良反应】　常见有口干、心悸、头昏、头痛、嗜睡、不安和轻度胃肠不适，停药后即可消失。

【用药注意事项】　青光眼、胃肠道、肾功能不全者及妊娠期妇女等慎用。

【贮存】　密封保存。

## 马来酸硫乙拉嗪　Thiethylperazine Maleate

化学名为 2- 乙硫基 -10-[3-（4- 甲基哌嗪 -1- 基）丙基]-10*H*- 吩噻嗪马来酸盐。

【性状】 本品为黄色结晶性粉末，无臭，味苦。微溶于水、乙醇，不溶于乙醚和三氯甲烷。

【化学性质】 本品加甲醛硫酸溶液呈淡红色 - 淡绿色，与钼硫酸反应呈（蓝）绿色，可用于鉴别。

【作用用途】 本品为 $H_1$ 受体拮抗剂，用于治疗全身麻醉或眩晕所致的恶心呕吐。

【不良反应】 偶有倦怠、眩晕、口鼻干燥、心动过速和食欲缺乏等不适；有锥体外系反应。

【用药注意事项】 妊娠期妇女慎用，癫痫患者禁用。

【贮存】 密封、避光保存。

**点滴积累**

1. 昂丹司琼 3 位碳为手性原子，其 R 构型活性较强，临床用其外消旋体。
2. 盐酸地芬尼多加枸橼酸醋酐溶液，水浴加热，溶液显玫瑰红色。
3. 马来酸硫乙拉嗪加甲醛硫酸溶液呈淡红色 - 淡绿色，与钼硫酸反应呈（蓝）绿色。

# 第三节　促 动 力 药

促动力药是指能促使胃肠道内容物向前移动的药物，临床主要用于治疗胃肠道动力障碍疾病，如反流症状、反流性食管炎、消化不良、肠梗阻等。常用药物有：$D_2$ 受体拮抗剂甲氧氯普胺、外周性 $D_2$ 受体拮抗剂多潘立酮、$5-HT_4$ 受体激动剂西沙必利。本节内容主要介绍西沙必利和多潘立酮。

## 西沙必利　Cisapride

化学名为（±）顺式 -4- 氨基 -5- 氯 -*N*-[1-[3-（4- 氟苯氧基）丙基]-3- 甲氧基 -4- 哌啶基]-2- 甲氧基苯甲酰胺，又名普瑞博思、Preputsid。

【性状】 本品为白色或类白色结晶性粉末，无臭。易溶于冰醋酸或二甲基甲酰胺，溶于二氯甲烷，难溶于乙醇和乙酸乙酯，几乎不溶于水。本品有同质多晶现象。

【化学性质】 本品是苯甲酰胺的衍生物，顺式结构。两个基团连接的哌啶环上的碳原子（C3，C4）均有手性，有四个光学异构体，药用其顺式的两个外消旋体。

【作用用途】 临床主要用于治疗胃轻瘫、便秘、反流性食管炎、功能性消化不良等。

【不良反应】 可见腹痛和腹泻，大剂量时可引起心动过速。

【用药注意事项】 胃肠出血患者禁用；肝肾功能不全患者应减量使用；妊娠期妇女慎用，哺乳期妇女禁用。

【贮存】 15～30℃干燥处贮存。

多潘立酮 **Domperidone**

化学名为 5- 氯 -1-[1-[3-(2, 3- 二氢 -2- 氧代 -1*H*- 苯并咪唑 -1- 基) 丙基]-4- 哌啶]-2, 3- 二氢 -1*H*- 苯并咪唑 -2- 酮, 又名吗丁啉、motilium。

【性状】 本品为白色或类白色粉末, 几乎不溶于水, 微溶于乙醇和甲醇, 溶于二甲基甲酰胺 (DMF)。

【作用用途】 本品具有促进胃动力及止吐双重作用。可加强胃肠道的蠕动, 促进胃排空, 抑制各种原因引起的恶心呕吐, 但对反流病效果不佳。

【不良反应】 可见轻度腹部痉挛、腹泻、头痛、口干、倦怠、嗜睡、头晕等。

【用药注意事项】 妊娠期妇女、肝功能损害和心脏病等患者慎用。

【贮存】 避光, 密闭保存。

点滴积累

1. 西沙必利是苯甲酰胺的衍生物, C3、C4 有手性, 药用其顺式的两个外消旋体。
2. 多潘立酮又名吗丁啉, 溶于二甲基甲酰胺。

# 第四节 肝胆疾病辅助治疗药

## 一、肝病辅助治疗药

肝脏病变可由病毒、细菌、原虫等病原体感染, 或因毒素、化学药物的损害, 遗传基因缺陷所致代谢障碍及自身免疫抗体反应异常引起, 导致急慢性肝炎、肝硬化、肝性脑病及肝细胞癌变。其中, 病毒性肝炎发病率较高, 至今尚无理想的特效病因性治疗药物来减轻肝脏的损伤、坏死或促进肝细胞再生。临床上使用的肝病辅助治疗药物, 即俗称的"保肝药物", 可用作对症治疗, 属于维生素或肝脏代谢中所需的物质, 尚无确定的药理试验依据和严格的双盲法对照临床研究结论。

联苯双酯 **Bifendate**

化学名为 4, 4′- 二甲氧基 -5, 6, 5′, 6′- 二次甲二氧 -2, 2′- 二甲酸甲酯联苯。

【性状】 本品为白色结晶性粉末, 无臭无味。三氯甲烷中易溶, 乙醇或水中几乎不溶。本品有两种晶形, 低熔点为方片状晶体, 高熔点为棱柱状晶体。

【化学性质】 本品的异羟肟酸铁盐试验显暗紫色。分子中的亚甲二氧基在浓硫酸作用下产生甲醛,后者遇变色酸呈紫色。本品具有联苯的特征紫外吸收带 278nm±1nm,用于定性和定量分析。

【作用用途】 本品对肝炎主要症状如肝区痛、乏力、腹胀等有一定改善作用,但对肝脾肿大的改变无效。适用于迁延性肝炎及长期单项谷丙转氨酶异常者。

【不良反应】 可出现口干、轻度恶心、皮疹等反应。停药后转氨酶有反跳现象。有些患者在服药过程中可能出现黄疸现象。

【用药注意事项】 慢性活动性肝炎、肝硬化者慎用。

【贮存】 遮光、密封保存。

## 二、胆病辅助治疗药

### 熊去氧胆酸 Ursodeoxycholic Acid

化学名为 3α, 7β- 二羟基 -5β- 胆甾烷 -24- 酸,又名 Ursodiol。

【性状】 本品为白色粉末;无臭,味苦。乙醇中易溶,三氯甲烷中不溶,冰醋酸中易溶,氢氧化钠溶液中溶解。

【化学性质】 本品为甾体化合物,系胆酸的类似物。本品遇甲醛硫酸试液,生成蓝绿色悬浮物。该法是胆酸类药物的一般鉴别方法。

【作用用途】 本品有利胆作用,临床主要用于胆固醇结石;也可用于预防药物性结石形成及治疗脂肪痢(回肠切除术后)。

【不良反应】 常见腹泻,偶有便秘、头痛、头晕、胃痛等副作用。治疗期可引起胆结石钙化,软便。

【用药注意事项】 急性胆系感染、胆道梗阻、妊娠及哺乳期妇女。

【贮存】 遮光、密封保存。

> **点滴积累**
>
> 1. 联苯双酯的异羟肟酸铁盐试验显暗紫色。
> 2. 熊去氧胆酸为甾体化合物,遇甲醛硫酸试液,生成蓝绿色悬浮物。

## 第五节 抗变态反应药

变态反应(又称过敏反应),是指机体对某些药物或外界刺激产生的病理性免疫反应。正常的情况下,机体能产生抗体以保护身体免受病原微生物的侵害。过敏性疾病是一种常见性疾病，致病机制极其复杂，一般与体内的组胺、白三烯、缓激肽等过敏介质有直接关系，药物通过阻断过敏介质的作用就能产生抗过敏作用。目前，临床上常用的抗过敏药主要有：$H_1$受体拮抗剂、过敏介质释放抑制剂、白三烯拮抗剂、缓激肽拮抗剂。本节重点介绍$H_1$受体拮抗剂。

$H_1$受体拮抗剂按化学结构可分为乙二胺类、氨基醚类、丙胺类、三环类、哌嗪类和哌啶类。本节只介绍氨基醚类、丙胺类和三环类。

## 一、氨基醚类

氨基醚类化合物中的苯海拉明盐酸盐具有较好的抗组胺活性，是最为常用的抗组胺药物之一。将苯海拉明与8-氯茶碱组合成盐，得到的茶苯海明，常用于抗晕动症。

### 盐酸苯海拉明 Diphenhydramine Hydrochloride

化学名为 N, N-二甲基-2-（二苯基甲氧基）乙胺盐酸盐。

【性状】 本品为白色结晶性粉末；无臭，味苦，有麻痹感。水中极易溶解，乙醇或三氯甲烷中易溶，丙酮中略溶，乙醚或苯中极微溶解。

【化学性质】 本品结构中含有叔胺，具有碱性。其盐遇碱性溶液生成游离体沉淀，如与氢氧化钠试液作用生成白色沉淀，与生物碱沉淀试剂作用生成沉淀。该药物忌与碱性药物配伍。

本品遇硫酸初显黄色，随即变成橙红色，加水稀释即成白色乳浊液。

本品结构中的无机氯离子与硝酸银试液作用生成白色凝乳状沉淀。

【作用用途】 本品具有抗过敏作用，临床主要用于皮肤黏膜的过敏性疾病、药疹、接触性皮炎等。亦用于晕动症，恶心、呕吐等。

【不良反应】 常见中枢抑制作用，如嗜睡、头晕、头痛、口干、恶心、呕吐及腹上区不适等。

【用药注意事项】 支气管哮喘、低血压、高血压、青光眼等患者慎用；重症肌无力患者禁用。

【贮存】 密封保存。

## 二、丙胺类

将氨基醚类药物的氧原子换成碳原子，保留芳基和叔胺结构，则得到丙胺类抗组胺药。本类药物大多以马来酸盐供药用。代表药物有氯苯那敏、溴苯那敏等。

### 马来酸氯苯那敏 Chlorphenamine Maleate

化学名为 2-[对 - 氯 -α-[2-（二甲氨基）乙基]苯基]吡啶马来酸盐，又名扑尔敏。

【性状】 本品为白色结晶性粉末；无臭，味苦。本品在水或乙醇或三氯甲烷中易溶，乙醚中微溶。熔点为 131～135℃。

【化学性质】 本品分子结构中有 1 个手性碳原子，具有旋光异构体，S 构型右旋体的活性强于 R 构型左旋体，药用品为其外消旋体。

本品与枸橼酸醋酐试液在水浴上加热，即显红紫色，为叔胺类化合物共有反应。本品加稀硫酸后，滴加高锰酸钾试液，红色消失，为马来酸中不饱和键被氧化，生成二羟基丁二酸所致。

【作用用途】 临床主要用于治疗过敏性鼻炎、皮肤黏膜过敏性疾病、荨麻疹、接触性皮炎等，也可用于药物和食物等引起的过敏性疾病。

【不良反应】 最常见的有滞呆、疲乏、头晕、共济失调、恶心、呕吐、口干等不适。

【用药注意事项】 婴幼儿、妊娠期妇女、闭角型青光眼、心血管疾病患者及肝功能不良者慎用；老年人应酌减用量。

【贮存】 遮光、密封保存。

## 三、三环类

### 盐酸异丙嗪 Promethazine Hydrochloride

本品为 N, N, α- 三甲基 -10H- 吩噻嗪 -10- 乙胺盐酸盐。

【性状】 本品为白色或类白色粉末或颗粒；几乎无臭，味苦。本品在水中极易溶解，乙醇或三氯甲烷中易溶，丙酮或乙醚中几乎不溶。

【化学性质】 本品分子中含有吩噻嗪环，容易被氧化，空气中久置变质，显蓝色。对光亦敏感，遇光渐变为红棕色，可能是吩噻嗪环被氧化成醌型化合物所致。本品的氧化变色与氧、光、重金属离子、pH、温度等因素有关。故配制本品注射液时，应加入适量的维生素 C 作抗氧剂，调 pH 为 4.0～5.5，采用流通蒸气灭菌 30 分钟。

本品加硫酸溶解后，溶液显樱桃红色，放置后，色渐变深。本品的水溶液，加硝酸即生成红色沉淀，再加热，沉淀即溶解，溶液由红色转变为橙黄色。以上鉴别反应均由分子中吩噻嗪环被不同氧化剂氧化，产生不同的氧化产物所致。

【作用用途】 本品临床主要用于皮肤及黏膜过敏、过敏性鼻炎、哮喘、食物过敏、皮肤划痕症以及晕动症等。

【不良反应】 主要有嗜睡、口干等。

【用药注意事项】 用药期间应避免驾驶车辆、操纵机器或从事高空作业；光致敏者禁用。

【贮存】 遮光、密封保存。

**点滴积累**

1. 盐酸苯海拉明含有叔胺氮,具有碱性,可与生物碱沉淀试剂作用生成沉淀。其无机氯离子与硝酸银试液作用生成白色凝乳状沉淀。
2. 马来酸氯苯那敏与枸橼酸醋酐试液在水浴上加热,即显红紫色。因马来酸含有不饱和键,滴加高锰酸钾,红色消退。本品药用品为其外消旋体。
3. 盐酸异丙嗪含有吩噻嗪环,容易被空气氧化;加硫酸溶解后,溶液显樱桃红色;加硝酸即生成红色沉淀。

 **目标检测**

## 一、选择题

### (一) A 型题(单项选择题)

1. 可用于胃溃疡治疗,含咪唑环的药物是(　　)
   A. 盐酸氯丙嗪 　　　　 B. 奋乃静 　　　　 C. 西咪替丁
   D. 盐酸丙米嗪 　　　　 E. 多潘立酮

2. 下列药物中,具有光学活性的是(　　)
   A. 雷尼替丁 　　　　 B. 多潘立酮 　　　　 C. 法莫替丁
   D. 奥美拉唑 　　　　 E. 西咪替丁

3. 盐酸苯海拉明的化学结构属于(　　)
   A. 乙二胺类 　　　　 B. 丙胺类 　　　　 C. 三环类
   D. 呋喃类 　　　　 E. 氨基醚类

4. 下列药物中,需要冷处保存的是(　　)
   A. 熊去氧胆酸 　　　　 B. 奥美拉唑 　　　　 C. 联苯双酯
   D. 法莫替丁 　　　　 E. 雷尼替丁

5. 可与8-氯茶碱形成复盐,临床常用于晕动症的药物是(　　)
   A. 盐酸苯海拉明 　　　　 B. 多潘立酮 　　　　 C. 联苯双酯
   D. 马来酸氯苯那敏 　　　　 E. 盐酸异丙嗪

6. 结构中含有吩噻嗪环的药物是(　　)
   A. 昂丹司琼 　　　　 B. 熊去氧胆酸 　　　　 C. 异丙嗪
   D. 苯海拉明 　　　　 E. 雷尼替丁

7. 下列叙述中,哪项与马来酸氯苯那敏不符(　　)
   A. 马来酸盐 　　　　 B. 又名扑尔敏 　　　　 C. $H_2$受体拮抗剂
   D. 含有叔胺结构 　　　　 E. 有手性碳,临床用外消旋体

8. 具有同质多晶现象的药物是(　　)
   A. 西沙必利 　　　　 B. 熊去氧胆酸 　　　　 C. 多潘立酮
   D. 地芬尼多 　　　　 E. 硫乙拉嗪

### (二) X 型题(多项选择题)

9. 属于 $H_2$ 受体拮抗剂的有(　　)

A. 西咪替丁　　　　　B. 苯海拉明　　　　　C. 西沙必利

D. 法莫替丁　　　　　E. 奥美拉唑

10. 抗溃疡药雷尼替丁含有下列哪些结构（　　　）

A. 咪唑环　　　　　　B. 呋喃环　　　　　　C. 硝基

D. 噻唑环　　　　　　E. 二甲氨基

11. 临床应用外消旋体的药物是（　　　）

A. 昂丹司琼　　　　　B. 奥美拉唑　　　　　C. 西咪替丁

D. 法莫替丁　　　　　E. 西沙必利

## 二、填空题

1. 马来酸氯苯那敏加_____试液在水浴上加热，显红紫色，此为_____类化合物共有反应。本品加稀硫酸再加高锰酸钾试液，红色消失，为马来酸中_____键被氧化所致。

2. 熊去氧胆酸遇_____试液，生成蓝绿色悬浮物。该法是_____类药物的一般鉴别方法。

3. 奥美拉唑因亚砜上的_____有手性，具有_____活性，药用其_____。

4. 盐酸雷尼替丁分子结构中有硫原子，当用小火缓缓加热时产生_____气体，可使湿润的硫化_____试纸变黑。

## 三、简答题

1. 简述盐酸异丙嗪注射液在制备过程中增加稳定性的措施。

2. 简述 $H_2$ 受体拮抗剂的主要类型，每种类型举一个代表药物。

## 四、名词解释

1. 促动力药

2. 止吐药

（庞谢辉）

# 第十二章　合成抗感染药

 学习目标

1. 掌握磺胺类药物的结构通性和磺胺甲噁唑、磺胺醋酰钠、磺胺嘧啶、甲氧苄啶、诺氟沙星、利福平、异烟肼、甲硝唑的理化性质及临床应用；
2. 熟悉环丙沙星、氧氟沙星、对氨基水杨酸钠、阿昔洛韦、金刚烷胺和呋喃妥因的理化性质；
3. 了解磺胺类药物结构、命名，抗真菌药物及其他类型的抗菌药；
4. 学会应用本类药物的理化性质解决药物调剂、贮存保管及临床应用等实际问题。

 导学情景

**情景描述：**
　　小王食量很大，有一次吃完后突然上吐下泻并伴有腹部阵发性绞痛。到医院后医生诊断为急性胃肠炎。小王觉得挺纳闷的，怎么就吃出了这种病呢？

**学前导语：**
　　药学服务是今后药学工作的重要内容，从药物的基本结构，到药物的合理运用，都需要同学们认真去掌握。本章主要是让同学们掌握合成抗感染药物的基础知识和基本药理学知识。

## 第一节　磺胺类药物及其增效剂

　　磺胺类药物（Sulfonamide）是对氨基苯磺酰胺（简称磺胺，SN）及其衍生物的统称。它的发现，开创了化学治疗的新时代，使死亡率很高的细菌性传染疾病得到有效控制。这类药物的发展，虽只有短短十几年时间，但通过对其作用机制的研究，开辟了一条从代谢拮抗物中寻找新药的途径，对药物化学发展起到了重要的作用。

### 一、磺胺类药物

#### （一）磺胺类药物的发展

　　磺胺类药物是从偶氮染料发展而来的。20 世纪 30 年代，研究者发现含有磺酰胺基的偶氮染料百浪多息可以使鼠或兔免受链球菌和葡萄球菌的感染。起初研究者认为，偶氮基团是抑菌的有效基团。后经研究证实,只有具有磺酰胺基的偶氮染料才有抑制链球菌的作用,由此确定对氨基苯磺酰胺(SN)是这类药物发挥抗菌作用的基本结构。

$$R_1 -HN \overset{4}{-} \underset{}{\bigcirc} \overset{1}{-} SO_2NH -R_2$$

对氨基苯磺酰胺 sulfanilamide(SN)

此后的十几年,磺胺类药物的发展极为迅速,据 1950 年统计,已合成了 5500 余种磺胺类化合物,并有 20 余种供临床使用,临床上主要有磺胺嘧啶(SD)、磺胺甲噁唑(SMZ)、磺胺异噁唑(SIZ)、磺胺醋酰(SA),并在此期间建立了磺胺类药物作用机制学说。

**(二)结构、命名和分类**

1. 结构 磺胺类药物的结构通式为:

$$R_1 -HN \overset{4}{-} \underset{}{\bigcirc} \overset{1}{-} SO_2NH -R_2$$

磺胺类药物都是对氨基苯磺酰胺的衍生物,其结构由磺酰胺基、芳伯氨基、$R_1$、$R_2$ 取代基四部分组成。其中,$R_2$ 多为杂环取代。

2. 命名

(1)磺胺类药物的通用名称通常冠以"磺胺",其后接 $N_1$ 取代基的名称。

磺胺嘧啶(SD)

磺胺甲噁唑(SMZ)

磺胺醋酰(SA)

(2)化学名以对氨基苯磺酰胺为母体,再标明取代基的位置及名称。例如:化学名为 N-(5-甲基-3-异噁唑基)-4-氨基苯磺酰胺。

(3)按作用时间长短可分为:长效磺胺(如磺胺甲氧嘧啶)、中效磺胺(如磺胺嘧啶)和短效磺胺(如磺胺异噁唑)。按作用部位可分为:肠道磺胺(如磺胺脒)、眼部磺胺(如磺胺醋酰等)。

**(三)作用机制与构效关系**

1. 作用机制 磺胺类药物的作用机制,以 Wood-Fields 等提出的代谢拮抗学为公认。

该学说认为，磺胺类药物的分子形状、大小和电荷分布都与对氨基苯甲酸（PABA）极为相似，能与细菌繁殖所必需的二氢叶酸原料 PABA 产生竞争性拮抗，取代 PABA 与二氢叶酸合成酶结合，阻断二氢叶酸的合成，导致细菌生长受阻而产生抑菌作用。

**2．构效关系**

$$R_1-HN-\underset{4}{\bigcirc}-SO_2NH-R_2\ (1)$$

（1）对氨基苯磺酰胺是产生抗菌作用的基本结构，而且氨基和磺酰胺基必须互为对位。

（2）在苯环上的其他位置引入其他任何取代基，或苯环用其他杂环代替时，其抗菌作用会降低或丧失。

（3）芳香第一胺是抗菌活性的必需基团，N4 氨基上的一个氢被其他基团取代，则必须在体内代谢成芳香第一胺才有效，否则失效。

（4）N1 上的氢被取代可使药物的活性增加，抑菌作用增强，如以噻唑、噁唑、嘧啶、吡嗪等五元或六元杂环取代的衍生物，具有较好的疗效和较小的毒性。杂环上有取代基时，以甲基、甲氧基最常见。

**（四）理化性质**

磺胺类药物一般为白色或微黄色结晶性粉末；无臭，无味；具有一定熔点；难溶于水，可溶于丙酮或乙醇。

**1．磺酰胺基（-SO₂NH-）的性质**

（1）弱酸性：磺胺类药物分子中有取代的磺酰胺基，故显酸性。可溶于氢氧化钠或碳酸钠等碱液。其酸性的强弱与 $N_1$ 取代基 R 有关，R 若为吸电子基（苯基、酰基、杂环等），则酸性增强；R 若为供电子基（烃基、烃氧基等），则酸性减弱。

$$H_2N-\bigcirc-SO_2NHR + HCl \longrightarrow HCl \cdot H_2N-\bigcirc-SO_2NHR$$

$$H_2N-\bigcirc-SO_2NHR + NaOH \longrightarrow H_2N-\bigcirc-SO_2-\underset{Na}{N}-R + H_2O$$

临床上常用其钠盐，但因其酸性弱于碳酸（磺胺类药物的 $pK_a$ 7～8，碳酸为 6.37），故其钠盐水溶液易吸收空气中的 $CO_2$ 而析出沉淀。另外，其注射液与其他酸性注射液也不宜配伍使用。

（2）与金属离子的成盐反应：磺酰胺基上的活泼氢原子，可被某些金属离子（铜、银、钴等）取代，生成有色的金属盐沉淀。磺胺类药物的钠盐溶液，加硫酸铜试液生成不同颜色的铜盐沉淀（表 12-1），可供区别及鉴别。

$$2H_2N-\bigcirc-SO_2NHR \xrightarrow{NaOH} 2H_2N-\bigcirc-SO_2-\underset{Na}{N}-R$$

$$\xrightarrow{CuSO_4} \begin{array}{c}H_2N-\bigcirc-SO_2N-R\\ \quad Cu\\ H_2N-\bigcirc-SO_2N-R\end{array} + Na_2SO_4$$

表 12-1　常用磺胺类药物铜盐沉淀颜色表

| 药物名称 | 英文缩写 | 铜盐沉淀颜色 |
|---|---|---|
| 磺胺嘧啶 | SD | 黄绿色→紫色 |
| 磺胺甲噁唑 | SMZ | 草绿色 |
| 磺胺异噁唑 | SIZ | 淡棕色→暗绿色絮状沉淀 |
| 磺胺多辛 | SDM | 黄绿色→淡蓝色 |
| 磺胺醋酰钠 | SA-Na | 蓝绿色 |

2．芳伯氨基（Ar-NH$_2$）的性质

（1）弱碱性：受磺酰胺基的吸电子作用的影响，芳伯氨基碱性很弱，虽可溶于酸，但一般生成不稳定的盐。

（2）重氮化偶合反应：本类药物的芳伯氨基（或经水解产生）在酸性条件下与亚硝酸钠发生重氮化反应生成重氮盐，在碱性条件下与 β- 萘酚偶合，生成猩红色或橙红色沉淀的偶氮化合物。

（3）与芳醛反应：本类药物能与多种芳醛（如对二甲氨基苯甲醛、香草醛）在酸性溶液中缩合为有色的席夫碱。

$$(CH_3)_2N \overline{\phantom{xx}} CHO\ +\ H_2N \overline{\phantom{xx}} SO_2NHR \xrightarrow{-H_2O}$$

$$(CH_3)_2N \overline{\phantom{xx}} CH=N \overline{\phantom{xx}} SO_2NHR \xrightarrow{H^+}$$

$$(CH_3)_2N^+ \overline{\phantom{xx}} CH-NH \overline{\phantom{xx}} SO_2NHR$$

（4）自动氧化：含芳伯氨基的磺胺类药物，尤其是钠盐容易被氧化，日光照射、碱性条件和重金属离子可加速其氧化。氧化产物为有色的偶氮化合物或氧化偶氮化合物。

所以，磺胺类药物的钠盐注射液须加 0.1% 硫代硫酸钠溶液作为抗氧剂，安瓿内充氮气以隔绝空气，同时应遮光密闭贮存。

3．苯环上的溴代反应　磺胺类药物一般在酸性条件下可发生溴代反应，生成白色或黄色的溴代物沉淀。

（五）典型药物

**磺胺嘧啶　Sulfadiazine**

$$H_2N \overline{\phantom{xx}} SO_2NH \overline{\phantom{xx}}$$

化学名为 N-2- 嘧啶基 -4- 氨基苯磺酰胺，简称 SD。

【性状】　本品为白色或类白色的结晶或粉末；无臭，无味；遇光色渐变暗；易溶于氢氧化钠试液或氨试液，溶解于稀盐酸，微溶于乙醇或丙酮，几乎不溶于水。

【化学性质】　本品分子中具有芳香第一胺弱碱性基团及磺酰胺基弱酸性基团，显酸碱两性。本品具芳香第一胺基，遇光易氧化变色。可发生重氮化偶合反应，生成橙红色沉淀。

本品的磺酰胺基，呈铜盐反应，生成黄绿色沉淀，放置后变成紫色，亦可用于鉴别。

本品的银盐，具有抗菌和收敛作用，临床上多用于治疗烧伤、烫伤创面的抗感染治疗。

【作用用途】 本品抗菌谱广，作用强，血药浓度高，容易渗入脑脊液，是预防和治疗流脑的首选药。

【不良反应】 可出现恶心、呕吐、眩晕及过敏性反应等不良反应。

【用药注意事项】 肝肾功能不良者禁用；妊娠及哺乳期妇女禁用。

【贮存】 遮光、密封保存。

### 磺胺甲噁唑 （Sulfamethoxazole）

化学名为 N-(5-甲基-3-异噁唑基)-4-氨基苯磺酰胺，简称 SMZ，又名新诺明。

【性状】 本品为白色结晶性粉末；无臭，味微苦；易溶于稀盐酸、氢氧化钠试液或氨试液，几乎不溶于水。

【化学性质】 本品具芳香第一胺的鉴别反应。呈铜盐反应，生成草绿色沉淀，可用于鉴别。

【作用用途】 主要用于呼吸道感染、尿路感染、外伤及软组织感染等，现多与抗菌增效剂甲氧苄啶合用，复方制剂被称为复方新诺明。

【不良反应】 主要有泌尿系统损害和药疹性过敏反应。

【用药注意事项】 新生儿、早产儿及分娩前孕妇不宜服用。

【贮存】 遮光、密封保存。

### 磺胺醋酰钠 Sulfacetamide Sodium

化学名为 N-[(4-氨基苯基)-磺酰基]-乙酰胺钠一水合物。

【性状】 本品易溶于水。其他性质同磺胺类药物理化通性。

【化学性质】 本品具芳香第一胺的鉴别反应。呈铜盐反应，生成蓝绿色沉淀，可用于鉴别。显钠盐的性质。

【作用用途】 临床主要用于结膜炎、角膜炎、泪囊炎、沙眼及其他敏感菌引起的眼部感染。

【不良反应】 偶见眼部刺激或过敏反应。

【用药注意事项】 对磺胺类药物过敏者禁用；普鲁卡因等不宜同时使用。

【贮存】 密封、避光、凉处保存。

**知识链接**

#### 磺胺类药物与 TMP 的联合用药

磺胺甲噁唑与甲氧苄啶两药体内的半衰期接近，联用有协同抑菌和杀菌作用，两者分别作用于二氢叶酸合成酶和还原酶，双重阻断细菌叶酸合成的第一步和第二步，从而干扰了细菌蛋白质的合成。当 TMP 和 SMZ 以 1∶20 配比时，可获得最佳的协同抗菌作用，联用 TMP 不但增强了磺胺甲噁唑的抗菌活性，而且拓宽了抗菌谱，使临床应用范围相应扩大。

## 二、磺胺增效剂

### 甲氧苄啶　Trimethoprim

化学名为 5-〔(3,4,5-三甲氧基苯基)甲基〕-2,4-嘧啶二胺,又名甲氧苄氨嘧啶,简称 TMP。

【性状】　本品为白色或类白色结晶性粉末;无臭,味苦。几乎不溶于水,微溶于乙醇、丙酮,略溶于三氯甲烷,易溶于冰醋酸。

【化学性质】　本品具含氮杂环,加入 80% 的乙醇中温热溶解后,与稀硫酸、碘 - 碘化钾试液反应,即产生棕褐色沉淀。

【作用用途】　本品为广谱抗菌增效药,少单独使用,常与磺胺甲噁唑合用。用于治疗呼吸道感染、肠道感染、脑膜炎和败血症等。

【不良反应】　恶心、呕吐、头痛、瘙痒、皮疹等多见。

【用药注意事项】　妊娠期妇女、严重肝肾疾病患者禁用。

【贮存】　遮光、密封保存。

点滴积累

1. 磺胺类药物的基本结构主要由芳伯氨基和磺酰胺基组成。芳伯氨基具有弱碱性和还原性。可发生重氮化偶合反应和缩合反应。磺酰胺基具有弱酸性,可与金属离子生成难溶性沉淀。
2. 甲氧苄啶作为抗菌增效剂,常与磺胺甲噁唑制成复方新诺明供药用。

# 第二节　喹诺酮类抗生素

## 一、喹诺酮类抗菌药的发展历史

喹诺酮类是近年来迅速发展起来的人工合成抗感染药物,具有抗菌谱广,抗菌力强,口服吸收好,组织中浓度高,不良反应少,与其他抗菌药之间无交叉耐药性的优点。喹诺酮类药物依据其发展史及特点可分为四代。

第一代萘啶酸是 1962 年合成的第一个喹诺酮类药物。抗菌谱窄,仅对部分革兰阴性杆菌有抑制作用。因其口服吸收差,不良反应多等缺点,现已被淘汰。

第二代吡哌酸于 1973 年合成。抗菌活性强于萘啶酸,尚有抗铜绿假单胞菌作用。口服部分吸收,不良反应较萘啶酸少。不过口服后仅尿液中浓度高,因此临床上仅用于治疗革兰阴性杆菌引起的尿路和肠道感染。

第三代诺氟沙星于 1979 年合成。本代药物结构特点是在喹诺酮母核的 C6 位引入氟,

C7 位引入哌嗪基,故又称氟喹洛酮类,为目前临床广泛应用的喹诺酮类药物。如环丙沙星、氧氟沙星等。

第四代氟喹诺酮类于 20 世纪 90 年代开始研制,代表药物有加替沙星、莫西沙星、妥舒沙星等。

## 二、构效关系

1. 1 位取代基为烃基或环烃基活性增强,以乙基、氟乙基、环丙基最佳;

2. 3 位羧基和 4 位酮基是保持抗菌活性必不可少的基团;

3. 5 位引入氨基或甲基取代,活性增强,但毒性也增加;

4. 6 位取代基对活性影响很重要,其顺序为—F>—Cl>—CN≥—NH₂≥—H,—F 比—H 的类似物活性大 30 倍;

5. 7 位引入取代基可明显增强活性,其大小顺序为:哌嗪基>二甲氨基>卤素>氢,以哌嗪基效果最佳;

6. 8 位引入氯、氟或者甲氧基取代可降低最小抑菌浓度,同时,甲氧基取代可使抗厌氧活性增加;另外,氟取代可导致光毒性增加。

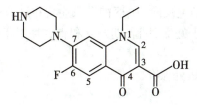

## 三、典型药物

### 诺氟沙星 Norfloxacin

化学名为 1- 乙基 -6- 氟 -1,4- 二氢 -4- 氧代 -7-(1- 哌嗪基)-3- 喹啉羧酸,又名氟哌酸。

【性状】 本品为类白色或淡黄色结晶性粉末,无臭,味微苦;在空气中可吸收少量水分。易溶于醋酸、盐酸或氢氧化钠溶液,略溶于二甲基甲酰胺(DMF),微溶于水或乙醇。

【化学性质】 本品具有叔胺结构,与丙二酸和醋酐反应,显红棕色,可用于鉴别。

本品具有机氟化物的反应,可供鉴别。

本品在室温下较稳定,但光照可导致 7 位哌嗪环开环分解,颜色渐变深,故应避光保存。

【作用用途】 临床主要用于敏感菌所致泌尿道、肠道、妇科、外科和皮肤科等感染性疾病。

【不良反应】 主要有胃肠道反应和中枢神经系统反应,偶见过敏反应。

【用药注意事项】 妊娠、哺乳期妇女和青春期以下儿童禁用。

【贮存】 遮光、密闭、干燥处保存。

## 喹诺酮类药物的使用须知

喹诺酮类药物因含有羧基而显酸性，对胃肠道有一定的刺激性，故一般饭后口服较好。因其3位的羧基和4位的酮基极易和金属离子形成配合物，既降低了抗菌活性，又造成体内的金属流失，所以该类药物既不宜和含金属离子的食品或药物同服，儿童、妊娠期妇女和老人也应慎用。

### 盐酸环丙沙星 Ciprofloxacin Hydrochloride

化学名为 1- 环丙基 -6- 氟 -1,4- 二氢 -4- 氧代 -7-（1- 哌嗪基）-3- 喹啉羧酸盐酸盐一水合物，又名环丙氟哌酸。

【性状】 本品为白色至微黄色结晶性粉末；几乎无臭，味苦。本品在醋酸中溶解，乙醇和三氯甲烷中极微溶解，水中几乎不溶。本品性状、稳定性与诺氟沙星相似。

【化学性质】 本品与丙二酸和醋酐反应，溶液显红棕色，可供鉴别。

本品具有机氟化物的反应，可供鉴别。

本品口服的生物利用度为38%～60%，血药浓度较低，临床上多采用静脉滴注。

【作用用途】 临床主要用于敏感性细菌引起的泌尿生殖系统、胃肠道、呼吸系统、皮肤软组织感染以及外科创伤感染等。

【不良反应】 主要为胃肠道反应、中枢神经系症状和过敏反应。

【用药注意事项】 禁用于妊娠、哺乳期妇女和青春期以下儿童；肾功能减退时宜减量；有癫痫病既往史者慎用。

【贮存】 遮光、密闭、干燥处保存。

### 氧氟沙星 Ofloxacin

化学名为（±）- 9- 氟 -2,3- 二氢 -3- 甲基 -10-（4- 甲基 -1- 哌嗪基）-7- 氧代 -7H- 吡啶并 [1,2,3-de]-[1,4] 苯并噁嗪 -6- 羧酸。

【性状】 本品为白色至微黄色结晶性粉末；无臭、味苦；遇光渐变色。水中微溶，三氯甲烷中略溶，冰醋酸或氢氧化钠溶液中易溶。

【化学性质】

本品稳定性与诺氟沙星、环丙沙星相似，遇光色渐变深。

本品具有叔胺结构，与丙二酸和醋酐反应，显红棕色，可用于鉴别。

本品具有机氟化物的鉴别反应。

【作用用途】 临床上主要用于呼吸道、消化系统、生殖系统感染、尿路感染、口腔感染等。但对革兰阳性菌的作用，氧氟沙星显得稍强。口服以氧氟沙星为优。

【不良反应】 类似于诺氟沙星。

【用药注意事项】 类似于诺氟沙星。

【贮存】 遮光、密封保存。

**点滴积累**

1. 喹诺酮类药物结构中 3 位羧基和 4 位酮基是保持抗菌活性必不可少的基团，其他位置引入不同的基团可起到不同的效果。
2. 喹诺酮类药物临床上主要用于泌尿、胃肠道和软组织等感染。

# 第三节　抗结核病药

结核病是由结核分枝杆菌引起的慢性传染性疾病，其中以肺结核最为常见。目前常用的抗结核病药，根据化学结构可分为抗生素类抗结核病药和合成抗结核病药。

## 一、抗生素类抗结核病药物

抗生素类抗结核病药物主要有：氨基糖苷类的链霉素和卡那霉素，利福霉素类的利福平，卷曲霉素等。本节主要介绍利福平。

天然的利福霉素稳定性差，已少在临床上使用。将利福霉素 B 经氧化、水解、还原得到利福霉素 SV，对革兰阴性菌和结核杆菌的作用比利福霉素 B 强，但口服吸收较差。当利福霉素 SV 与 1- 甲基 -4- 氨基哌嗪成腙时，产生了现在临床上使用的半合成衍生物利福平，比利福霉素 SV 强 32 倍。

### 利福平　Rifampicin

化学名为 3-[[（4- 甲基 -1- 哌嗪基）亚氨基] 甲基]- 利福霉素，又名甲哌利福霉素。

【性状】 本品为鲜红色或暗红色结晶性粉末；无臭，无味；易溶于三氯甲烷，溶解于甲醇，几乎不溶于水。

【化学性质】 本品分子结构中含有 1，4- 萘二酚，遇光水溶液易氧化。在碱性条件下易被氧化成醌型化合物。强酸性条件下易分解，即其醛缩氨基哌嗪易在 C=N 处分解，成为缩合前的醛和氨基哌嗪 2 个化合物。在弱酸性下较稳定,故本品酸度应控制在 pH4.0~6.5 范围内。

本品在酸性条件下与亚硝酸钠反应,氧化成醌型化合物,由橙色变为暗红色,可作鉴别。

【作用用途】 本品临床主要用于肺结核及其他结核病,也可用于麻风病或厌氧菌感染。与异烟肼、乙胺丁醇合用有协同作用,可延缓耐药性的产生。

【不良反应】 胃肠道反应最为多见,少数患者可见肝损害。

【用药注意事项】 肝功能严重不全、胆道阻塞者和 3 个月以内妊娠期妇女禁用。

【贮存】 密封,阴暗干燥处保存。

## 二、合成类抗结核病药物

合成抗结核病药物主要包括水杨酸类的对氨基水杨酸钠、异烟肼及其与香草醛缩合得到的衍生物异烟腙(Isoniazone)、盐酸乙胺丁醇等。

对氨基水杨酸钠 Sodium Aminosalicylate

化学名为 4- 氨基 -2- 羟基苯甲酸钠盐二水合物,又名 PAS-Na。

【性状】 本品为白色或类白色的结晶或结晶性粉末;无臭,味甜带咸。本品在水中易溶,乙醇中略溶,乙醚中不溶。

【化学性质】 本品水溶液不稳定,遇光照和受热时,颜色变为淡黄、黄或红棕色。

本品分子结构中含有酚羟基,在稀盐酸溶液中与三氯化铁反应可生成紫红色配合物。

本品分子结构中具有芳香第一胺基,可发生重氮化偶合反应,生成橙红色偶氮化合物。

本品水溶液具有钠盐的特殊反应。

【作用用途】 本品可治疗各种结核病,临床上常与链霉素或异烟肼等合用,以增强疗效和减低耐药性。

【不良反应】 胃肠道反应较常见,少数患者可见胃溃疡及出血、血尿、蛋白尿、肝功损害及粒细胞减少等。

【用药注意事项】 肝肾功能减退者慎用;忌与水杨酸类同服,以免胃肠道反应加重导致胃溃疡的发生;肠溶片可减轻胃肠道反应。

【贮存】 遮光、密闭保存。

异烟肼 Isoniazid

化学名为 4- 吡啶甲酰肼,又名雷米封。

【性状】 本品为无色结晶或白色结晶性粉末;无臭,味微甜后苦。易溶于水,微溶于乙醇，几乎不溶于乙醚。

【化学性质】 本品结构中的酰肼基，在酸或碱性溶液中能水解生成异烟酸和毒性较大的游离肼。光照、重金属、温度、碱性等均能加速本品水解，故常制成片剂或粉针剂使用，粉针剂在使用前现配。

本品结构中的肼基具有还原性，遇氨制硝酸银即放出氮气，并在试管壁生成银镜。

$$\text{（吡啶环-CONHNH}_2) + 4AgNO_3 + H_2O \longrightarrow (\text{吡啶环-COOH}) + 4Ag\downarrow + N_2\uparrow + 4HNO_3$$

本品可与铜离子、铁离子、锌离子等多种金属离子螯合，形成有色螯合物，使本品溶液变色。如与铜离子在酸性条件下生成单分子螯合物，呈红色。

本品因含有吡啶环，与生物碱沉淀剂可以产生沉淀反应，如与碘化铋钾（酸性）作用生成红棕色沉淀。

【作用用途】 本品高效、低毒，临床主要用于治疗各种结核病。由于单独使用易产生耐药性，常与链霉素、对氨基水杨酸钠合用，既有协同作用，又减少结核病菌的抗药性。

【不良反应】 有头痛、眩晕等轻微反应。较大剂量常见外周神经炎、四肢感觉异常、反射消失、肌肉轻瘫和精神失常等。

【用药注意事项】 有癫痫、嗜酒、精神病史者慎用；用药期间，应定期检查肝功能，肝病患者慎用。

【贮存】 遮光、严封保存。

 知识链接

### 异烟肼的使用须知

异烟肼是治疗结核病常用的有效药物，患者服用异烟肼期间，须注意禁食鱼，尤其是含有大量组氨酸的马鲛鱼，否则可能引起严重的不良反应。组氨酸在人的肝脏内被转化成组胺，再由单胺氧化酶予以氧化灭活。异烟肼抑制单胺氧化酶，使组织胺的氧化灭活过程受阻，从而使组织胺蓄积发生中毒反应。

### 盐酸乙胺丁醇 Ethambutol Hydrochloride

化学名为 $[2R, 2[S-(R^*, R^*)]-R]-(+)2, 2'-(1, 2-$ 乙二基二亚氨基 $)-$ 双 -1- 丁醇二盐酸盐。

【性状】 本品为白色结晶性粉末，无臭。略有引湿性，水中极易溶解，乙醇中略溶，几乎不溶于乙醚。

【化学性质】 本品含 2 个手性碳原子，有 3 个旋光异构体，药用品为右旋体，抗菌活性最强。本品水溶液对热稳定，加热120℃ 10分钟不会失活。

本品水溶液在氢氧化钠溶液中与硫酸铜试液反应，充分摇匀，生成深蓝色络合物，此反应可用作本药的鉴别。

【作用用途】 本品主要用于对异烟肼、链霉素有耐药性的各型肺结核和肺外结核。多与利福平或异烟肼等联用治疗。

【不良反应】 常见胃肠道反应，长期大量用药可致视神经炎，偶见过敏反应和肝损害。

【用药注意事项】 治疗期间应定期检查眼底；痛风、视神经炎、肾功能减退等患者慎用。

【贮存】 遮光、密封保存。

**点滴积累**

1. 利福平含有 1,4-萘二酚，容易氧化变质。
2. 对氨基水杨酸钠含有酚羟基，可与三氯化铁反应；含有芳伯氨基，可发生重氮化偶合反应。
3. 异烟肼含有肼基，具有还原性，可发生银镜反应；可与金属离子螯合；能与生物碱鉴别试剂反应显色。
4. 盐酸乙胺丁醇具有 2 个手性碳，临床用其右旋体；可发生铜盐反应。

# 第四节 抗真菌药

真菌感染疾病是危害人类健康的常见疾病之一。按真菌感染机体的部位，真菌感染可分为浅表真菌感染（主要侵犯皮肤、毛发、指甲等）及深部真菌感染（侵犯内脏器官引起炎症）。目前，常见的抗真菌药物有抗生素类抗真菌药和合成抗真菌药两大类。

## 一、抗生素类抗真菌药

抗生素类抗真菌药根据结构特点分为多烯类和非多烯类。

### （一）多烯类抗真菌药

如典型药物两性霉素 B，结构中一般含有亲脂大环内酯环，此环含有 7 个共轭双键的发色团，且连有一个氨基糖。多烯类抗真菌药由于多烯结构稳定性差，可被氧、光、热等迅速破坏，应在无水、中性、遮光、严封、冷藏等条件下保存。

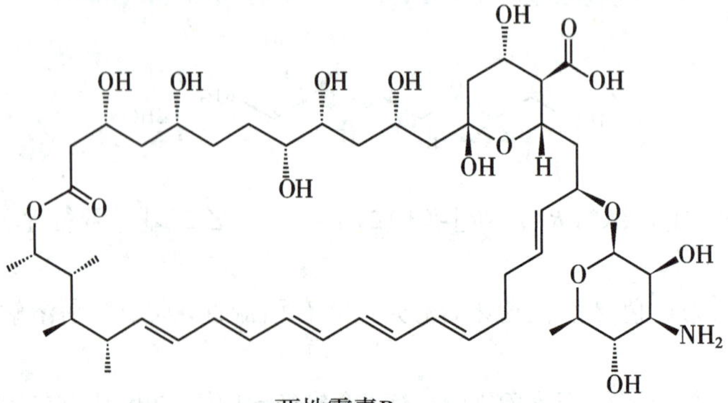

两性霉素B

### （二）非多烯类抗真菌药

主要对浅表性真菌感染有效。如典型药物灰黄霉素，对皮肤真菌有效，但有一定毒性，一般只可外用。

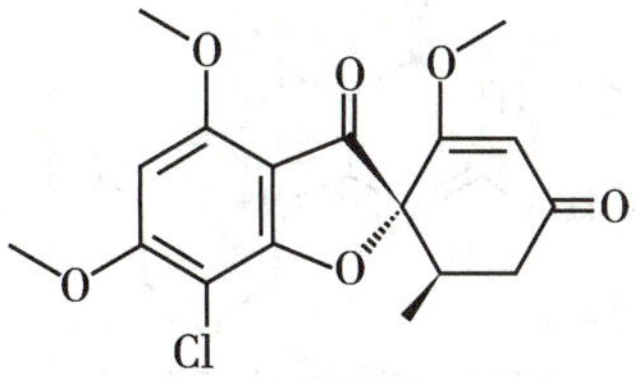

灰黄霉素

## 二、合成抗真菌药

氮唑类抗真菌药为近年发展起来的一类合成抗真菌药。如克霉唑、益康唑、咪康唑等，不仅可以治疗浅表性真菌感染，还可通过口服治疗全身性真菌感染。

### 硝酸益康唑 Econazole Nitrate

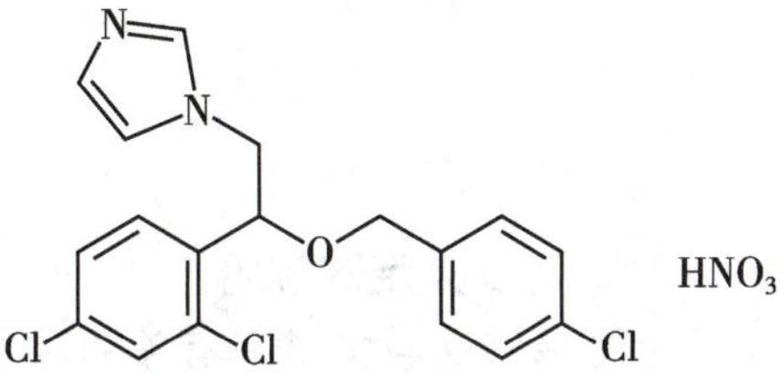

HNO₃

本品为 1-[2，4-二氯-β-(4-氯苄氧基)苯乙基]咪唑硝酸盐。

【性状】 本品为白色或微黄色的结晶或结晶性粉末；无臭。易溶于甲醇，微溶于三氯甲烷，极微溶解于水。熔点为 163～167℃，熔融时同时分解。

【化学性质】 本品与硫酸和二苯胺试液反应，显深蓝色。本品经氧瓶燃烧法破坏后，吸收液显氯化物的鉴别反应。

【作用用途】 本品为广谱抗真菌药，毒副作用小，疗效好。临床主要用于治疗皮肤念珠菌感染和体癣、骨癣、手足癣等各种癣症。

【不良反应】 局部用药时有烧灼感，偶见瘙痒、皮疹等过敏反应。

【用药注意事项】 本品仅作外用，避免接触眼睛。

【贮存】 密封保存。

**点滴积累**

1. 硝酸益康唑可与硫酸和二苯胺反应显深蓝色。
2. 抗真菌药分为抗生素类和合成类抗真菌药。合成类抗真菌药物分为多烯与非多烯类。

# 第五节 抗病毒药

抗病毒药物是指用于预防、缓解和治疗病毒感染性疾病的药物。按化学结构分三类：核苷类、三环胺类、其他类。

### 阿昔洛韦　Acyclovir

化学名为 9-(2-羟乙氧甲基) 鸟嘌呤，又名无环鸟苷。

【性状】　本品为白色结晶性粉末；无臭，无味。本品在乙醚或二氯甲烷中几乎不溶，冰醋酸或热水中略溶；溶于氢氧化钠或碳酸钠试液中。其钠盐可制成注射剂。

【作用用途】　本品为开环核苷类抗病毒药物，是抗疱疹病毒的首选药物。临床广泛用于治疗疱疹性角膜炎、生殖器疱疹、全身性带状疱疹、疱疹性脑炎及病毒性乙型肝炎。

【不良反应】　局部用药有轻度刺激症状，静注有厌食、恶心、头疼和低血压等。

【用药注意事项】　肝功能不全、脑水肿患者、哺乳妇女慎用，妊娠期妇女禁用。

【贮存】　遮光、密封保存。

**知识链接**

#### 齐多夫定的应用

　　齐多夫定为抗病毒药，用于艾滋病或与艾滋病有关的综合症患者及免疫缺陷病毒 (HIV) 感染的治疗齐多夫定是世界上第一个获得美国 FDA 批准生产的抗艾滋病药品，因其疗效确切，成为"鸡尾酒"疗法最基本的组合成分。该品在体外对逆转病毒包括人免疫缺陷病毒 (HIV) 具有高度活性。在受病毒感染的细胞内被细胞胸苷激酶磷酸化为三磷酸齐多夫定，后者能选择性抑制 HIV 逆转酶，导致 HIV 链合成终止从而阻止 HIV 复制。

### 盐酸金刚烷胺　Amantadine Hydrochloride

化学名为三环[3.3.1.13,7]癸烷 -1- 胺盐酸盐。

【性状】　本品为白色结晶性粉末；无臭，味苦。易溶于水或乙醇。

【化学性质】　本品具有生物碱性质，加盐酸成酸性后，再加硅钨酸试液，产生白色沉淀。

【作用用途】　本品为三环胺类抗病毒药，临床主要用于预防和治疗各种流感病毒感染，也可用作抗震颤麻痹药用。

【不良反应】　常见有头痛、兴奋、失眠等中枢神经系统反应以及恶心、呕吐等胃肠道反应。

【用药注意事项】　本品有致畸作用，妊娠、哺乳期妇女禁用。癫痫病及精神病患者禁用。

【贮存】　遮光、密封保存。

**点滴积累**

1. 阿昔洛韦在冰醋酸中略溶,溶于氢氧化钠或碳酸钠试液中,其钠盐可制成注射剂。
2. 盐酸金刚烷胺加硅钨酸,产生白色沉淀

# 第六节 其他类抗感染药

### 甲硝唑 Metronidazole

化学名为 2- 甲基 -5- 硝基咪唑 -1- 乙醇。

【性状】 本品为白色或微黄色的结晶或结晶性粉末;有微臭,味苦而略咸。略溶于乙醇,微溶于水或三氯甲烷,极微溶于乙醚。

【化学性质】 本品加氢氧化钠试液温热后即显紫红色,滴加稀盐酸成酸性后即变成黄色,再滴加氢氧化钠试液则变成橙红色,此反应为芳香硝基化合物的鉴别反应。

本品为含氮杂环化合物,具有弱碱性,加硫酸溶解后,加三硝基苯酚试液,即生成黄色沉淀。

【作用用途】 本品具有抗阿米巴原虫、抗滴虫、抗贾第鞭毛虫、抗厌氧菌等作用,临床广泛用于上述病原微生物引起的感染。

【不良反应】 常见有头疼、恶心、口中金属味和腹泻等,少数出现神经系统症状如肢体麻木、感觉异常等。

【用药注意事项】 服药期间禁酒。肝功能不全者应酌情减量。妊娠期妇女禁用。

【贮存】 遮光、密闭保存。

### 呋喃妥因 Nitrofurantoin

化学名为 1-[[(5- 硝基 -2- 呋喃基)亚甲基]氨基]-2,4- 咪唑烷二酮。

【性状】 本品为黄色结晶性粉末;无臭,味苦;遇光色渐变深。二甲基甲酰胺(DMF)中溶解,丙酮中微溶,乙醇中极微溶解,水或三氯甲烷中几乎不溶。

【化学性质】 本品遇光色渐变深。其水溶液,加氢氧化钠试液,溶液显深橙红色。加氨试液和硝酸银试液,即生成黄色沉淀(与呋喃西林及呋喃唑酮的区别)。

【作用用途】 抗菌谱较广,对大多数革兰阳性菌及阴性菌均有抗菌作用。临床上用于泌尿系统感染,如肾盂肾炎、尿路感染、膀胱炎及前列腺炎等。

【不良反应】 较常见的有恶心、呕吐等胃肠道反应,偶有过敏反应。可引起溶血性贫血、黄疸和周围神经炎。

【用药注意事项】 妊娠、哺乳期妇女及新生儿禁用。
【贮存】 遮光、密封保存。

 **点滴积累**

1. 甲硝唑显芳香性硝基化合物的鉴别反应；与苦味酸反应显黄色。
2. 呋喃妥因加氢氧化钠试液，溶液显深橙红色；加氨试液和硝酸银试液，即生成黄色沉淀。

 **目标检测**

## 一、选择题

### （一）A型题（单项选择题）

1. 具有多烯结构的抗生素类抗真菌药的是（　　）

　　A. 硫酸链霉素　　　　　　　B. 利福平　　　　　　　　　C. 对氨基水杨酸钠

　　D. 灰黄霉素　　　　　　　　E. 两性霉素B

2. 复方新诺明由下列哪组药物组成（　　）

　　A. 磺胺嘧啶、甲氧苄啶　　　　　　　　　B. 磺胺嘧啶、磺胺甲噁唑

　　C. 磺胺异噁唑、甲氧苄啶　　　　　　　　D. 磺胺甲噁唑、甲氧苄啶

　　E. 磺胺多辛、甲氧苄啶

3. 具有下面化学结构的药物是（　　）

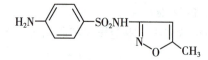

　　A. 磺胺嘧啶　　　　　　　B. 磺胺甲噁唑　　　　　　　C. 磺胺醋酰钠

　　D. 磺胺多辛　　　　　　　E. 甲氧苄啶

4. 加入氨制硝酸银试液，在管壁有银镜生成的是（　　）

　　A. 硫酸链霉素　　　　　　　B. 异烟肼　　　　　　　　　C. 盐酸乙胺丁醇

　　D. 利福平　　　　　　　　　E. 对氨基水杨酸钠

5. 呈铜盐反应，生成黄绿色沉淀，放置后变成紫色的是（　　）

　　A. 磺胺嘧啶　　　　　　　B. 磺胺甲噁唑　　　　　　　C. 磺胺异噁唑

　　D. 磺胺多辛　　　　　　　E. 甲氧苄啶

6. 在喹诺酮类抗菌药的构效关系中，必需基团是（　　）

　　A. 8位有哌嗪　　　　　　　　　　　　B. 2位有羰基，3位有羧基

　　C. 1位有乙基，2位有羧基　　　　　　D. 5位有氟

　　E. 3位有羧基，4位有酮基

7. 异烟肼因保存不当使其毒性增大的原因是（　　）

　　A. 水解生成异烟酸和游离肼，异烟酸使毒性增大

　　B. 遇光氧化生成异烟酸，使毒性增大

　　C. 遇光氧化生成异烟酸铵和氮气，异烟酸铵使毒性增大

D. 水解生成异烟酸铵和氮气，异烟酸铵使毒性增大

E. 水解生成异烟酸和游离肼，游离肼使毒性增大

8. 磺胺类药物的作用机制为（　　）

A. 阻止细菌细胞壁的形成　　　　　　B. 抑制二氢叶酸合成酶

C. 抑制二氢叶酸还原酶　　　　　　　D. 干扰 DNA 的复制与转录

E. 抑制前列腺素的生物合成

9. 呈铜盐反应，生成草绿色沉淀的是（　　）

A. 磺胺嘧啶　　　　　B. 磺胺甲噁唑　　　　　C. 磺胺异噁唑

D. 磺胺多辛　　　　　E. 甲氧苄啶

**（二）X 型题（多项选择题）**

10. 具有下面化学结构的药物，应有的性质是（　　）

$$H_2N\text{—}\bigcirc\text{—}SO_2NH\text{—}[异噁唑]\text{—}CH_3$$

A. 具有芳香第一胺反应　B. 遇光易氧化变色　　C. 能溶于稀硫酸

D. 能溶于氢氧化钠试液　E. 呈铜盐反应，生成草绿色沉淀

11. 下列药物具有酸碱两性性质的是（　　）

A. 链霉素　　　　　　　B. 乙胺丁醇　　　　　C. 磺胺嘧啶

D. 诺氟沙星　　　　　　E. 异烟肼

12. 下列叙述正确的是（　　）

A. 甲氧苄啶可作为抗菌药使用

B. 异烟肼水解产物具有氧化性

C. 氟康唑为合成类抗真菌药

D. 利福平为氨基糖苷类抗结核病药

E. 喹诺酮类药物的8位引入氟原子会导致光毒性增加

## 二、填空题

1. 磺胺类药物分子中有_____，呈弱碱性；有磺酰胺基，显_____性。

2. 利福平为_____色的结晶性粉末，加盐酸溶解后，遇_____溶液，即由橙色变为_____。

3. 异烟肼在酸性或碱性的条件下，可水解生成_____和_____，游离肼使_____增加，变质后的异烟肼不可再供药用。

## 三、简答题

1. 简述喹诺酮类药物的构效关系。

2. 喹诺酮类药物按照发展历史来看，可分成几代，每一代各举一个代表药物。

## 四、名词解释

抗病毒药物

（庞谢辉）

# 第十三章　抗生素类药

## 学习目标

1. 掌握 β- 内酰胺类抗生素的稳定性和过敏反应，掌握青霉素、氨苄西林、阿莫西林、头孢噻吩钠、头孢氨苄、头孢噻肟钠、红霉素的结构特点、理化性质、作用用途、不良反应、用药注意事项和贮存保管；
2. 熟悉大环内酯类抗生素的分类，熟悉链霉素、庆大霉素、四环素、氯霉素的的结构特点、理化性质及作用用途；
3. 了解抗生素的发展和分类；
4. 学会合理应用常用抗生素类药物。

## 导学情景

**情景描述：**

小陈家里有个亲戚的小孩才 4 岁半，小陈每次回家都看见小孩的妈妈给小孩吃四环素这样一类的药物，小陈觉得有些不妥。为此，小陈回到学校向老师咨询，这样做的用法到底行嘛？

**学前导语：**

用药指导是今后药剂工作的重要内容，从药物基本知识，到药品的合理使用，都要求我们药剂专业的学生打好扎实的基础。本章就带领大家学习抗生素类药物相关知识，掌握该类药基本的使用技能。

## 第一节　概　　述

抗生素是某些微生物的代谢产物或合成的类似物，能强力抑制各种病原微生物的生长和存活，而对宿主不会产生严重的毒性。抗生素种类繁多，在临床应用上，大多数抗生素是抑制病原菌的生长，用于治疗细菌感染性疾病。此外，某些抗生素还具有抗肿瘤、抗立克次体、滤过性病毒、螺旋体、阿米巴感染，甚至有些还具有免疫抑制和刺激植物生长作用。

抗生素的主要来源是生物合成（发酵），也可以通过化学全合成和半合成方法制得。半合成抗生素是在生物合成抗生素的基础上发展起来的,针对生物合成抗生素在化学稳定性、毒副作用、抗菌谱等存在的问题,通过结构改造,旨在增加稳定性,降低毒副作用,扩大抗菌谱,减少耐药性,改善生物利用度和提高治疗效果或为了改变用药途径。

抗生素按化学结构可分为:

(1) β- 内酰胺类抗生素(如青霉素、头孢菌素等);

(2) 氨基糖苷类抗生素(如庆大霉素、阿米卡星等);

(3) 大环内酯类抗生素(如红霉素、麦迪霉素等);

(4) 四环素类抗生素(如四环素、多西环素等);

(5) 氯霉素类抗生素(如氯霉素、甲砜霉素等);

(6) 其他类抗生素(如磷霉素、万古霉素、抗结核病抗生素及抗真菌类抗生素等)。

抗生素杀菌作用有 4 种主要机制:

(1) 抑制细菌细胞壁的合成:抑制细胞壁的合成会导致细菌细胞破裂死亡,以这种方式作用的抗菌药物包括青霉素类和头孢菌素类。由于哺乳动物的细胞没有细胞壁,故此类抗生素的毒性较小。

(2) 与细胞膜的相互作用:一些抗生素与细菌的细胞膜相互作用而影响膜的渗透性,使菌体内蛋白质、核苷酸和氨基酸等重要物质外漏,导致细胞死亡。以这种方式作用的抗生素有多黏菌素和短杆菌素。

(3) 干扰蛋白质的合成:干扰蛋白质的合成意味着细胞存活必需的酶不能被合成。以这种方式作用的抗生素有大环内酯类、氨基糖苷类、四环素类和氯霉素。

(4) 抑制核酸的转录和复制:抑制核酸的功能阻止了细胞分裂和所需酶的合成。以这种方式作用的抗生素包括利福平。

**点滴积累**

1. 抗生素按照化学结构可分为 6 大类,其为次级代谢产物。

2. 抗生素主要有抑制细菌细胞壁的合成等四种作用机制。

## 第二节 β- 内酰胺类抗生素

β- 内酰胺类抗生素是指分子结构中含有 β- 内酰胺环的抗生素。β- 内酰胺环是该类抗生素发挥生物活性的必需基团,在和细菌作用时,β- 内酰胺类环与细菌发生酰化作用,抑制细菌的生长。β- 内酰胺类环抗生素主要包括青霉素类、头孢菌素类、单环 β- 内酰胺类、碳青霉烯类、头霉素类。在本节中,主要介绍前面两种。

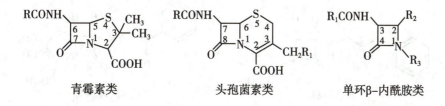

青霉素类　　　　头孢菌素类　　　　单环β-内酰胺类

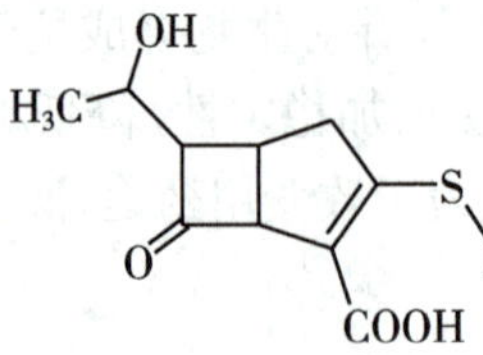

碳青霉烯类 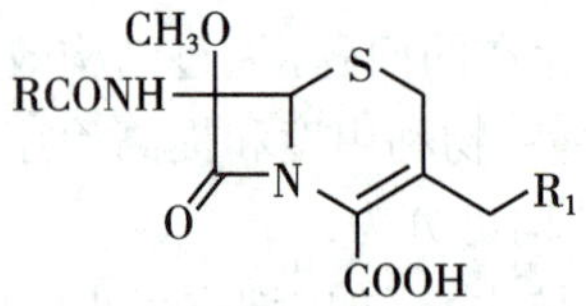　　　　　　　头霉素类

从以上基本结构分析，β-内酰胺类抗生素的结构具有以下特点：

1．都具有一个四元的β-内酰胺环，除了单环β-内酰胺类外，四元环通过N原子和邻近的第三个碳原子与第二个五元环或六元环相稠合，青霉素的稠合环是氢化噻唑环，头孢菌素的稠合环是氢化噻嗪环。

2．除了单环β-内酰胺类外，与N相邻的碳原子（2位）连有一个羧基。

3．β-内酰胺环羰基的邻位有一个酰胺基。

## 一、β-内酰胺类抗生素的发展和基本结构

### （一）青霉素类

青霉素是霉菌属的青霉菌所产生的一类结构相似的抗生素，其中以青霉素（青霉素G）作用最强，其钠盐、钾盐、普鲁卡因盐为治疗革兰阳性菌感染的首选药物。其结构由6-氨基青霉烷酸和酰基侧链构成。1940年青霉素作为药品上市，开创了抗生素药物的新纪元。

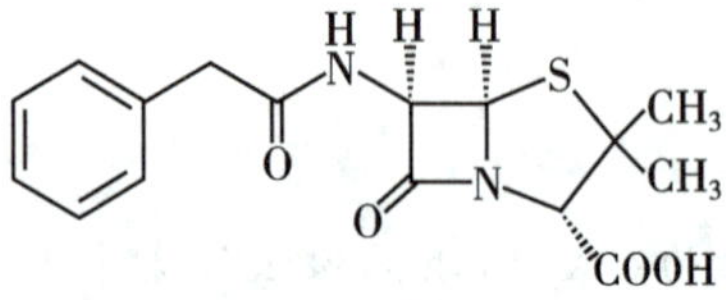

青霉素G

青霉素G毒性低，对革兰阳性菌疗效好，但在使用过程中，逐渐暴露了一些缺点，如抗菌谱窄，不耐酶而易产生耐药性，对酸不稳定，不能供口服。为克服这些缺点，利用从青霉素发酵液中分离得到的6-氨基青霉烷酸（6-APA），以其为原料，接上各种6-酰胺基侧链，制得具有耐酸、耐酶或广谱抗菌作用的半合成青霉素。

青霉素V是产生青霉素G的同一种青霉菌所产生的一类结构相似的抗生素，虽然抗菌活性较低，但不易被胃酸破坏，可以口服。人们合成了一些耐酸青霉素，如非奈西林、阿度西林，也不易被胃酸破坏，可以口服。

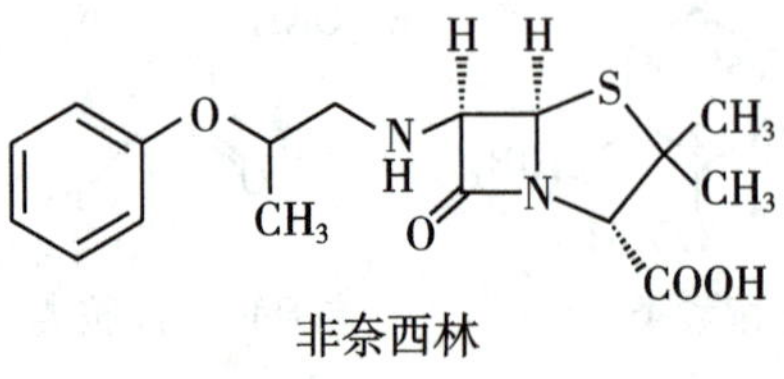

非奈西林 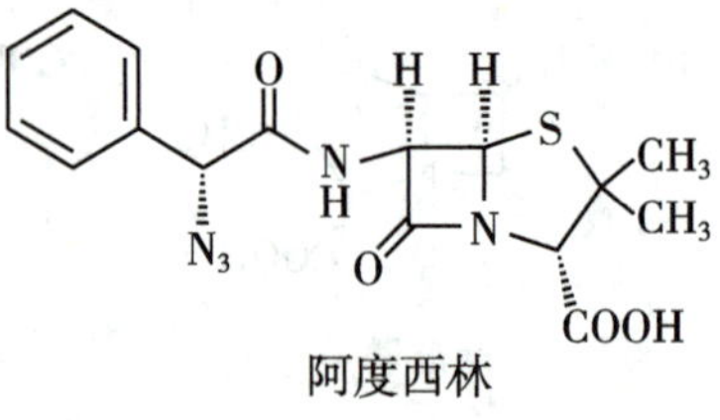　　　　　　　　阿度西林

**知识链接**

### 青霉素

在 1928 年夏，弗莱明的一次实验意外发现了青霉素。然而遗憾的是弗莱明一直未能找到提取高纯度青霉素的方法，于是他将青霉菌菌株一代代地培养，并于 1939 年将菌种提供给病理学家弗洛里和生物化学家钱恩，后两者终于用冷冻干燥法提取了青霉素晶体。到 1944 年，青霉素已用于治疗第二次世界大战期间所有参战的盟军士兵。1945 年，弗莱明、弗洛里和钱恩因"发现青霉素及其临床效用"而共同荣获了诺贝尔生理学或医学奖。

在改造青霉素的过程中发现三苯甲基青霉素对 β- 内酰胺酶非常稳定，考虑到三苯甲基有较大的空间位阻，可以阻止药物与酶的活性部位作用，保护 β- 内酰胺环。后来发现异噁唑类青霉素不仅耐酶而且耐酸，被认为是半合成青霉素的一大进展，如苯唑西林是第一个耐酶耐酸的青霉素，口服、注射均可。

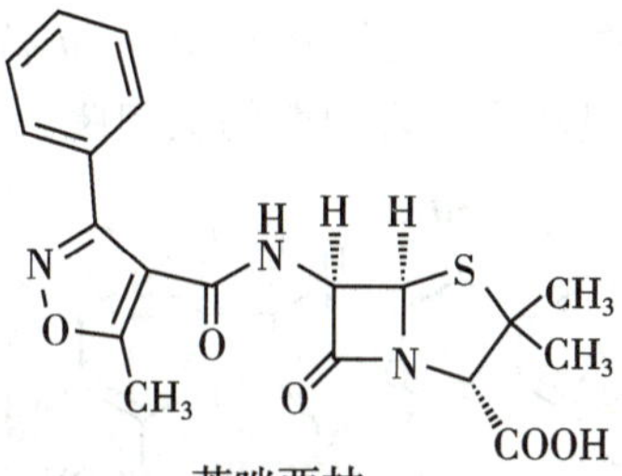

苯唑西林

广谱的半合成青霉素的发现源自于对天然青霉素 N 的研究。人们从头孢霉菌发酵液中分离得到青霉素 N，发现青霉素 N 对革兰阳性菌的作用远低于青霉素 G，但对革兰阴性菌的效用则优于青霉素 G。它的结构特点是侧链上含有 D-α- 氨基己二酸单酰胺，进一步的研究表明，青霉素 N 的侧链极性基团氨基是产生对革兰阴性菌活性的重要基团。在此基础上，合成了一系列侧链带有氨基的半合成青霉素，如阿莫西林，对革兰阳性和阴性菌都有强效。

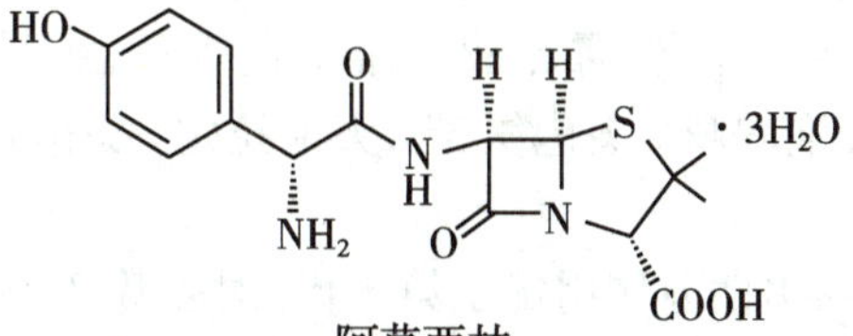

阿莫西林

**课堂互动**

耐酸、耐酶及广谱青霉素类药物各具有什么结构特点和作用特点？

### （二）头孢菌素类

头孢菌素又称先锋霉素。天然的头孢菌素 C 是由与青菌素近缘的头孢菌属的真菌所产生的抗生素。其结构由 D-α- 氨基己二酸和 7- 氨基头孢烷酸（7-ACA）缩合而成。

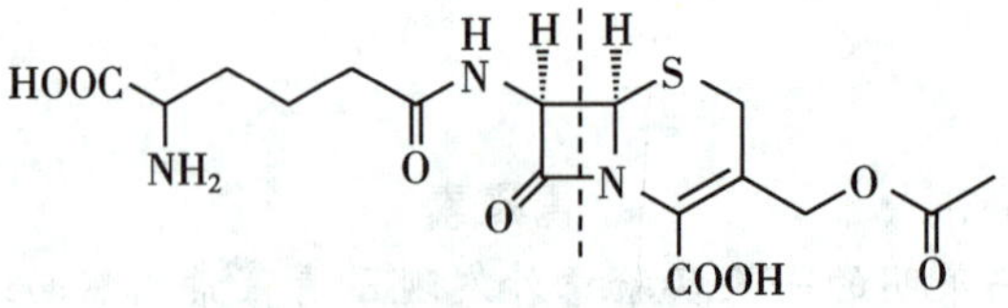

**头孢菌素C**

7-氨基头孢烷酸是抗菌活性的基本母核，主要由β-内酰胺环与氢化噻嗪环并合而成。与青霉素相比，头孢菌素C更稳定，具有耐酸、耐酶、毒性小等优点，但抗菌活性低，是因为7位侧链上的D-α-氨基己二酸亲水性过强。若用亲脂性取代基替代，在3位上保留乙酰氧基（或引入杂环）得到头孢噻吩，抗菌活性更强。

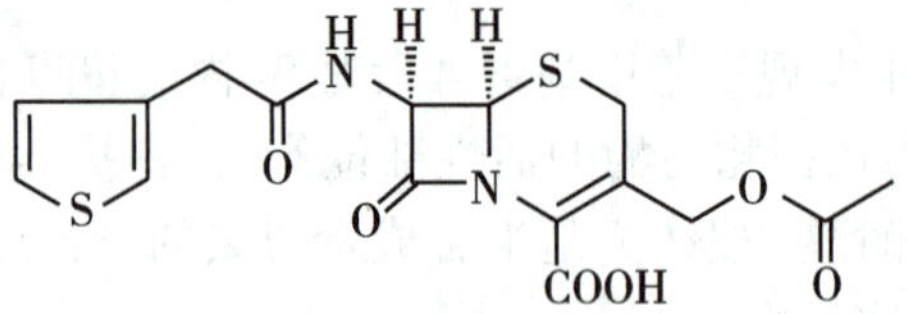

**头孢噻吩**

根据半合成青霉素改造的经验，在侧链酰胺的α位上引入亲水性基团—$SO_3H$、—$NH_2$、—COOH，成功地获得一些广谱、可口服的头孢菌素，如头孢氨苄等。

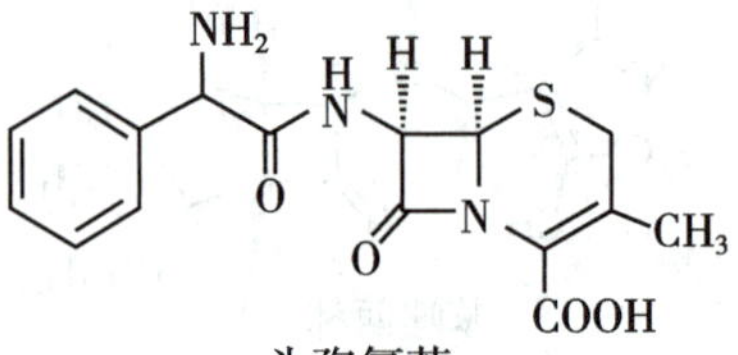

**头孢氨苄**

进一步研究发现，在7位的侧链上，引入顺式的甲氧肟基，可以增加药物对β-内酰胺酶稳定性，如头孢呋辛；引入2-氨基噻唑基团，可以增加药物与细菌青霉素结合蛋白的亲和力，使药物具有耐酶和广谱的优点，如头孢噻肟等。后又合成与头孢噻肟无交叉过敏反应的头孢他啶。

半合成头孢菌素发展迅速，具有抗菌谱广，活性强，毒副作用低的优点。自20世纪60年代以来，已经发展出四代：

第一代头孢菌素主要用于耐青霉素酶的金葡菌等革兰阳性球菌感染及部分革兰阴性菌感染。代表药物有头孢唑啉、头孢氨苄、头孢拉定、头孢羟氨苄、头孢噻吩、头孢匹林等。

第二代头孢菌素对革兰阴性菌作用优于第一代，对多数β-内酰胺酶稳定。代表药物有头孢呋辛、头孢克洛、头孢孟多、头孢尼西等。

第三代头孢菌素在结构上与第一、第二代有显著差别，此类药物抗菌谱更广，对革兰阴性菌产生的β-内酰胺酶高度稳定，对革兰阴性菌作用更强，部分药物对铜绿假单胞菌活性较强，但对革兰阳性菌不如第一代。代表药物有头孢噻肟、头孢他啶、头孢哌酮、头孢唑肟、头孢曲松、头孢克肟等，是目前临床应用最广泛的头孢类抗生素。

第四代头孢菌素与第三代比较，第四代头孢菌素对β-内酰胺酶更为稳定，穿透力强，抗菌活性更强，尤其对金葡菌等革兰阳性球菌。代表药物有头孢匹罗、头孢匹肟、头孢唑兰、头孢喹肟等。

## 二、β- 内酰胺类抗生素的稳定性

β- 内酰胺类抗生素的稳定性与 β- 内酰胺环有着密切关系。由于 β- 内酰胺环的羰基与 N1 上的未用电子对不能共轭，所以易受到亲电性或亲核性试剂的进攻，使 β- 内酰胺环破坏而失去活性。

### （一）分解反应

β- 内酰胺类抗生素在酸、碱条件下或 β- 内酰胺酶存在下，均易发生水解和分子重排，使 β- 内酰胺环破裂。如青霉素遇酸，随着溶液 pH 不同，生成青霉二酸或青霉烯酸；加热，进一步分解生成青霉醛和 D- 青霉胺。青霉素如遇碱或特异性酶（青霉素酶），β- 内酰胺环首先破裂，分解为青霉酸；如加氯化汞溶液或加热，也可进一步分解生成 D- 青霉胺和青霉醛。

头孢菌素类抗生素是由 β- 内酰胺环和氢化噻嗪六元环并合而成，由于氢化噻嗪环的张力比青霉素分子中的氢化噻唑小，且 C2 和 C3 位双键可与 β- 内酰胺环上氮原子未共用的电子对共轭，因此头孢菌素类比青霉素类稳定。

### （二）聚合反应

β- 内酰胺类抗生素在生产过程中，如制钠盐、冷冻或喷雾干燥时，易引起 β- 内酰胺环开裂，发生分子间聚合反应，形成高分子聚合物，如青霉素。

β- 内酰胺类抗生素的侧链若含有一个游离氨基，可直接进攻 β- 内酰胺环的羰基，发生分子间聚合，聚合反应较青霉素更为容易发生，如氨苄西林。

## 三、β- 内酰胺类抗生素的过敏反应

青霉素的过敏反应非常普遍。引起过敏反应的基本物质有两种，一种是外源性的，可通过纯化方法除去青霉噻唑蛋白，减少其含量而降低过敏反应的发生率。另一种是内源性过敏原，即一些青霉素分解产物的高聚物。青霉素的 β- 内酰胺环开环后所产生的衍生物，会形成二聚、三聚、四聚和五聚体，聚合程度越高，过敏反应越强。青霉素会发生交叉过敏，对其中一种青霉素过敏，对其他青霉素也会过敏。目前一致公认，青霉素过敏反应中主要抗原决定簇是青霉素分子中 β- 内酰胺环打开后形成的青霉噻唑基，由于各种不同的青霉素都能形成含有相同的抗原决定簇，所以极易发生交叉过敏。

头孢菌素的过敏反应发生率低，其过敏原的主要抗原决定簇是 7- 位侧链为主的衍生物。头孢菌素水解或氨解时，分子结构会发生较大变化，不能形成一个稳定的以 7-ACA 为核心的头孢噻嗪，缺乏共同的抗原决定簇，不易发生交叉过敏。头孢菌素之间，头孢菌素和青霉素之间发生交叉过敏，取决于是否有相同的或相似的 7 位（6 位）侧链。

单环 β- 内酰胺类抗生素的过敏反应性较青霉素低。

## 四、β- 内酰胺酶抑制剂

细菌对青霉素和头孢菌素产生耐药性的主要原因是 β- 内酰胺酶的生成，这种酶可作用于所有 β- 内酰胺类具有特征性的四元环上，水解 β- 内酰胺环的酰胺键，生成没有抗菌活性的酸性物。研究耐酶的药物及 β- 内酰胺酶抑制剂，是一个重要研究方向。本类药物对 β- 内酰胺酶具有很强的抑制作用，按化学结构分为：氧青霉烷类和青霉烷砜类两类。

### （一）氧青霉烷类

克拉维酸属于氧青霉烷类，又称棒酸。它是第一个用于临床的"自杀性"的 β- 内酰胺酶

抑制剂。其作用机制是能与 β- 内酰胺酶的催化中心进行反应，形成的酰化酶难以水解，使 β- 内酰胺酶失活。克拉维酸抗酶性强，对 G⁺ 和 G⁻ 菌产生的 β- 内酰胺酶均有效。单用克拉维酸抗菌活性弱，与青霉素类药物联用可增强疗效：其钾盐与阿莫西林组成复方制剂（奥格门汀），可使阿莫西林增效 130 倍，可使头孢菌素类增效 2～8 倍。克拉维酸不稳定，碱性条件下易降解。

克拉维酸

### （二）青霉烷砜类

舒巴坦

舒巴坦临床上应用其钠盐，具有青霉烷酸的基本结构，将 S 氧化成为砜得到。舒巴坦是广谱抑制剂，作用机制与克拉维酸相似，不可逆竞争性 β- 内酰胺酶抑制剂，其抑酶活性比克拉维酸稍差。口服吸收差，一般静脉给药，稳定性良好。

## 五、典型药物

青霉素是第一个用于临床的抗生素，由青霉菌等的培养液中分离而得。游离的青霉素是一个有机酸（$pK_a$ 2.65～2.70），不溶于水，可溶于有机溶剂（乙酸丁酯）。临床上常用其钠盐，以增强其水溶性。

### 青霉素钠　Benzylpenicillin Sodium

化学名为 (2S, 5R, 6R)-3, 3- 二甲基 -6-(2- 苯乙酰氨基)-7- 氧代 -4- 硫杂 -1- 氮杂双环 [3.2.0] 庚烷 -2- 甲酸钠盐。

【性状】　本品为白色结晶性粉末；无臭或微有特异性臭；有引湿性；遇酸、碱或氧化剂等即迅速失效，水溶液在室温放置易失效。在水中极易溶解，在乙醇中溶解，在脂肪油或液状石蜡中不溶。

【化学性质】　本品干燥时较稳定，可在室温保存。水溶液在室温下放置易失效，故常制成粉针剂，临用前用灭菌注射用水溶解后供药用。

本品在酸性条件下不稳定，分解为青霉二酸，该化合物为不溶于水的白色沉淀，但溶于有机溶剂。

本品在碱性条件下与羟胺反应，β- 内酰胺环破裂生成羟肟酸，后者在酸性溶液中与 Fe³⁺

生成酒红色配合物。

【作用用途】 青霉素钠适用于敏感细菌所致的感染,如猪丹毒、炭疽、气肿疽、恶性水肿、放线菌病、坏死杆菌病、牛肾盂肾炎、钩端螺旋体病及乳腺炎、子宫炎、肺炎、败血症等。

【不良反应】

1. 过敏反应轻者引起过敏性皮炎,重者可致死亡。严重过敏现象往往出现在作皮试或注射十几分钟内。患者首先感到气憋,浑身哆嗦以至抽搐,头晕,头痛,呼吸困难,发绀,面色苍白,手脚发凉,血压急骤下降,脉博快、细而弱,如抢救不及时,常会因呼吸循环衰竭而死亡。

2. 赫氏反应在治疗螺旋体感染初期,出现症状加重现象,表现为全身不适、寒战、发热、肌肉痛、心跳加快等症状。

【用药注意事项】 用药前必须做过敏试验。大剂量使用本品时应定期检测电解质。

【贮存】 严封,在阴凉干燥处保存。

## 氨苄西林 Ampicillin

化学名为(2S,5R,6R)-3,3- 二甲基 -6-[(R)-2- 氨基 -2- 苯乙酰胺基]-7- 氧代 -4- 硫杂 -1- 氮杂双环[3.2.0]庚烷 -2- 甲酸三水化合物。

【性状】 本品为白色结晶性粉末,味微苦,不溶于三氯甲烷、乙醚或不挥发油,在稀酸或稀碱液中溶解;比旋度为 +280°～+305°(2.5mg/ml 水溶液)。

【化学性质】 本品具有 α- 氨基酸性质,与茚三酮作用显紫色,加热后显红色。具有肽键结构,可发生双缩脲反应开环,使酒石酸铜还原显紫色。

【作用用途】 本品口服、注射均可,但口服吸收不完全,注射一般制成粉针。主要用于肠球菌、痢疾杆菌、伤寒杆菌、大肠杆菌和流感杆菌等引起的感染,如呼吸道感染、心内膜炎、脑膜炎、败血症和伤寒等。

【不良反应】 本品不良反应与青霉素相仿,以过敏反应较为常见。皮疹是最常见的反应,多发生于用药后 5 天,呈荨麻疹或斑丘疹;亦可出现间质性肾炎;过敏性休克偶见,一旦发生,必须就地抢救,予以保持气道畅通、吸氧及给予肾上腺素、糖皮质激素等治疗措施。粒细胞和血小板减少偶见于应用氨苄西林的患者。

【用药注意事项】 应用本品前须详细询问药物过敏史并进行青霉素皮肤试验。

【贮存】 遮光,严封,在干燥处保存。

## 阿莫西林 Amoxicillin

化学名为(2S,5R,6R)-3,3- 二甲基 -6-〔(R)-(-)-2- 氨基 -2-(4- 羟基苯基)乙酰氨基〕-7- 氧代 -4- 硫杂 -1- 氮杂双环[3.2.0]庚烷 -2- 甲酸三水合物。

【性状】 本品为白色或类白色结晶性粉末，味微苦；微溶于水，几乎不溶于乙醇；比旋度为 +290°～+310°（1mg/ml 水溶液）。

【化学性质】 本品分子中含有酸性的羧基、弱酸性的酚羟基、碱性的氨基，故呈酸碱两性。本品的水溶液在 pH6 时比较稳定，但在一定条件下也会发生降解反应和聚合反应。若有磷酸盐、二乙醇胺及糖类等存在时，也能发生分子内成环反应，生成 2，5- 吡嗪二酮衍生物。

【作用用途】 本品的抗菌谱与氨苄西林相同，临床上主要用于敏感菌所致泌尿系统、呼吸系统、胆道等的感染，口服吸收较好。

【不良反应】 恶心、呕吐、腹泻及假膜性肠炎等胃肠道反应。皮疹、药物热和哮喘等过敏反应。偶见兴奋、焦虑、失眠、头晕以及行为异常等中枢神经系统症状。

【用药注意事项】 有哮喘、枯草热等过敏性疾病史者以及老年人和肾功能严重损害时可能须调整剂量，慎用。疗程较长患者应检查肝、肾功能和血常规。

【贮存】 遮光，密封保存。

### 头孢噻吩钠 Cefalotin Sodium

化学名为（6R，7R）-3-〔（乙酰氧基）甲基〕-7-〔2-（2- 噻吩基）乙酰氨基〕-8- 氧代 -5- 硫杂 -1- 氮杂双环[4．2．0]辛 -2- 烯 -2- 甲酸钠盐。

【性状】 本品为白色或类白色结晶性粉末，几乎无臭；易溶于水，微溶于乙醇，不溶于三氯甲烷和乙醚；比旋度为 +124°～+134°（10mg/ml 水溶液）。

【化学性质】 本品显钠盐鉴别的反应。

【作用用途】 本品为第一代头孢菌素，抗菌谱广，对革兰阳性菌的活性较强，本品适用于耐青霉素金葡菌（甲氧西林耐药者除外）和敏感革兰阴性杆菌所致的呼吸道感染、软组织感染、尿路感染、败血症等。

【不良反应】 恶心、呕吐、腹泻和腹部不适等胃肠道不良反应。

【用药注意事项】 本品与氨基糖苷类不可同瓶滴注。

【贮存】 严封，在阴暗干燥处保存。

### 头孢氨苄 Cefalexin

化学名为（6R，7R）-3- 甲基 -7-[（R）-2- 氨基 -2- 苯乙酰氨基]-8- 氧代 -5- 硫杂 -1- 氮杂双环[4.2.0]辛 -2- 烯 -2- 甲酸一水合物。

【性状】 本品为白色或微黄色结晶性粉末，微臭；微溶于水，不溶于乙醇、三氯甲烷或乙醚；比旋度为 +144°～+158°（5mg/ml 水溶液）。

【化学性质】 本品与含硝酸的硫酸溶液混合，可被氧化而显黄色。

【作用用途】 本品为第一代半合成口服头孢菌素，给药方便，口服吸收良好。对呼吸道、扁桃体、咽喉炎、脓毒症有效,对尿路感染有特效。

【不良反应】 恶心、呕吐、腹泻和腹部不适较为多见。皮疹、药物热等过敏反应,偶可发生过敏性休克。

【用药注意事项】 在应用本品前须详细询问患者对头孢菌素类、青霉素类及其他药物过敏史,有青霉素类药物过敏性休克史者不可应用本品。本品主要经肾排出,肾功能减退患者应用本品须减量。

【贮存】 遮光,密封,在阴暗处保存。

### 头孢噻肟钠 Cefotaxime Sodium

$$H_3C-O-N=C(-C(=O)-NH- \cdots S \cdots) \quad S \quad O-C(=O)-CH_3, \quad COONa, \quad NH_2$$

化学名为(6R,7R)-3-[(乙酰氧基)-甲基]-7-[(2-氨基-4-噻唑基)-(甲氧亚氨基)乙酰氨基]8-氧代-5-硫杂-1-氮杂双环[4.2.0]辛-2-烯-2-甲酸钠盐。

【性状】 本品为白色或类白色、或微黄色结晶;无臭或微有特殊臭;易溶于水,微溶于乙醇,不溶于三氯甲烷;比旋度为 +56°～+64°(10mg/ml 水溶液)。

【化学性质】 本品结构中的甲氧肟基通常是顺式构型,顺式异构体的抗菌活性是反式异构体的 40～100 倍。在光照的情况下,顺式异构体会向反式异构体转化,其钠盐水溶液在紫外光照射下 45 分钟,有 50% 转化为反式异构体,4 小时后,可达到 95%。

【作用用途】 本品为第三代半合成头孢菌素,对革兰阴性菌的作用更强,适用于敏感细菌所致的肺炎及其他下呼吸道感染、尿路感染、脑膜炎、败血症、腹腔感染、盆腔感染、皮肤软组织感染、生殖道感染、骨和关节感染等。头孢噻肟钠可以作为小儿脑膜炎的选用药物。

【不良反应】 有皮疹和药物热、静脉炎、腹泻、恶心、呕吐、食欲缺乏等。偶见头痛、麻木、呼吸困难和面部潮红。

【用药注意事项】 用药前须进行过敏试验。

【贮存】 严封,在阴暗干燥处保存。

 **点滴积累**

1. β-内酰胺类抗生素主要包括青霉素类和头孢菌素类抗生素。
2. β-内酰胺类抗生素的稳定性主要讲述它的分解反应和聚合反应。
3. β-内酰胺类抗生素的结构特点是具有 β-内酰胺环。

# 第三节 氨基糖苷类抗生素

## 一、氨基糖苷类抗生素的发展

氨基糖苷类抗生素是由链霉菌、小单胞菌及放线菌产生的抗生素,其结构均是由氨基糖（单糖或双糖）与氨基环醇形成的碱性苷。

第一个氨基糖苷类抗生素是 1944 年发现的链霉素，这一结构系从链霉菌分泌物中分离获得，主要应用于对结核病的治疗。链霉素有比较严重的耐药性问题，且会损害第八对脑神经造成耳聋，对链霉素的结构改造一直以来都是研究的课题，但始终没有成功的案例。

1957 年，人们从卡那霉素链霉菌中提取出卡那霉素，用于治疗革兰阴性菌感染。为了解决卡那霉素耐药菌株的问题，人们在卡那霉素的基础上进行结构改造，开发了阿米卡星、妥布霉素等新药。

1963 年，人们从小单孢菌发酵液中分离了庆大霉素，这是一种氨基糖苷类物质的混合物，有较好的抗革兰阴性菌和相对低的毒性，应用比较广泛。

20 世纪 70 年代，人们又从链霉菌中提取出了新霉素、核糖霉素等新的氨基糖苷类抗生素，这些新药虽然抗菌活性没有此前发现的药物高，但是耳毒性和肾毒性却大大降低，比较早的氨基糖苷类药物更加安全。

## 二、典型药物

### 硫酸链霉素　Streptomycin Sulfate

化学名为 O-2- 甲氨基 -2- 脱氧 -a-L- 葡吡喃糖基 -(1 → 2)-O-5- 脱氧 -3-C- 甲酰基 -a-L- 来苏呋喃糖基 -(1 → 4)-$N^1$, $N^3$- 二脒基 -D- 链霉胺硫酸盐。

【性状】 本品为白色或类白色粉末，无臭或几乎无臭，味微苦；有引湿性；易溶于水，不溶于乙醇或三氯甲烷。

【化学性质】 本品的干燥品在室温条件下稳定，潮解后易变质。过酸或过碱均能水解失效，一般以 pH5.0～7.5 时最稳定。

本品在酸性条件下水解，生成链霉胍和链霉双糖胺，后者进一步水解生成链霉糖和 N-甲基 -L- 葡萄糖胺。

本品在碱性条件下水解产生的链霉糖经脱水重排，生成麦芽酚，麦芽酚与 $Fe^{3+}$ 作用生成紫红色配合物。此为麦芽酚反应。

本品加氢氧化钠试液，水解生成的链霉胍与 8- 羟基喹啉的乙醇溶液和次溴酸钠试液反应生成橙红色化合物。此为坂口反应。

【作用用途】 本品对结核杆菌的抗菌作用很强，治疗各种结核病，但易产生耐药性，须与其他抗结核药联用。链霉素的缺点是易产生耐药性；对第八对神经产生特有的损害，严重的可引起永久性耳聋；对肾脏也有毒性。

【不良反应】

1. 耳毒性　前庭功能损害，有眩晕、恶心、呕吐、眼球震颤和平衡障碍。

2. 肾毒性　氨基糖苷类主要经肾排泄并在肾（尤其是皮质部）蓄积，主要损害近曲小管上皮细胞，但不影响肾小球，临床化验可见蛋白尿、管形尿、尿中红细胞、肾小球过滤减少，严重者可发生氮质血症及无尿等。

【用药注意事项】　存在交叉过敏反应，即对一种氨基糖苷类过敏的患者可能对其他氨基糖苷类也过敏。

【贮存】　避光保存。

### 硫酸庆大霉素　Gentamycin Sulfate

庆大霉素是小单孢菌产生的混合物，包括庆大霉素 $C_1$、$C_{1a}$ 和 $C_2$。三者抗菌活性和毒性相似，临床用其硫酸盐。

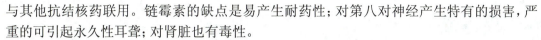

| | $R^1$ | $R^2$ | $R^3$ |
|---|---|---|---|
| 庆大霉素$C_1$ | $CH_3$ | $CH_3$ | H |
| 庆大霉素$C_{1a}$ | H | H | H |
| 庆大霉素$C_2$ | $CH_3$ | H | H |

化学名为 O-3- 氨基 -3- 脱氧 -α-D- 葡吡喃糖基 -（1 → 6）-O-〔6 - 氨基 -6- 脱氧 -α-D- 葡吡喃糖基 -（1 → 4）〕-N-（4- 氨基 -2- 羟基 -1- 氧丁基）-2- 脱氧 -D- 链霉胺硫酸盐。

【性状】　本品为白色或类白色粉末，无臭；有引湿性；易溶于水，不溶于乙醇、丙酮、三氯甲烷或乙醚；比旋度为 +107°～+121°（50mg/ml 水溶液）。

【化学性质】　本品水解后生成 N- 甲基戊糖胺，在碱性中与乙酰丙酮作用生成吡咯衍生物，再加入对二甲氨基苯甲醛试液，即显粉红色。

本品水解后可与茚三酮反应，生成紫蓝色的缩合物。

【作用用途】　本品为广谱抗生素，主要用于铜绿假单胞菌或某些耐药阴性菌引起的感染和败血症、尿路感染、脑膜炎和烧伤感染等。

【不良反应】　偶有皮疹、恶心、呕吐、肝功能减退、白细胞减少、粒细胞减少、贫血、低血压等。

【用药注意事项】

1. 下列情况应慎用本品，失水、第 8 对脑神经损害、重症肌无力或帕金森病及肾功能损害患者。

2. 交叉过敏，对一种氨基糖苷类抗生素如链霉素、阿米卡星过敏的患者，可能对本品过敏。

3. 不宜用于皮下注射。

【贮存】　严封，在干燥处保存。

**知识链接**

### 氨基糖苷类抗生素

　　氨基糖苷类抗生素可抑制细菌蛋白质合成，是静止期杀菌剂，具有高效广谱的特点，临床应用广泛，是目前严重革兰阴性菌感染的重要药物，但毒副作用较大。

　　氨基糖苷类抗生素目前已经发展三代，第一代药物有链霉素、新霉素和卡那霉素。第二代药物主要有庆大霉素和妥布霉素，抗菌谱广，对假单胞菌和耐药菌抗菌作用强，临床应用广泛。第三代以半合成药物为代表，包括阿米卡星、奈替米星等，对庆大霉素、卡那霉素耐药菌、β-内酰胺类耐药菌有效，且耳毒性低，是目前最具优势的氨基糖苷类抗生素。

### 硫酸阿米卡星　*Amikacin Sulfate*

（n=1.8或2）

　　**【性状】**　本品为白色或类白色结晶性粉末，几乎无臭，无味；极易溶于水，几乎不溶于甲醇、丙酮、乙醚或三氯甲烷；比旋度为 +72°～+85°（10mg/ml 水溶液）。

　　**【化学性质】**　本品与蒽酮的硫酸溶液反应显蓝紫色。

　　本品在碱性条件下与硝酸钴试液作用，即产生紫蓝色絮状沉淀。

　　**【作用用途】**　本品主要适用于对卡那霉素或庆大霉素耐药的革兰阴性菌所致尿路、下呼吸道、生殖系统等部位感染以及败血病等。本品血药浓度高，毒性较小，注射给药。

　　**【不良反应】**　可发生听力减退、耳鸣或耳部饱满感；少数患者亦可发生眩晕、步履不稳等症状。还有其他不良反应如头痛、麻木、针刺感染、震颤、抽搐、关节痛、药物热、嗜酸性粒细胞增多、肝功能异常、视力模糊等。

　　**【用药注意事项】**　存在交叉过敏反应，即对一种氨基糖苷类过敏的患者可能对其他氨基糖苷类也过敏。

　　**【贮存】**　严封，在干燥处保存。

**点滴积累**

1. 氨基糖苷类抗生素由链霉胍和链霉双糖胺组成。
2. 链霉素的不良反应主要是肾毒性和耳毒性。

## 第四节　大环内酯类抗生素

　　大环内酯类抗生素是由链霉菌产生的一类显弱碱性抗生素，其分子结构特征为含有一个内酯结构的十四元或十六元大环。通过内酯环上羟基与去氧氨基糖或 6- 去氧糖缩合成碱性苷。这类药物主要有红霉素、麦迪霉素和螺旋霉素等。

## 一、红霉素

红霉素是 1952 年临床上第一个使用的大环内酯类抗生素,是从红色链丝菌产生,包括 A、B 和 C,其中 A 为主要活性成分,B 活性低,毒性大,C 的活性也很低,可视为主要杂质。红霉素 A 是由红霉内酯环与去氧氨基糖和红霉糖缩合而成的碱性苷。红霉内酯环为 14 个原子的大环,环内无双键,偶数碳原子上共有 6 个甲基,在 9 位上有一个羰基,C3、C5、C6、C11、C12 共有 5 个羟基,内酯环的 C3 通过氧原子与红霉糖相连,C5 通过氧原子与去氧氨基糖连接。

**红霉素　Erythromycin**

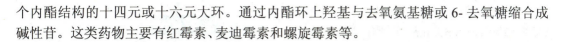

| 红霉素A | $R^1$=OH | $R^2$=CH₃ |
| 红霉素B | $R^1$=H | $R^2$=CH₃ |
| 红霉素C | $R^1$=OH | $R^2$=H |

【性状】 本品为白色或类白色的结晶或粉末;无臭,味苦;微有引湿性;易溶于甲醇、乙醇或丙酮,微溶于水;比旋度为 −71°～−78°(20mg/ml 无水乙醇溶液)。

【化学性质】 本品的饱和水溶液对石蕊试纸呈中性或弱碱性反应,能与酸成盐。

本品在干燥状态时稳定,水溶液则在中性(pH7 左右)时稳定,过酸、过碱或遇热,分子中内酯环苷键均可水解。

本品加硫酸呈红棕色。

本品的丙酮溶液加入盐酸,即显橙黄色,渐渐变为紫红色,再加三氯甲烷振摇,三氯甲烷层显蓝色。

【作用用途】 本品对各种革兰阳性菌有很强的抗菌活性,对革兰阴性菌亦有效,为耐药金黄色葡萄球菌和溶血性链球菌引起感染的首选药物。本品水溶性较小,只能口服,但在酸中不稳定,易被胃酸破坏,口服后生物利用度差。本品与乳糖醛酸成盐得到红霉素乳糖醛酸盐,可注射使用。

【不良反应】 口服大剂量可出现胃肠道反应。依托红霉素或琥乙红霉素(后者低些)可引起肝损害,如转氨酶升高、肝大及胆汁淤积性黄疸等,一般于停药后数日可恢复。口服红霉素也可出现假膜性肠炎、静脉滴注其乳糖酸盐可引起血栓性静脉炎。

165

【用药注意事项】 轻度肾功能不全患者（肌酐清除率 >40ml/min）不须作剂量调整。

【贮存】 密封，在干燥处保存。

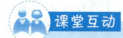

**课堂互动**

在临床应用中，红霉素为什么要包衣，为什么输液时不能用生理盐水稀释后进行滴注？

## 二、麦迪霉素

麦迪霉素是由米加链霉菌产生的，包括麦迪霉素 $A_1$、$A_2$、$A_3$、$A_4$，其中 $A_1$ 为主要抗菌成分。它们都是由十六元环内酯与碳霉胺糖和碳霉糖缩合成的碱性苷。

|  |  | $R^1$ | $R^2$ |
|---|---|---|---|
| 麦迪霉素 | $A_1$ | OH | $CH_3CH_2CO$ |
| 麦迪霉素 | $A_2$ | OH | $CH_3CH_2CH_2CO$ |
| 麦迪霉素 | $A_3$ | =O | $CH_3CH_2CO$ |
| 麦迪霉素 | $A_4$ | =O | $CH_3CH_2CH_2CO$ |

【性状】 本品为白色结晶性粉末，无臭，味苦；微溶于水，溶于乙醇、甲醇、三氯甲烷和丙酮。

【化学性质】 本品性质稳定，其酒石酸盐可配制成静滴注射液。

【作用用途】 本品对革兰阳性菌、奈瑟菌和支原体有较好的抗菌作用，主要用于治疗敏感菌所致的呼吸道感染和皮肤软组织感染，毒副作用较小。

【不良反应】 偶见恶心、呕吐、上腹不适、食欲缺乏等胃肠道症状，偶见暂时性血清谷丙转氨酶上升，偶见皮疹、荨麻疹等症状。

【用药注意事项】 肝、肾功能不全者慎用。如有过敏反应，应立即停药，并对症处理。

【贮存】 密封，在干燥处保存。

**点滴积累**

1. 大环内酯类抗生素分子结构中具有一个大的内酯环。
2. 大环内酯类抗生素主要有红霉素、麦迪霉素。

# 第五节 四环素类抗生素

## 一、四环素类抗生素的发展

四环素类抗生素是由放线菌产生，以氢化并四苯为基本骨架的一类可口服的广谱抗生素。

第一个四环素类抗生素是 1948 年从金色链丝菌分离得到的金霉素。20 世纪 50 年代，相继发展了土霉素、四环素及地美环素，都属于天然产物类。这是第一代四环素类抗生素。主要用于革兰阳性和阴性菌的感染，对立克次体、支原体等也有效。

将四环素分子中 6 位羟基除去得到长效四环素，即多西环素，这是 20 世纪 60 年代出现的第二代四环素类抗生素，属于半合成抗生素。多西环素在稳定性、抗菌活性与药代动力学性质方面都比天然四环素有明显改善。它是第一个一天服用一次的四环素类抗生素，并能产生持久的血药浓度。米诺环素是1976年用于临床的，抗菌谱与四环素相近，在四环素类抗生素中抗菌作用最强，具有高效、长效作用。

| | $R^1$ | $R^2$ | $R^3$ | $R^4$ |
|---|---|---|---|---|
| 金霉素 1948年 | H | OH | CH3 | Cl |
| 土霉素 1950年 | OH | OH | CH3 | H |
| 四环素 1953年 | H | OH | CH3 | H |

这类抗生素不仅有相似的抗菌谱，也有相似的理化性质。四环素类抗生素含有酸性的酚羟基和烯醇羟基，同时含有碱性的二甲氨基，故为两性化合物，能溶于酸性或碱性溶液中。

本品在干燥条件下比较稳定，但遇光易变色。在酸、碱条件下均易发生变性反应。

本品分子中存在酚羟基和烯醇基，能与多种金属离子形成不溶性的络合物。也可与$Ca^{2+}$、$Mg^{2+}$形成不溶性的黄色络合物。临床上发现服用四环素类药物后可以与牙上的钙形成黄色钙络合物，引起牙齿持久着色，被称为"四环素牙"，因此儿童不宜服用四环素类抗生素。

### 知识链接

#### 什么是"四环素牙"？

四环素牙是指四环素类药物引起的着色牙，属于口腔科疾病。病因是在牙的发育矿化期服用四环素类药物，可被结合到牙组织内，使牙着色。早期服用四环素可引起牙着色和釉质发育不全，在6～7岁后再给药，一般不再引起牙着色。四环素牙的预防则很简单，只要妊娠或哺乳期的妇女、8岁以下的儿童不使用四环素类药物就可以了。

## 二、典型药物

### 盐酸多西环素 Doxycycline Hydrochloride

· HCl · 1/2CH₃CH₂OH · 1/2H₂O

化学名为6-甲基-4-（二甲氨基）-3，5，10，12，12α-五羟基-1，11-二氧代-1，4，4a，5，5α，6，11，12α-八氢-2-并四苯甲酰胺盐酸盐半乙醇半水合物，又称盐酸脱氧土霉素，强力霉素。

【性状】 本品为淡黄色或黄色结晶性粉末，无臭，味苦；易溶于水或甲醇，微溶于乙醇或丙酮，几乎不溶于三氯甲烷；比旋度为 −105°～−120°（10mg/ml 盐酸甲醇溶液）。

【化学性质】 本品少许，加入适量硫酸即显黄色。

本品含结晶乙醇，其水溶液加重铬酸钾硫酸溶液加热，产生乙醛气味。

【作用用途】 本品对于革兰阳性球菌和革兰阴性杆菌所致的上呼吸道感染、扁桃体炎、胆道感染、淋巴结炎、老年慢性支气管炎有较好的疗效；也可用于斑疹伤寒、支原体肺炎，尚可用于治疗霍乱以及预防恶性疟疾和钩端螺旋体感染，其药效约为四环素的10倍。

【不良反应】 常见胃肠道刺激性反应，如恶心、呕吐、腹泻、舌炎、口腔炎及肛门炎等，宜饭后服药。皮疹及二重感染少见。在静脉注射过程中可出现舌头麻木及口内特殊气味，个别可有呕吐。

【用药注意事项】 应用本品时可能发生耐药菌的过度繁殖。一旦发生二重感染，即停用本品并予以相应治疗。

【贮存】 遮光，密封保存。

**点滴积累**

四环素类抗生素的基本骨架是氢化并四苯，为可口服的广谱抗生素。典型药物有盐酸多西环素。

# 第六节 氯霉素及其衍生物

氯霉素是由委内瑞拉链霉菌培养液中所产生的广谱抗生素，现已用化学方法合成。氯霉素最大的缺点就是会抑制骨髓造血功能，引起再生障碍性贫血和灰婴综合征。临床使用受到限制。但迄今仍为伤寒、副伤寒及斑疹伤寒的首选用药，其他抗生素无法代替。

## 氯霉素 Chloramphenicol

化学名为 D-苏式-(-)-N-〔α-(羟基甲基)-β-羟基-对硝基苯乙基〕-2,2-二氯乙酰胺

【性状】 本品为白色至微带黄绿色针状、长片状结晶或结晶性粉末；味苦。微溶于水，易溶于甲醇、乙醇及丙酮。无水乙醇溶液的比旋度为 +18.5°～+21.5°。

【化学性质】 本品结构中有2个手性碳原子，4个光学异构体，药用为 $1R, 2R(-)$ 或 D-苏阿糖型。

本品性质稳定，耐热，干燥状态时可保持抗菌活性5年以上。水溶液在中性、弱酸性（pH4.5～7.5）条件下稳定，在强碱或强酸条件下，水解生成对硝基苯基-2-氨基-1,3-丙二醇而失效。

本品可经氯化钙和锌粉还原为羟胺衍生物，经苯甲酰氯苯甲酰化后，可与三氯化铁试液形成紫红色的配位化合物。

【作用用途】 本品为广谱抗生素，对革兰阴性菌作用强于阳性菌，临床上主要用于治疗伤寒、副伤寒、斑疹伤寒等。对百日咳、砂眼、细菌性痢疾及尿道感染等也有效。

【不良反应】 主要不良反应是抑制骨髓造血功能。此外，少数患者可出现皮疹及血管神经性水肿等过敏反应，但都比较轻微。新生儿与早产儿剂量过大可发生循环衰竭（灰婴综合征）。

【用药注意事项】 由于可能发生不可逆性骨髓抑制，本品应避免重复疗程使用。肝、肾功能损害患者宜避免使用。

【贮存】 密闭保存。

氯霉素的衍生物主要有甲砜霉素、琥珀氯霉素和棕榈氯霉素等（表13-1）。

表13-1 氯霉素衍生物的化学结构和作用特点

| 药物名称 | 化学结构 | 作用特点 |
| --- | --- | --- |
| 甲砜霉素 | 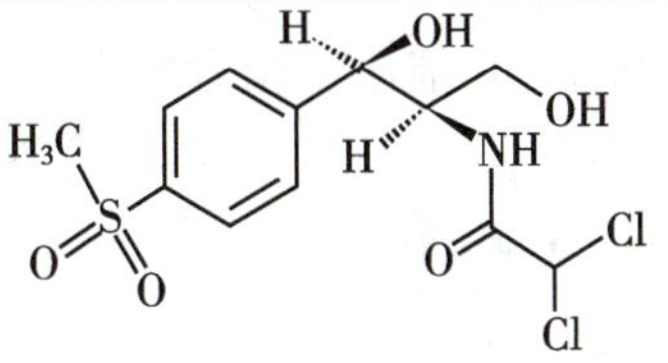 | 甲砜霉素为氯霉素的合成类似物。抗菌活性增强，水溶性加大。但抗菌谱与氯霉素基本相似。临床用于呼吸道感染、尿路感染、败血症、脑炎和伤寒等，副作用较少 |
| 琥珀氯霉素 | 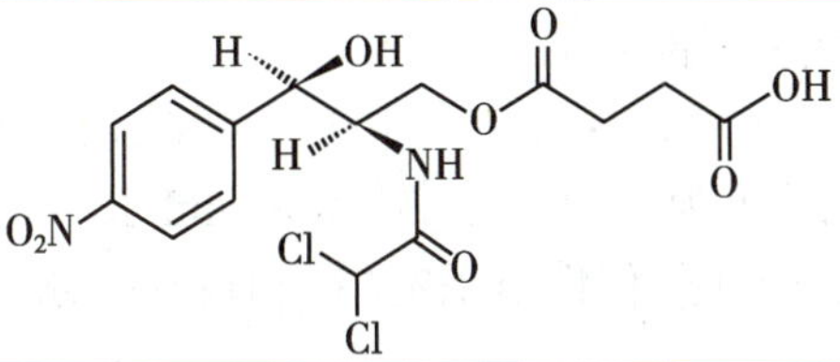 | 消除氯霉素苦味，适合儿童服用。为氯霉素前药，体内水解为氯霉素发挥作用 |
| 棕榈氯霉素 | 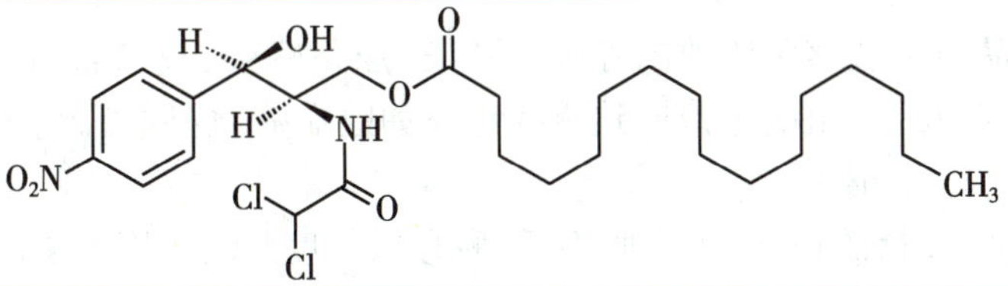 | 具有酸性，可与碱成盐制成注射剂使用 |

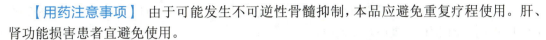

**点滴积累**

1. 氯霉素的不良反应主要是抑制骨髓的造血功能。
2. 氯霉素是伤寒、副伤寒及斑疹伤寒的首选用药。

# 第七节 其他类抗生素

多黏菌素是由多黏芽孢杆菌产生的，是多种氨基酸和脂肪酸结合成的碱性多肽类抗生素的总称。已发现有多黏菌素 A、$B_1$、$B_2$、C、D、$E_1$、$E_2$、M 等，都是环状多肽和一种脂肪酸结合而成的碱性物质。本品为多黏菌素 $E_1$ 和 $E_2$ 的硫酸盐的混合物。

## 硫酸多黏菌素 Polymyxin Sulfate

$$RCO-L-DAB-L-苏氨酸-L-DAB-L-DAB\begin{cases} L-DAB-D-亮氨酸-L-亮氨酸 \\ | \\ L-苏氨酸-L-DAB-L-DAB \end{cases}$$

DAB=α，γ-二氨基丁酰基
多黏菌素$E_1$：R=（+）-6-甲基庚基
多黏菌素$E_2$：R=6-甲基己基

【性状】 本品为白色或微黄色粉末,无臭或几乎无臭;有引湿性;易溶于水,微溶于乙醇,几乎不溶于丙酮、三氯甲烷或乙醚。

【化学性质】 本品的水溶液在pH2~6时稳定。

【作用用途】 本品对革兰阴性菌有较强的抑制作用,尤其对铜绿假单胞菌有较好的效果。

【不良反应】 毒性较大。主要表现在肾脏及神经系统两方面,其中多黏菌素B较E尤为多见,症状为蛋白尿、血尿等。大剂量、快速静脉滴注时,由于神经肌肉的阻滞可导致呼吸抑制。

【用药注意事项】 妊娠及哺乳期妇女、小儿、严重肾功能不全患者慎用。

【贮存】 遮光,严封,在干燥处保存。

### 磷霉素钠 Fosfomycin Sodium

化学名为(-)-(1R,2S)-1,2-环氧丙基膦酸二钠盐。

【性状】 本品为白色结晶性粉末;无臭,味咸;在空气中极易潮解;在水中易溶,在甲醇中微溶,在乙醇或乙醚中几乎不溶。比旋度为 $-4.2° \sim -5.5°$(50mg/ml 水溶液)。

【化学性质】 本品分子中有一环氧三元环,但性质稳定,在pH4~11水溶液中短时间内不分解。

【作用用途】 本品用于敏感菌所致的呼吸道感染、尿路感染、皮肤软组织感染等。也可与其他抗生素联合应用治疗由敏感菌所致重症感染如败血症、腹膜炎、骨髓炎等。毒性低且与其他抗生素无交叉耐药性。

【不良反应】 有恶心、食欲缺乏、中上腹不适、稀便或轻度腹泻等胃肠道反应。

【用药注意事项】

1. 本品静脉滴注速度宜缓慢,每次静脉滴注时间应在1~2小时以上。

2. 肝、肾功能减退者慎用。

【贮存】 密闭,在阴凉干燥处保存。

### 盐酸林可霉素 Lincomycin Hydrochloride

化学名为6-(1-甲基-反-4-丙基-L-2-吡咯烷甲酰氨基)-1-硫代-6,8-二脱氧-D-赤式-α-D-半乳辛吡喃糖甲苷盐酸盐一水合物。

【性状】 本品为白色结晶性粉末;有微臭或特殊臭,味苦;在水或甲醇中易溶,在乙醇中略溶。

【化学性质】 本品稳定性好,70℃保存6个月,活性不下降。

本品与水和肼、高碘酸钠作用时,可发生降解反应。

【作用用途】 本品为窄谱抗生素,作用与红霉素相似,对革兰阳性球菌有较好作用,特别对厌气菌、金葡菌及肺炎球菌有高效。可口服及注射给药。

【不良反应】 常见恶心、呕吐、腹痛、腹泻等胃肠道反应。可见皮疹、瘙痒等,偶见荨麻疹、血管神经性水肿和血清病反应等。

【用药注意事项】 对本品过敏时有可能对其他林可霉素类也过敏。严重肾功能减退和(或)严重肝功能减退,伴严重代谢异常者,采用高剂量时须进行血药浓度监测。

【贮存】 密封保存。

 点滴积累

> 多黏菌素是多种氨基酸和脂肪酸结合成的碱性多肽类抗生素。其他类抗生素主要有磷霉素钠、盐酸林可霉素。

 目标检测

一、选择题

（一）A 型题（单项选择题）

1. 化学结构如下的药物是（    ）

A. 头孢氨苄　　　　B. 头孢克洛　　　　C. 头孢哌酮

D. 头孢噻肟　　　　E. 头孢噻吩

2. 青霉素钠在室温和稀酸溶液中会发生哪种变化（    ）

A. 分解为青霉醛和青霉胺　　　B. 6- 氨基上的酰基侧链发生水解

C. β- 内酰胺环水解开环生成青霉酸　　D. 发生分子内重排生成青霉二酸

E. 发生裂解生成青霉酸和青霉醛酸

3. β- 内酰胺类抗生素的作用机制是（    ）

A. 干扰核酸的复制和转录

B. 影响细胞膜的渗透性

C. 抑制黏肽转肽酶的活性,阻止细胞壁的合成

D. 为二氢叶酸还原酶抑制剂

E. 干扰细菌蛋白质的合成

4. 克拉霉素属于哪种结构类型的抗生素（    ）

A. 大环内酯类　　　　B. 氨基糖苷类　　　　C. β- 内酰胺类

D. 四环素类　　　　E. 氯霉素类

5. 对第八对颅脑神经有损害作用,可引起不可逆耳聋的药物是（    ）

A. 大环内酯类抗生素　　　　B. 四环素类抗生素　　　　C. 氨基糖苷类抗生素

D. β- 内酰胺类抗生素　　　　E. 氯霉素类抗生素

6. 能引起骨髓造血系统的损伤，产生再生障碍性贫血的药物是（　　）

A. 氨苄西林　　　　　　　　B. 氯霉素　　　　　　　　C. 土霉素

D. 红霉素　　　　　　　　　E. 阿米卡星

7. 下列哪个药物属于单环 β- 内酰胺类抗生素（　　）

A. 舒巴坦　　　　　　　　　B. 氨曲南　　　　　　　　C. 克拉维酸

D. 甲砜霉素　　　　　　　　E. 亚胺培南

8. 盐酸四环素最易溶与下列哪种试剂（　　）

A. 酒精　　　　　　　　　　B. 三氯甲烷　　　　　　　C. 水

D. 甲醇　　　　　　　　　　E. 丙酮

9. 半合成青霉素的原料是（　　）

A. 7-ACA　　　　　　　　　B. 7-ASA　　　　　　　　C. 6-ACA

D. 6-APA　　　　　　　　　E. 7-APA

10. 青霉素分子中的手性碳原子有（　　）

A. 1个　　　　　　　　　　B. 2个　　　　　　　　　C. 3个

D. 4个　　　　　　　　　　E. 5个

**（二）X型题（多项选择题）**

11. 青霉素钠具有下列哪些性质（　　）

A. 在碱性介质中，β- 内酰胺环破裂

B. 有严重的过敏反应

C. 在酸性介质中稳定

D. 6 位上具有 α- 氨基苄基侧链

E. 对革兰阳性菌和革兰阴性菌都有效

12. 下述描述中，对阿莫西林哪些是正确的（　　）

A. 为广谱的半合成抗生素

B. 口服吸收良好

C. 对 β- 内酰胺酶稳定

D. 易溶于水，临床用其注射剂

E. 室温放置会发生分子间的聚合反应

13. 克拉维酸可以对下列哪些抗菌药物起增效作用（　　）

A. 阿莫西林　　　　　　　　B. 头孢羟氨苄　　　　　　C. 克拉霉素

D. 阿米卡星　　　　　　　　E. 土霉素

14. 下列哪些药物是通过抑制细菌细胞壁的合成而产生抗菌活性的（　　）

A. 青霉素钠　　　　　　　　B. 氯霉素　　　　　　　　C. 头孢羟氨苄

D. 红霉素　　　　　　　　　E. 氨曲南

15. 头孢噻肟钠的结构特点包括（　　）

A. 其母核是由 β- 内酰胺环和氢化噻嗪环并和而成

B. 含有氧哌嗪的结构

C. 含有四氮唑的结构

D. 含有 2- 氨基噻唑的结构

E. 含有噻吩结构

16. 氯霉素具有下列哪些性质（    ）

A. 化学结构中含有两个手性碳原子，临床用 $1R, 2S(+)$ 型异构体

B. 对热稳定，在强酸、强碱条件下可发生水解

C. 结构中含有甲磺酰基

D. 主要用于伤寒，斑疹伤寒，副伤寒等

E. 长期多次应用可引起骨髓造血系统损伤，产生再生障碍性贫血

17. 下列哪些说法不正确（    ）

A. 哌拉西林和头孢哌酮的侧链结构相同

B. 四环素类抗生素在酸性和碱性条件下都不稳定

C. 氨苄西林和阿莫西林由于侧链中都含有游离的氨基，都会发生类似的聚合反应

D. 克拉维酸钾为 β- 内酰胺酶抑制剂，仅有较弱的抗菌活性

E. 阿米卡星仅对卡拉霉素敏感菌有效，而对卡拉霉素耐药菌的作用较差

18. 红霉素符合下列哪些描述（    ）

A. 为大环内酯类抗生素            B. 为两性化合物

C. 结构中有 5 个羟基               D. 在水中的溶解度较大

E. 对耐药金黄色葡萄球菌有效

19. 下列药物中，哪些药物是半合成红霉素的衍生物（      ）

A. 阿齐霉素            B. 克拉霉素            C. 甲砜霉素

D. 红霉素               E. 柔红霉素

20. 下列药物中，哪些可以口服给药（    ）

A. 琥乙红霉素         B. 阿米卡星          C. 阿莫西林

D. 头孢噻肟            E. 头孢克洛

## 二、填空题

1. 抗生素按化学结构可分为六大类，它们分别为_____、_____、_____、_____、_____、_____。

2. β- 内酰胺类抗生素包括_____、_____、_____及_____类。

3. 青霉素类抗生素的化学结构可看成由_____和_____组成。

4. 链霉素在酸性条件下水解的产物有_____、_____和_____。

5. 四环素类抗生素分子中含有_____和_____显弱酸性，同时 4 位_____显弱碱性，故为_____化合物，能溶于碱性或酸性溶液中。

6. 7-ACA 是指_____，6-APA 是指_____。

7. 氨苄西林具有_____结构，可产生双缩脲反应。

8. 氯霉素分子中含有_____个手性碳原子，共有_____个光学异构体，其中临床上使用的为_____构型。

9. β- 内酰胺类抗生素的作用机制是_____。

10. 克拉霉素是_____结构类型的抗生素。

## 三、名词解释

1. 抗生素

2. 氯霉素

3. β-内酰胺类抗生素

4. 四环素

## 四、简答题

1. 天然青霉素 G 有哪些缺点？试述半合成青霉素的结构改造方法。

2. 试述红霉素对酸的不稳定性，举例说明半合成红霉素的结构改造方法。

3. 奥格门汀由哪两种药物组成？试说明两者合用起增效作用的机制。

4. 为什么青霉素 G 不能口服？为什么其钠盐或钾盐必须做成粉针剂型？

5. 大环内酯类抗生素的主要结构特征是什么？

6. 为什么四环素类抗生素不能和牛奶等富含金属离子的食物一起使用？

7. 氯霉素的结构中有两个手性碳原子，临床使用的是哪一种光学异构体？

8. 试说明耐酸、耐酶、广谱青霉素的结构特点，并举例。

9. 四环素类抗生素在酸性、中性及碱性溶液中均不稳定，其原因是什么？

10. 根据四环素类药物的结构特点，分析它们具有哪些性质？

（陈小兵）

# 第十四章 抗肿瘤药

**导学情景**

**情景描述：**

患者李某，胃癌，住院手术后用5-氟尿嘧啶等抗肿瘤药物化疗。化疗后患者出现食欲缺乏、恶心、呕吐和腹泻等胃肠道反应，还出现了红细胞、白细胞、血小板减少等骨髓抑制的严重不良反应。为什么使用抗肿瘤药物后会出现这么多的不良反应？小红学习过这方面的知识，给患者做了详细的解释，患者十分满意。

**学前导语：**

本章将带领大家学习抗肿瘤药的药物化学基本知识和药理学相关知识，掌握该类药物的基本使用技能。

恶性肿瘤又称为癌症，是一种严重威胁人类生命健康的疾病之一。目前治疗恶性肿瘤的方法主要有手术治疗、化学治疗和放射治疗。其中化学治疗也就是用抗肿瘤药物进行治疗的方法发挥着极其重要的作用。我们把治疗恶性肿瘤的化学药物称为抗肿瘤药，又称抗癌药。自1943年氮芥用于治疗恶性肿瘤后，化学治疗在这几十年来有了很大进展，由单一的化学治疗进入联合化疗阶段，能明显延长患者的生命。但是抗肿瘤药物在杀伤肿瘤细胞的同时，对增生较快的正常细胞，如毛发细胞、骨髓细胞以及胃肠上皮细胞也有杀伤作用，所以会出现脱发、骨髓抑制、恶心、呕吐、腹泻等副作用。

按化学结构及来源的不同，抗肿瘤药物可分为生物烷化剂、抗代谢药物、抗肿瘤天然药物有效成分和抗肿瘤抗生素等。

# 第一节 生物烷化剂

## 一、概述

生物烷化剂，也称为烷化剂，在抗肿瘤药物中应用较早，是非常重要的一类药物。这类药物在体内形成缺电子活泼中间体或其他具有活泼性亲电性基团的化合物，进而与 DNA、RNA 或某些酶中的富电子基团（如氨基、羟基、羧基及磷酸基等）发生共价结合，使其丧失活性或使 DNA 分子发生断裂，从而导致细胞死亡。生物烷化剂属于细胞毒类药物，由于其选择性差，使用过程中会产生许多严重的副作用，如恶心、呕吐、骨髓抑制、脱发等。

生物烷化剂按化学结构可分为氮芥类（盐酸氮芥）、乙撑亚胺类（塞替派）、亚硝基脲类（卡莫司汀）、甲磺酸酯类（白消安）、金属铂配合物（顺铂）等。

## 二、典型药物

### 盐酸氮芥　Mechlorethamine Hydrochloride

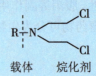

化学名为 *N*-甲基-*N*-（2-氯乙基）-2-氯乙胺盐酸盐。

【性状】 本品为白色结晶性粉末，有引吸湿性与腐蚀性。本品在水中极易溶解，在乙醇中易溶。熔点 108～110℃。

【化学性质】 本品为脂肪氮芥类抗肿瘤药，在碱性溶液中很不稳定，易水解生成醇和氯化物而失效，故其注射液 pH 应控制在 3.0～5.0，且忌与碱性药物配伍。

本品加硫代硫酸钠滴定液与碳酸氢钠，小心加热，放冷，加稀盐酸使成酸性后，再加碘滴定液 1 滴，黄色不消失。本品显氯化物的鉴别反应。

【作用用途】 本品是最早用于抗肿瘤的氮芥类烷化剂，主要用于治疗淋巴肉瘤、霍奇金病、慢性白血病、卵巢癌等。

【不良反应】 细胞毒类药物，不能口服，选择性差，且毒副作用大。使用过程中会产生许多严重的不良反应，如恶心、呕吐、骨髓抑制、脱发等。

【用药注意事项】 本品对皮肤、黏膜有腐蚀性，注射时勿漏出血管外；用药期间应定期检查血象。

【贮存】 遮光，密闭保存。

 知识链接

**氮芥类药物的结构组成**

其实氮芥类药物的结构可以分为两部分，即烷化剂部分和载体部分。

$$R-N\begin{array}{c}Cl\\Cl\end{array}$$

载体　　烷化剂

　　烷化剂部分是抗肿瘤活性的功能基，载体部分主要影响该类药物在体内的吸收、分布和稳定性，提高药物的疗效和选择性，降低毒副作用。根据载体的不同分为脂肪氮芥、芳香氮芥、氨基酸氮芥和杂环氮芥等。

### 环磷酰胺　Cyclophosphamide

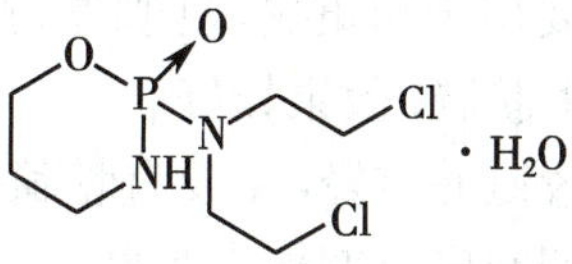

　　化学名为 $P$-[$N,N$-双（β-氯乙基）]-1-氧-3-氮-2-磷杂环己烷-$P$-氧化物一水合物，又名癌得星。

　　【性状】　本品为白色结晶或结晶性粉末；失去结晶水即液化为油状液体。在乙醇中易溶，在水或丙酮中溶解。熔点为 48.5～52℃。

　　【化学性质】　本品为杂环氮芥类抗肿瘤药，其水溶液显弱酸性，性质不稳定，磷酰胺基易发生水解而失去作用，故应在溶解后短期内使用。本品应制成粉针剂应用。

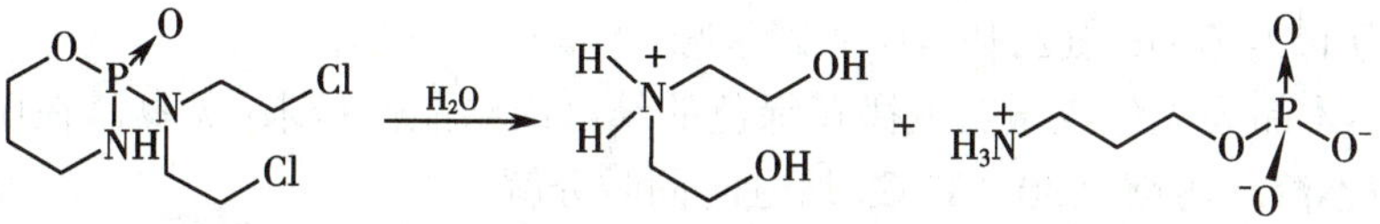

　　本品与无水碳酸钠混合，加热熔融后，放冷，加水使溶解，滤过，滤液加硝酸酸化后，显氯化物与磷酸盐的鉴别反应。

　　【作用用途】　本品在体外无抗肿瘤活性，进入体内后先在肝脏中经微粒体功能氧化酶转化成醛基磷酰胺，而醛酰胺不稳定，在肿瘤细胞内分解成酰胺氮芥及丙烯醛，酰胺氮芥对肿瘤细胞有细胞毒作用。本品临床用于恶性淋巴瘤，多发性骨髓瘤，白血病等。

　　【不良反应】　恶心、呕吐、骨髓抑制、脱发及血性膀胱炎等不良反应。

　　【用药注意事项】　本品粉针剂应在溶解后短期内使用。

　　【贮存】　遮光，密封保存。

**课堂互动**

　　同学们知道什么是前药吗？环磷酰胺是一个前药吗？其有什么特点？

### 塞替派　Thiotepa

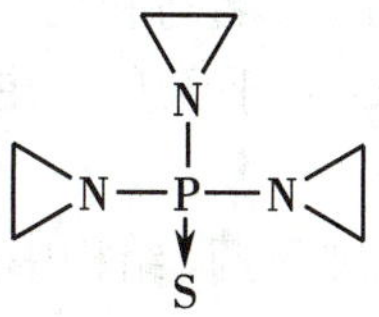

　　化学名为 1，1'，1"-硫次膦基三氮丙啶

　　【性状】　本品为白色鳞片状结晶或结晶性粉末；无臭或几乎无臭。在水、乙醇或三氯甲烷中易溶，在石油醚中略溶。熔点为 52～57℃。

【化学性质】 本品为乙撑亚胺类抗肿瘤药，也可称为乙烯亚胺类抗肿瘤药，其性质不稳定，在酸性环境中乙烯亚胺环破裂生成聚合物而失效。

本品水溶液加硝酸及高锰酸钾试液，结构中的二价硫可被氧化为硫酸盐，显硫酸盐的鉴别反应。

本品水溶液与硝酸共热后，分解产生磷酸盐，加入钼酸铵试液产生淡黄色，放置后变成蓝绿色。

【作用用途】 本品临床上主要用于卵巢癌、乳腺癌、膀胱癌和消化道癌的治疗，是膀胱癌的首选治疗药物。可直接注射入膀胱，效果较好。

【不良反应】 本品不良反应较氮芥类轻，主要有骨髓抑制、胃肠道反应、过敏反应等。

【用药注意事项】 本品用药期间应定期检查血象。

【贮存】 遮光，密封保存。

## 卡莫司汀 Carmustine

化学名为 1, 3- 双（α- 氯乙基）-1- 亚硝基脲

【性状】 本品为无色或微黄或微黄绿色的结晶或结晶性粉末；无臭。在甲醇或乙醇中溶解，在水中不溶。熔点为 30～32℃，熔融时同时分解。

【化学性质】 本品为亚硝基脲类抗肿瘤药，结构中的亚硝基脲部分在碱性条件下不稳定，易分解。

【作用用途】 本品脂溶性强，可进入脑脊液，常用于脑部原发肿瘤及继发肿瘤。

【不良反应】 恶心、呕吐、骨髓抑制、肝肾毒性等不良反应。

【用药注意事项】 本品用药期间应定期检查血象。避免药物与皮肤接触而致发炎和色素沉着。

【贮存】 遮光，密闭，在 5℃ 以下冷冻处保存。

## 白消安 Busulfan

化学名为 1, 4- 丁二醇二甲磺酸酯，又名马利兰

【性状】 本品为白色结晶性粉末；几乎无臭。在水或乙醇中微溶，在丙酮中溶解。熔点为 114～118℃。

【化学性质】 本品为磺酸酯类抗肿瘤药，结构中的磺酸酯键在氢氧化钠条件下水解生成丁二醇，再脱水生成四氢呋喃。

【作用用途】 主要用于治疗慢性粒细胞白血病的慢性期，也可用于真性红细胞增多症、骨髓纤维化等。

【不良反应】 骨髓抑制、胃肠道反应、色素沉着，伴有进行性呼吸困难与持续性干咳的

广泛性肺部纤维化等。

【用药注意事项】 用药期间应定期检查血象,妊娠初期3个月内不用此药。

【贮存】 遮光,密闭保存。

**顺铂　Cisplatin**

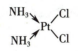

化学名为顺式二氨基二氯络铂。

顺铂是中心以二价铂同两个氯原子和两个氨分子结合的重金属络合物,类似于双功能烷化剂,可抑制DNA的复制过程。

【性状】 本品为亮黄色或橙黄色的结晶性粉末,无臭;易溶于二甲基亚砜,略溶于二甲基甲酰胺,微溶于水,不溶于乙醇。

【化学性质】 本品为金属铂配合物抗肿瘤药,其加硫酸即显灰绿色。

本品加热至170℃时转化为反式,加热至270℃会分解出金属铂。

本品的水溶液不稳定易水解。

【作用用途】 为治疗多种实体瘤的一线用药。临床用于卵巢癌、前列腺癌、睾丸癌等多种实体肿瘤。

【不良反应】 消化道反应、骨髓抑制、肾毒性、神经毒性及过敏反应等。

【用药注意事项】 肾功能损害、严重骨髓抑制、对本品有过敏史者及妊娠期妇女禁用。

【贮存】 遮光,密封保存。

 **点滴积累**

1. 生物烷化剂属于细胞毒类药物,会产生许多严重的副作用,如恶心、呕吐、骨髓抑制、脱发等。
2. 生物烷化剂按化学结构可分为氮芥类(盐酸氮芥)、乙撑亚胺类(塞替派)、亚硝基脲类(卡莫司汀)、甲磺酸酯类(白消安)、金属铂配合物(顺铂)等。

# 第二节　抗代谢药物

## 一、概述

抗代谢药物是干扰细胞正常代谢过程的一类化合物。它们通过干扰DNA合成中所需的嘌呤、嘧啶、叶酸及嘧啶核苷的合成和利用,从而抑制肿瘤细胞的生存和复制而导致肿瘤细胞死亡。常用的抗代谢药物有嘧啶类抗代谢物、嘌呤类抗代谢物、叶酸类抗代谢物等。

尿嘧啶是体内正常的嘧啶碱基,其掺入肿瘤组织的速度比其他嘧啶快。根据生物电子等排原理,以卤原子代替氢原子合成得到卤代尿嘧啶衍生物。其中氟尿嘧啶抗肿瘤作用最好,可以作为治疗实体瘤的首选药物。

腺嘌呤和鸟嘌呤是 DNA 和 RNA 的重要组分,次黄嘌呤是腺嘌呤和鸟嘌呤生物合成的重要中间体。嘌呤类抗代谢物主要是次黄嘌呤和鸟嘌呤的衍生物。这类药物最早用于临床的是巯嘌呤。将次黄嘌呤 6- 位的羟基以巯基取代则得到巯嘌呤。

叶酸是核酸生物合成的代谢物,也是红细胞发育生长的重要因子,临床用作抗贫血药。但叶酸缺乏时,白细胞减少,因此叶酸的拮抗剂可用于缓解急性白血病。甲氨蝶呤就是一个较常用叶酸类抗代谢物。

## 二、典型药物

### 氟尿嘧啶  Fluorouracil

化学名为 5- 氟 -2, 4(1*H*, 3*H*)- 嘧啶二酮,简称 5-FU。

【性状】 本品为白色或类白色的结晶或结晶性粉末。在水中略溶,在乙醇中微溶,在三氯甲烷中几乎不溶;在稀盐酸或氢氧化钠溶液中溶解。

【化学性质】 本品结构中有双键,遇溴试液发生加成反应,溴的红色消失。

本品的水溶液加氢氧化钡试液生成紫红色沉淀。本品有机破坏后显氟化物的鉴别反应。

【作用用途】 本品的抗瘤谱比较广,临床上用于治疗绒毛膜上皮癌、恶性葡萄胎和白血病,有显著疗效,也可用于治疗结肠癌、直肠癌、胃癌和乳腺癌、头颈部癌等,是治疗实体肿瘤的首选药物。

【不良反应】 本品主要的不良反应是骨髓抑制、胃肠道反应、局部刺激反应等。

【用药注意事项】 本品用药期间应严格检查血象。

【贮存】 避光,阴暗处保存。

### 巯嘌呤  Mercaptopurine

化学名为 6- 嘌呤硫醇一水合物,简称 6-MP,又名乐疾宁。

【性状】 本品为黄色结晶性粉末;无臭,味微甜。极微溶于水和乙醇,几乎不溶乙醚。可溶于碱液并慢慢分解失效。遇光易氧化变色。

【化学性质】 本品结构中的巯基可与氨试液反应生成铵盐而溶解,再加硝酸银试液即产生白色银盐沉淀,此沉淀不溶于硝酸。

【作用用途】 临床上主要用于治疗绒毛膜上皮癌、恶性葡萄胎和急性白血病。

【不良反应】 本品易产生耐药性,毒性大。骨髓抑制较常见,其他还有肝损害、胃肠道反应等不良反应。

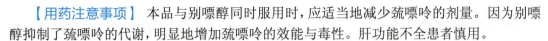

【用药注意事项】 本品与别嘌醇同时服用时，应适当地减少巯嘌呤的剂量。因为别嘌醇抑制了巯嘌呤的代谢，明显地增加巯嘌呤的效能与毒性。肝功能不全患者慎用。

【贮存】 遮光，密封保存。

### 甲氨蝶呤　Methotrexate

化学名为 L-(+)-N-[4-[[(2,4-二氨基-6-蝶啶基)甲基]甲氨基]苯甲酰基]谷氨酸。

【性状】 本品为橙黄色结晶性粉末，在水、乙醇、三氯甲烷或乙醚中几乎不溶；在稀碱溶液中易溶，在稀盐酸中溶解。

【化学性质】 本品的酰胺键在强酸溶液中不稳定，可发生水解，生成谷氨酸和蝶呤酸而失去活性。

【作用用途】 本品主要用于治疗绒毛膜上皮癌、恶性葡萄胎以及各类急性白血等。

【不良反应】 本品使用过程中会出现骨髓抑制、肝肾损害、胃肠道反应等不良反应。

【用药注意事项】 本品对于肝肾功能不全的患者要谨慎使用。治疗过程中出现严重不良反应时可用四氢叶酸钙解救。

【贮存】 遮光，密封保存。

 点滴积累

1. 氟尿嘧啶在稀盐酸或氢氧化钠溶液中溶解。
2. 常用的抗代谢药物主要有嘧啶类抗代谢物、嘌呤类抗代谢物、叶酸类抗代谢物。

## 第三节　抗肿瘤天然药物及其他抗肿瘤药

### 一、天然抗肿瘤活性物

自20世纪60年代以来，我国的医药专家根据各民族运用天然抗肿瘤药物的经验，从民族医药中研究和开发出了一批疗效确切、价格合理的天然抗肿瘤药物，为肿瘤的防治做出了较大的贡献。以天然抗肿瘤活性成分为先导化合物，进行结构修饰得到一些半合成衍生物，筛选疗效更好、副作用低的抗肿瘤药物，在国内外已成为抗肿瘤药物研究的重要组成部分。本节主要介绍喜树碱类、长春碱类和紫杉烷类药物。

#### （一）喜树碱类抗肿瘤药

喜树碱和羟基喜树碱是从中国特有的植物喜树中分离得到的具有抗肿瘤活性的内酯生物碱。

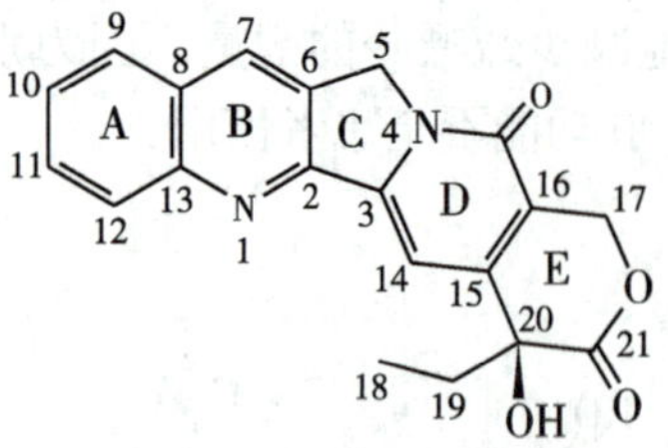

喜树碱（Camptothecin）

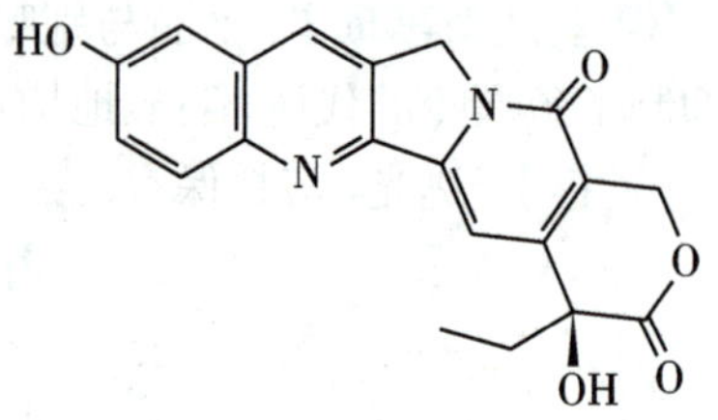

羟基喜树碱（Hydroxycamptothecine）

### （二）长春碱类抗肿瘤药

长春碱和长春新碱是由夹竹桃科植物长春花中分离得到的具有抗肿瘤活性的生物碱，为干扰蛋白质合成的抗癌药物。

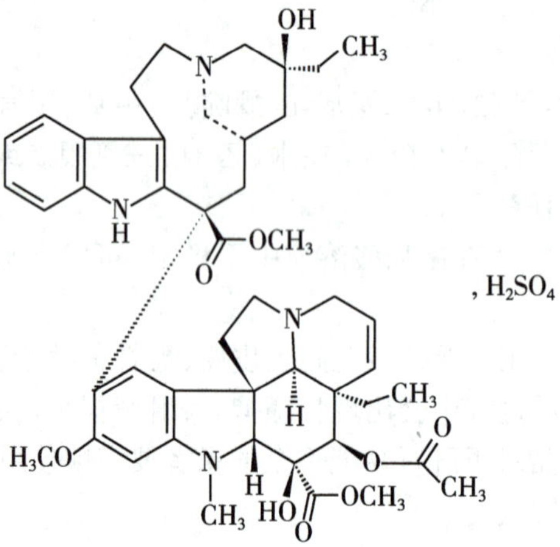

硫酸长春碱（Vinblastine）

### （三）紫杉烷类抗肿瘤药

紫杉烷类抗肿瘤药物主要指紫杉醇及其衍生物，是近年来新发展起来的新抗肿瘤药物。紫杉醇是 1971 年从红豆杉的树皮中分离和提取的一种具有抗肿瘤活性的化合物，因其抗癌活性强，后来被开发成抗肿瘤药。临床上主要治疗乳腺癌和非小细胞癌。

### 紫杉醇 Paclitaxel

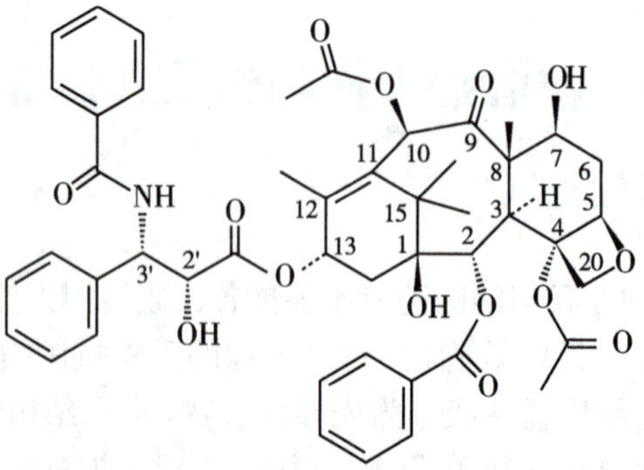

紫杉醇又名taxol，为白色针状结晶。在水中难溶。熔点为 213～216℃（分解）。

## 二、抗肿瘤抗生素

抗肿瘤抗生素是由微生物产生的具有抗肿瘤活性的化学物质。现已发现多种抗肿瘤抗生素,这些抗生素大多是直接作用于 DNA 或嵌入 DNA 中干扰其功能,为细胞周期非特异性药物。

目前已发现多种抗生素用于抗肿瘤,常用的主要有醌类和多肽两大类。

**（一）醌类抗生素**

蒽醌类抗生素是 20 世纪 70 年代发展起来的抗肿瘤抗生素,代表药物有多柔比星和柔红霉素。

**多柔比星  Doxorubicin**

本品为橘红色针状结晶。盐酸多柔比星在水中易溶,水溶液稳定;盐酸多柔比星的熔点为 201～205℃。结构中具有蒽醌结构,在碱性条件下不稳定,易迅速分解。

**（二）多肽类抗生素**

放线菌素 D（又称更生霉素）,是从放线菌 *Streptomyces parvullus* 中提取分离的一种多肽抗肿瘤药物,属于放线菌素家族的一种抗生素。

**点滴积累**

1. 抗肿瘤天然药物主要有喜树碱类、长春碱类和紫杉烷类。
2. 紫杉醇适用于乳腺癌和非小细胞癌。
3. 常用的抗肿瘤抗生素有多柔比星、柔红霉素和放线菌素 D。

**目标检测**

**一、选择题**

**（一）A 型题（单项选择题）**

1. 烷化剂类抗肿瘤药物的结构类型不包括（    ）

   A. 氮芥类　　　　　　　　B. 乙撑亚胺类　　　　　　　C. 硝基脲类

   D. 磺酸酯类　　　　　　　E. 硝基咪唑类

2. 下列哪一个药物是烷化剂（    ）

   A. 氟尿嘧啶　　　　　　　B. 巯嘌呤　　　　　　　　　C. 甲氨蝶呤

   D. 塞替派　　　　　　　　E. 喜树碱

3. 环磷酰胺体外没有活性,在体内经代谢而活化。在肿瘤组织中所生成的具有烷化作用的代谢产物是（    ）

   A. 4- 羟基环磷酰胺　　　　B. 4- 酮基环磷酰胺　　　　　C. 羧基磷酰胺

   D. 醛基磷酰胺　　　　　　E. 氟尿嘧啶

4. 下列药物中,哪个药物为天然的抗肿瘤药物(　　)

    A. 氟尿嘧啶　　　　　　　　B. 喜树碱　　　　　　　　C. 甲氨蝶呤

    D. 塞替派　　　　　　　　　E. 巯嘌呤

5. 下列哪个药物不是抗代谢药物(　　)

    A. 盐酸阿糖胞苷　　　　　　B. 甲氨蝶呤　　　　　　　C. 氟尿嘧啶

    D. 卡莫司汀　　　　　　　　E. 巯嘌呤

6. 下列药物含有磷元素的是(　　)

    A. 塞替派　　　　　　　　　B. 顺铂　　　　　　　　　C. 氟尿嘧啶

    D. 巯嘌呤　　　　　　　　　E. 伊立替康

7. 下列关于氟尿嘧啶叙述错误的是(　　)

    A. 抗代谢物类抗肿瘤药物

    B. 白色或类白色结晶或结晶性粉末

    C. 结构中有烯键,可使溴试液的红色消退

    D. 稀盐酸或氢氧化钠溶液中可溶解

    E. 烷化剂类抗肿瘤药

8. 下列具有抗肿瘤作用的抗生素类药物是(　　)

    A. 顺铂　　　　　　　　　　B. 阿霉素　　　　　　　　C. 长春新碱

    D. 氟尿嘧啶　　　　　　　　E. 巯嘌呤

9. 下列具有抗肿瘤作用的尿嘧啶类衍生物是(　　)

    A. 顺铂　　　　　　　　　　B. 阿霉素　　　　　　　　C. 长春新碱

    D. 氟尿嘧啶　　　　　　　　E. 巯嘌呤

**(二)X型题(多项选择题)**

10. 下列与环磷酰胺性质不相符的是(　　)

    A. 白色结晶或结晶性粉末　　　　　B. 失去结晶水即液化

    C. 对热稳定　　　　　　　　　　　D. 水溶液稳定

    E. 体外无活性

11. 下列哪些药物不是白色(　　)

    A. 环磷酰胺　　　　　　　　B. 巯嘌呤　　　　　　　　C. 氟尿嘧啶

    D. 顺铂　　　　　　　　　　E. 塞替派

12. 下列与巯嘌呤不相符的描述是(　　)

    A. 黄色结晶性粉末　　　　　　　　B. 遇光易变色

    C. 乙醇溶液遇醋酸铅生成白色沉淀　D. 烷化剂类抗肿瘤药

    E. 抗代谢类抗肿瘤药

13. 下列药物中含有硫元素的有(　　)

    A. 环磷酰胺　　　　　　　　B. 巯嘌呤　　　　　　　　C. 塞替派

    D. 氟尿嘧啶　　　　　　　　E. 替派

**二、填空题**

1. 生物烷化剂按化学结构可分为_____、_____、_____、甲磺酸酯类与卤代多元醇类(白消安)及金属铂配合物等。

2. 盐酸氮芥属于_____类,在碱性溶液中很不稳定,易_____生成醇和氯化物而

失效。

　　3.环磷酰胺水溶液显弱酸性,性质不稳定,_____易发生水解而失去作用,故应在_____使用。

　　4.常用的抗代谢药物有_____、_____、_____等。

### 三、名词解释

1.生物烷化剂

2.抗代谢物抗肿瘤药

### 四、简答题

1.抗肿瘤药物一般分为哪几类?

2.常用的抗代谢物抗肿瘤药物有哪些?

3.氮芥类抗肿瘤药物的结构是由哪两部分组成的,并简述各部分的主要作用。

（郑丽丽）

# 第十五章　甾体激素类药

## 第一节　概　　述

### 一、概念和作用

甾体激素是由内分泌腺或内分泌细胞分泌的高效生物活性物质，在体内作为信使传递信息，通过调节各种组织细胞的代谢活动来影响人体的生理活动，是我们生命中的重要物质。它在保持机体内平衡和正常生理活动、促进性器官的发育、维持生殖系统的功能、治疗皮肤病及控制生育等方面发挥着广泛的作用，是临床常用药物。

## 二、甾体激素类药物的化学结构及分类

甾体激素类药物主要分为两类：肾上腺皮质激素和性激素。按化学结构可分三类：雌甾烷类、雄甾烷类和孕甾烷类。其中性激素中的雌性激素属于雌甾烷类；雄性激素属于雄甾烷类；孕激素和肾上腺皮质激素属孕甾烷类。

甾体激素结构中都含有甾体母核，其基本结构为环戊烷并多氢菲结构，含有 A、B、C、D四个环，其中 A、B、C 环为六元环，D 环为五元环。甾体母核上各碳原子的编号如下：

通常 A/B 环和 C/D 环稠合处各有一个甲基，D 环 17 位有一个侧链。"甾"字形象地表现了这一点，"田"字表示四个环，田上三折表示三个取代基。

甾体药物在结构上的差异：C10 位有无角甲基；取代基的种类、位置和数目；双键的位置和数目。

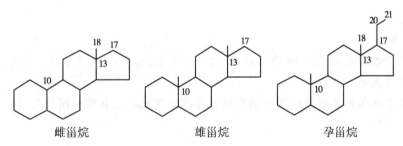

雌甾烷　　　　　雄甾烷　　　　　孕甾烷

雌甾烷：C13 上有甲基取代；
雄甾烷：C10 及 C13 上有甲基取代；
孕甾烷：C10 及 C13 上有甲基取代，C17 位有二碳侧链。

## 三、甾体激素类药物共有的化学性质

### （一）甾体母核的显色反应

凡具有甾体结构的药物都可与浓硫酸等强酸显色，这是甾体母核共有的性质。故多用此法鉴别甾体类化合物。方法是样品溶于（无水）乙醇后，加浓硫酸显色，后还可加水稀释观察。常见甾体药物的浓硫酸显色反应见表 15-1。

表 15-1　常见甾体药物的浓硫酸显色反应

| 药物 | 呈色 | 荧光 | 加水稀释后 |
| --- | --- | --- | --- |
| 炔雌醇 | 橙红色 | 黄绿色 | 絮状玫瑰红↓ |
| 炔雌醚 | 橙红色 | 黄绿色 | 红色↓ |
| 炔孕酮 | 红色 | 亮红色 | 黄褐色↓ |
| 甲睾酮 | 淡黄色 | 黄绿色 | 淡黄绿色荧光 |
| 地塞米松 | 淡红棕色（5分钟内） | 无 | 颜色消失 |
| 氢化可的松 | 棕黄~红色（5分钟） | 绿色 | 黄色至橙黄色，并微带绿色荧光 |

### （二）官能团的反应

1. **羰基的显色反应** 位于 C3 位或 C20 位的酮羰基，可与羰基试剂（硫酸苯肼、异烟肼等）显色，如氢化可的松。

2. **甲基酮的显色反应** 孕激素类药物具有甲基酮结构，在弱碱性条件下可与亚硝基铁氢化钠反应，呈蓝紫色，如黄体酮。

3. **17α-醇酮基显色反应** 糖皮质激素类药物一般具有 17α-醇酮基结构，在一定条件下与碱性酒石酸铜发生反应，生成红色沉淀，如醋酸地塞米松。

4. **末端炔基的沉淀反应** 含有末端炔基的甾体药物能与硝酸银生成白色沉淀。如炔雌醇、炔诺酮等。

> **点滴积累**
>
> 1. 甾体激素类药物按化学结构可分为三类：雄甾烷类、雌甾烷类、孕甾烷类。肾上腺皮质激素属孕甾烷类。
> 2. 甾体激素类药物共有的性质反应有甾体母核的显色反应和官能团的反应。

# 第二节 雌甾烷类药物

雌激素可分类为甾体雌激素及非甾体雌激素两大类。

## 一、甾体雌激素

这类药物主要包括雌酮、雌三醇及雌二醇，它们都是天然雌激素，均属于雌甾烷类甾体激素。三种天然雌激素中，雌二醇的活性最强，雌酮其次，雌三醇最小（活性比为 1∶0.3∶0.1）。临床用的雌激素类药物主要是它们的衍生物。在雌二醇 17α 位引入乙炔基得炔雌醇，因增大了空间位阻，减少了代谢，而成为活性很强的口服雌激素。

雌二醇（Estradiol） 雌酮（Estrone） 雌三醇（Estriol）

它们的结构共同点：A 环为苯环，3 位有酚羟基，17 位有羟基或酮基，其中酚羟基或醇羟基常与羧酸形成酯。

**雌激素的作用**

　　雌激素（Estrogens）是最早发现的甾体激素，由卵巢分泌，其生理作用为促进女性性器官的发育成熟和维持第二性征；与孕激素一起在月经周期、妊娠、泌乳等方面发挥作用。临床用于治疗女性性功能疾病、更年期综合征、骨质疏松症、乳腺癌及前列腺癌等，并常与孕激素组成复方避孕药。

### 雌二醇　Estradiol

　　化学名为雌甾 -1，3，5（10）- 三烯 -3，17β- 二醇。

　　【性状】　本品为白色结晶性粉末，有吸湿性；无臭。在二氧六环或丙酮中溶解，在乙醇中略溶，在水中不溶。在碱性水溶液中可溶解，在植物油中亦可部分溶解。

　　【化学性质】　本品与硫酸作用显黄绿色荧光，加三氯化铁呈草绿色，再加水稀释，则变为红色。

　　本品的氢氧化钠溶液与苯甲酰氯反应生成苯甲酸酯。

　　【作用用途】　本品临床上主要用于治疗卵巢功能不全雌激素低下所引起的疾病。

　　【不良反应】　长期使用会导致内分泌失调，子宫出血，白带增多，乳房胀痛等现象。

　　【用药注意事项】　本品在消化道迅速被破坏，作用时间短，故不能口服。

　　【贮存】　遮光，密封保存。

### 炔雌醇　Ethinylestradiol

　　化学名为 3- 羟基 -19- 去甲 -17α- 孕甾 -1，3，5（10）- 三烯 -20- 炔 -17- 醇。

　　【性状】　本品为白色或类白色结晶性粉末；无臭。在乙醇、丙酮、二氧六环和乙醚中易溶，在三氯甲烷中溶解，在水中不溶。由于分子中存在酚羟基，可溶于氢氧化钠水溶液中。熔点为 180～186℃。

　　【化学性质】　本品分子中存在乙炔基，其乙醇溶液遇硝酸银试液产生白色的炔雌醇银沉淀。

　　本品在硫酸中显橙红色，在反射光照射下出现黄绿色荧光，加水稀释后呈现玫瑰红色絮状沉淀。

　　【作用用途】　本品为口服避孕药中最常用的雌激素，临床上主要用于治疗月经紊乱、功能性子宫出血、绝经综合征、子宫发育不全等症；与孕激素合用有抑制排卵协同作用，能增强避孕效果；可与炔诺酮或甲地孕酮配伍制成口服避孕药。

【不良反应】 长期使用会导致内分泌失调，子宫出血，白带增多，乳房胀痛等现象。

【用药注意事项】 本品妊娠及哺乳期妇女禁用。

【贮存】 遮光，密封保存。

### 二、非甾体雌激素

己烯雌酚为人工合成的非甾体雌激素，属二苯乙烯类化合物，其药理作用与雌二醇相同，但活性更强。口服有效，多制成口服片剂或油针剂应用。

**己烯雌酚 Diethylstilbestrol**

化学名为（ε)-4,4'-(1,2-二乙基-1,2-亚乙烯基）双苯酚。

【性状】 本品为白色结晶或结晶性粉末；几乎无臭。在甲醇中易溶，乙醇、乙醚或脂肪油中溶解，在三氯甲烷中微溶，在水中几乎不溶；在稀氢氧化钠溶液中溶解。

【化学性质】 本品加硫酸溶解后显橙黄色，加水稀释颜色即消失。本品分子中具有酚羟基，遇光易氧化变质。本品分子中含有酚羟基，用稀乙醇溶解后，与三氯化铁溶液反应，生成绿色配合物缓缓变成黄色。

【作用用途】 本品主要用于卵巢功能不全或垂体功能异常引起的月经紊乱，也可大剂量用于治疗前列腺癌。

【不良反应】 长期使用会导致内分泌失调，子宫出血，白带增多，乳房胀痛等现象。

【用药注意事项】 本品妊娠及哺乳期妇女禁用。儿童、老年患者用药易引起钠潴留和高钾血症，应慎用。

【贮存】 遮光，密封保存。

> **点滴积累**
>
> 1. 乙炔基可与硝酸银试液反应生成白色炔银沉淀。
> 2. 天然的雌激素都不能口服，都制成油溶剂，注射给药。己烯雌酚为人工合成的非甾体雌激素，可口服。

## 第三节 雄甾烷类药物

雄甾类药物主要包括雄性激素和蛋白同化激素。

### 一、雄性激素

雄性激素主要由睾丸间质细胞合成和分泌，有少量雄性激素是由肾上腺皮质、卵巢和胎盘分泌,它能促进男性生殖器官的发育,维持生殖功能及第二性征发育、成熟。雄性激素同时具有蛋白同化作用,能促进蛋白质合成代谢,增强肌肉力量,促进骨质形成。临床上常用的有甲睾酮、达那唑等。

甲睾酮(Methyltestosterone)          达那唑(Danazol)

## 二、蛋白同化激素

蛋白同化激素能起促进蛋白质的合成、抑制蛋白质的代谢作用,故能促进肌肉的增长。如苯丙酸诺龙。

 **知识链接**

### 蛋白同化激素

蛋白同化激素在临床主要用于创伤、手术和长期不活动引起蛋白质吸收和合成不足的慢性消耗性疾病以及极度虚弱的患者。近年来,蛋白同化激素在运动员中的使用引起世界关注。国际体育组织规定禁止使用,但仍屡禁不止,甚至偶有滥用现象,过量使用蛋白同化激素会影响两性的生育能力,增加冠心病发生的危险,甚至发生猝死,这不仅成为医学上的难题,也构成一个重要的社会问题。

### 苯丙酸诺龙 Nandrolone Phenylpropionate

化学名为 17β- 羟基雌甾 -4- 烯 -3- 酮 -3- 苯丙酸酯。

【性状】 本品为白色或类白色结晶性粉末;有特殊臭。本品在乙醇中溶解,在植物油中略溶,在水中几乎不溶。本品的熔点为 93～99℃。

【化学性质】 本品甲醇溶液可与盐酸羟基脲缩合,生成缩氨基脲衍生物,熔点约182℃,熔融时分解。

【作用用途】 本品可促进体内蛋白质的合成代谢及骨钙蓄积。临床可用于恶性肿瘤手术前后,骨折后不愈合和严重的骨质疏松症;早产儿,营养吸收不良,慢性腹泻和某些消耗性疾病;垂体性侏儒症、功能性子宫出血、子宫肌瘤以及不宜手术的乳腺癌。

【不良反应】 长期使用时,女性有轻微的男性化副作用。

【用药注意事项】 高血压、妊娠期妇女及前列腺癌患者禁用。

【贮存】 遮光，密封保存。

**点滴积累**

1. 甲睾酮和达那唑是雄性激素类药物。
2. 苯丙酸诺龙是蛋白同化激素，临床主要用于创伤、手术和长期不活动引起蛋白质吸收和合成不足的慢性消耗性疾病以及极度虚弱的病人，但仍有男性化的副作用。

# 第四节 孕甾烷类药物

孕甾类药物包括孕激素类药物和肾上腺皮质激素类药物。

## 一、孕激素

天然孕激素黄体酮是由雌性动物卵泡排卵后形成的黄体分泌，妊娠后改由胎盘分泌。黄体酮具有维持妊娠和正常月经的功能，同时还具有妊娠期间抑制排卵的作用，是天然的避孕药。黄体酮口服易代谢失活，仅能注射给药。在黄体酮结构中改造得到口服黄体酮类合成孕激素醋酸甲羟孕酮、醋酸甲地孕酮、氯地孕酮。

**黄体酮　Progestin**

化学名为孕甾-4-烯-3,20-二酮。

【性状】 本品为白色或类白色结晶性粉末；无臭，无味。在三氯甲烷中极易溶解，在乙醇、乙醚或植物油中溶解，在水中不溶。

【化学性质】 本品与异烟肼反应缩合生成黄色的异烟腙。

本品对碱和光较敏感，须避光，密闭保存。

本品 C17 位的甲基酮在碳酸钠及醋酸铵的存在下，能与亚硝基铁氰化钠反应生成蓝紫色复合物。此反应为黄体酮的专属性反应，其他常用的甾体药物仅呈浅橙色或无色。

【作用用途】 本品口服无效，仅能肌内注射给药。具有保胎作用，常用于先兆流产、习惯性流产、子宫功能性出血、月经失调及痛经等。与雌激素类药物合用能抑制排卵，可作避孕药。

【不良反应】 本品使用后可能会出现子宫突破性出血、阴道点状出血、经量改变、闭经、体重增加或减少、过敏伴或不伴瘙痒的皮疹、黑斑病、黄褐斑、发热、失眠等不良反应。

【用药注意事项】 使用过程中一旦出现血栓性疾病（如血栓性静脉炎、脑血管病、肺栓塞和视网膜血栓形成的临床表现）应立即停止用药。

【贮存】 遮光，密封保存。

<h2 style="text-align:center">醋酸甲地孕酮 Megestrol Acetate</h2>

化学名为 6- 甲基 -17α- 羟基孕甾 -4，6- 二烯 -3，20- 二酮 17- 醋酸酯。

【性状】 本品为白色或类白色的结晶性粉末；无臭，无味。在三氯甲烷中易溶，丙酮或醋酸乙酯中溶解，在乙醇中略溶，在乙醚中微溶，在水中不溶。

【化学性质】 本品加乙醇制成氢氧化钾试液，水浴加热，冷却，加硫酸煮沸，即产生醋酸乙酯的香气。

本品遇硫酸铁铵溶液呈黄绿色至绿色。

【作用用途】 本品无雌激素、雄激素或同化激素活性。为高效口服孕激素，注射也有效，可通过皮肤、黏膜吸收。常常是各种长效、缓释、局部使用的避孕药的主药。

【不良反应】 本品的不良反应与黄体酮相似，但一般较轻，体重增加较常见。

【用药注意事项】 本品使用后应进行常规的密切监测，对未控制的糖尿病及高血压患者须小心使用。不主张用于乳腺癌的术后辅助治疗。禁用于妊娠诊断试验。

【贮存】 遮光，密封保存。

### 知识链接

<h3 style="text-align:center">甾体避孕药</h3>

大多数甾体口服避孕药是孕激素和雌激素的复合物，临床上常用的甾体避孕药为孕甾类药物及雌甾类药物的衍生物，如炔诺孕酮、炔雌醇等。

炔诺孕酮（Norgestrel）       炔雌醇（Ethinylestradiol）

1937 年，为了寻找口服雄激素，在睾丸素的 C17α 位引入乙炔基，所得的化合物雄激素活性大大降低，而显示出了黄体酮样的抑制排卵作用，口服时孕激素活性比黄体酮强 15 倍，后称为妊娠素（炔孕酮）。再去掉分子中 C10 位的甲基，得到炔诺酮，其孕激素活性是母体的 5 倍，而且可口服，其庚酸酯的植物油剂为长效的避孕药。

### 炔诺酮  Norethisterone

化学名为 17β- 羟基 -19- 去甲 -17α- 孕甾 -4- 烯 -20- 炔 3- 酮。

【性状】 本品为白色或类白色粉末或结晶性粉末；无臭，味微苦。在三氯甲烷中溶解，在乙醇中微溶，丙酮中略溶，在水中不溶。

【化学性质】 本品的乙醇溶液遇硝酸银试液，产生白色炔诺酮银盐沉淀。

本品与盐酸羟胺及醋酸钠共热生成炔诺酮肟，熔点为 115℃。

【作用用途】 本品为口服强效的 C19 去甲基睾酮的衍生物，其抑制排卵作用比黄体酮、炔孕酮都强，有轻度雄激素和雌激素活性。本品临床用于治疗功能性子宫出血、妇女不育症、子宫内膜异位等，并与炔雌醇合用作为短效口服避孕药。

【不良反应】 本品使用后可能会出现恶心、头晕、倦怠。严重者有可能出现突破性出血。

【用药注意事项】 本品长期用药需注意检查肝功能，特别注意乳房检查。重症肝肾病患者、乳房肿块者和妊娠期妇女禁用。

【贮存】 遮光，密封保存。

## 二、肾上腺皮质激素

肾上腺皮质激素包括盐皮质激素和糖皮质激素两大类，本节主要讨论糖皮质激素类的重点药物：醋酸氢化可的松和醋酸氢化可的松。

### 醋酸氢化可的松  Hydrocortisone Acetate

化学名为 11β，17α，21- 三羟基 - 孕甾 -4- 烯 -3，20- 二酮 -21- 醋酸酯。

【性状】 本品为白色或类白色的结晶性粉末；无臭。在乙醇或三氯甲烷中微溶，在水中不溶。

【化学性质】 本品具右旋光性；本品溶于硫酸后即显黄至棕黄色并带绿色荧光。

本品与乙醇制氢氧化钾试液一起加热，C21 位醋酸酯结构被水解，再与硫酸一起加热即发生醋酸乙酯香味。

【作用用途】 本品为天然糖皮质激素，抗炎作用强于可的松，还具有免疫抑制作用、抗休克作用。临床用于肾上腺皮质功能减退症，严重感染并发的毒血症，自身免疫性疾病，过敏性疾病等。

【不良反应】 长期使用会出现类肾上腺皮质功能亢进综合征,诱发或加重感染、溃疡、心血管疾病、糖尿病、精神失常、癫痫,妨碍伤口愈合,抑制儿童生长发育等不良反应。如果突然停药还会出现原来病情加重的反跳现象。

【用药注意事项】 长期用药须逐渐减量停药,并在停药时加用促肾上腺皮质激素(ACTH)。一旦出现反跳现象应恢复激素用量,待症状缓解后再缓慢减量停药。

【贮存】 遮光,密封保存。

### 醋酸地塞米松 Dexamethasone Acetate

醋酸地塞米松引入 9α—F 的同时引入 16α—CH$_3$ 可减低钠潴留作用,地塞米松抗炎作用增强,钠潴留作用轻微,为临床上常用的抗炎皮质激素。

化学名为 16α- 甲基 -11β,17α,21- 三羟基 9α- 氟孕甾 -1,4- 二烯 -3,20- 二酮 -21- 醋酸酯。

【性状】 本品为白色或类白色的结晶或结晶性粉末,无臭,味微苦;在丙酮中易溶,甲醇或无水乙醇中溶解,水中不溶。

【化学性质】 本品有右旋光性。与乙醇制氢氧化钾试液一起加热,C21 位醋酸酯结构被水解,再与硫酸一起加热即发生醋酸乙酯香味。

本品结构中 C17 位有还原性的 α- 醇酮基结构,在甲醇溶液中与碱性酒石酸铜试液反应,生成橙红色氧化亚铜(Cu$_2$O)沉淀。

本品用氧瓶燃烧法进行有机破坏后,显氟离子鉴别反应(有机破坏后吸收在氢氧化钠液中,生成氟化钠,加茜素氟蓝试液,12% 醋酸钠的稀醋酸溶液及硝酸亚铈试液即显蓝紫色)。

【作用用途】 本品用途与醋酸氢化可的松相同,抗炎作用增强约 25 倍,几无钠潴留作用。

【不良反应】 本品的不良反应较醋酸氢化可的松轻,是临床上应用较广泛的激素之一。

【用药注意事项】 同醋酸氢化可的松。

【贮存】 遮光,密封保存。

**点滴积累**

1. 醋酸地塞米松的理化性质 ①具有右旋光性;②醋酸酯结构被水解,再与硫酸一起加热即发生醋酸乙酯香味;③水解后 C17 位的 α- 醇酮基结构,具有还原性,在甲醇溶液中与碱性酒石酸铜试液反应,生成橙红色氧化亚铜(Cu$_2$O)沉淀;④有机氟的鉴别反应;⑤位于 C3 位或 C20 位的酮羰基,可与羰基试剂(硫酸苯肼、异烟肼等)显色。
2. 肾上腺皮质激素属于孕甾烷类衍生物。

目标检测

一、选择题

（一）A型题（单项选择题）

1. 下列药物中属于肾上腺素皮质激素的是（　　）

    A. 黄体酮　　　　　　　　B. 醋酸地塞米松　　　　　　C. 醋酸甲地孕酮

    D. 炔诺酮　　　　　　　　E. 炔雌醇

2. 下列药物不属于天然性激素的是（　　）

    A. 雌酮　　　　　　　　　B. 雌二醇　　　　　　　　　C. 己烯雌酚

    D. 雌三醇　　　　　　　　E. 睾酮

3. 下列关雌二醇叙述错误的是（　　）

    A. 天然雌激素　　　　　　　　　B. 口服有效

    C. 基本结构为环戊烷并多氢菲　　D. 雌甾烷

    E. 不易溶于水

4. 下列关于己烯雌酚叙述错误的是（　　）

    A. 合成雌激素　　　　　　　　　B. 可与硫酸-乙醇发生显色反应

    C. 应遮光、密封保存　　　　　　D. 具有甾体结构

    E. 具有酚羟基结构

5. 下列关于黄体酮叙述错误的是（　　）

    A. 天然孕激素　　　　　　　　　B. 可与异烟肼发生显色反应

    C. 基本母核为孕甾烷　　　　　　D. 可与硫酸-乙醇显色

    E. 口服有效

6. 下列药物不属于孕激素的是（　　）

    A. 黄体酮　　　　　　　　B. 醋酸地塞米松　　　　　　C. 醋酸甲地孕酮

    D. 炔诺酮　　　　　　　　E. 左炔孕酮

7. 下列属于雄性激素的是（　　）

    A. 苯丙酸诺龙　　　　　　B. 黄体酮　　　　　　　　　C. 甲睾酮

    D. 炔诺孕酮　　　　　　　E. 醋酸地塞米松

8. 下列属于糖皮质激素的是（　　）

    A. 苯丙酸诺龙　　　　　　B. 黄体酮　　　　　　　　　C. 甲睾酮

    D. 炔诺孕酮　　　　　　　E. 醋酸地塞米松

（二）X型题（多项选择题）

9. 下列与黄体酮性质不相符的是（　　）

    A. 甲基酮显色反应　　　　　　　B. 可与异烟肼发生显色反应

    C. 水中易溶　　　　　　　　　　D. 黄色结晶性粉末

    E. 醇酮基的显色反应

10. 下列药物中口服无效的是（　　）

    A. 黄体酮　　　　　　　　B. 炔雌醇　　　　　　　　　C. 雌二醇

    D. 甲睾酮　　　　　　　　E. 雌酮

11. 下列与甾体激素基本结构和一般性质不相符的描述是（　　　）

A. 环戊烷并多氢菲　　　　　　　　　B. 由两个六元环和两个五元环组成

C. 不能和硫酸 - 乙醇显色　　　　　　D. 有含氮杂环

E. 具有旋光性

12. 下列药物属于雌激素的有（　　　）

A. 雌二醇　　　　　　　B. 雌三醇　　　　　　　　C. 雌酮

D. 黄体酮　　　　　　　E. 炔诺酮

13. 下列药物可与硝酸银试液产生白色沉淀的是（　　　）

A. 黄体酮　　　　　　　B. 炔雌醇　　　　　　　　C. 醋酸甲地孕酮

D. 炔诺酮　　　　　　　E. 炔诺孕酮

14. 下列药物可与硫酸 - 乙醇显色的是（　　　）

A. 甲睾酮　　　　　　　B. 醋酸地塞米松　　　　　C. 炔雌醇

D. 炔诺酮　　　　　　　E. 醋酸地塞米松

## 二、填空题

1. 甾体药物的基本母核共有三种，分别是_____、_____和_____。

2. 炔雌醇结构中存在_____，其乙醇溶液遇_____产生白色的炔雌醇银沉淀。

3. 孕甾烷类药物包括_____和_____；雄激素和蛋白同化激素属于_____甾烷类衍生物；雌激素属于_____甾烷类衍生物。

4. 黄体酮结构中的_____，在碳酸钠及醋酸铵的存在下，能与亚硝基铁氰化钠反应生成蓝紫色复合物。

5. 醋酸地塞米松与乙醇制氢氧化钾试液一起加热，_____结构被水解，再与硫酸一起加热即发生_____香味。

## 三、名词解释

1. 甾体母核的显色反应

2. 蛋白同化激素

## 四、简答题

1. 甾体激素类药物的性质反应有哪些？

2. 根据醋酸地塞米松的结构分析其主要理化性质。

（郑丽丽）

# 第十六章  维生素类药

　　维生素是人类维持机体正常代谢所必需的微量营养物质，其不是构成人体组织的原料，也不是能量来源，但维生素主要作用于机体的能量调节和新陈代谢。对于维生素来说，人体体内自己不能合成或合成量少，所以需要从食物中摄取。绝大多数维生素是酶的辅酶或是辅酶的构成部分，作为重要的辅助因素参与不同代谢反应。

　　维生素种类繁多，化学结构没有共性，大致可以分为脂肪族、芳香族、杂环族和甾体类等结构，其理化性质和生理功能也各不相同。

　　多数维生素在人体内不能合成，须从食物中摄取，只有少数可在体内合成或由肠道菌产生。人体对维生素的需求量很小，日需求量常以毫克（mg）或微克（μg）计算，但一旦缺乏就会引发相应的维生素缺乏症，对人体健康造成

 **课堂互动**

　　你知道什么是水溶性药物和脂溶性药物吗？可以举例说明。

损害。维生素按溶解度大致可分为脂溶性和水溶性两大类,前者包括维生素 A 类、维生素 D 类、维生素 E、维生素 K 等。后者包括维生素 B 族、维生素 C、肌醇等。

# 第一节 脂溶性维生素

脂溶性维生素有维生素 A 类、维生素 D 类、维生素 E 类和维生素 K 类。因脂溶性维生素排泄较慢,如摄取过多,可使其积蓄过量,引起中毒。

## 一、维生素A类

维生素 A 存在于脂溶性食物,如鱼肝油、蛋黄和黄油中。1931 年从鱼肝油中分离出视黄醇,并确定了其结构。视黄醇的侧链末端为羟基,链上的 4 个双键均为反式。以前维生素 A 即指视黄醇,现命名为维生素 A$_1$(vitamin A$_1$)。后来又从淡水鱼鱼肝中分离得到另一种维生素 A 即 3- 脱氢视黄醇,现命名为维生素 A$_2$(vitamin A$_2$),维生素 A$_2$ 比维生素 A$_1$ 在环上多一个双键。视黄醇主要以棕榈酸酯的形式存在于海水鱼和动物肝组织中,占体内维生素 A 总量 95%,而脱氢视黄醇则主要存在于淡水鱼中,生物活性为视黄醇的 30%~40%。植物中含有的胡萝卜素能在动物体内转变成维生素 A,所以现在将胡萝卜素称为维生素 A 原。

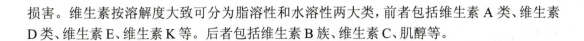

化学名为(全 -$E$ 型)-3,7- 二甲基 -9-(2,6,6- 三甲基 -1- 环己 -1- 烯基)-2,4,6,8- 壬四烯 -1- 醇醋酸酯,又名视黄醇醋酸酯。

【性状】 本品为微黄色结晶或结晶性粉末,熔点为 57~60℃,能溶于乙醇、三氯甲烷、乙醚、脂肪和油,不溶于水。临床上维生素 A 都以醋酸酯的形式作为药物使用,在体内被酶水解得到维生素 A。

【化学性质】 本品不稳定,易被空气氧化。在加热或有金属离子存在的条件下,可加快氧化反应的进行。氧化最初生成环氧化合物,如果在酸性介质中环氧化合物会发生重排,生成呋喃型氧化物。但维生素 A 在无氧情况下,加热至 120℃才被分解破坏。

本品结构中,由于含有共轭烯丙醇结构,因此对酸不稳定,遇 Lewis 酸或无水氯化氢乙醇液,可脱水生成脱水维生素 A,其活性仅为维生素 A 的 0.4%。

本品可与三氯化锑反应,呈现深蓝色。此外,维生素 A 可发生强黄绿色荧光,可作为维生素 A 定性分析依据。

【作用用途】 当人体缺乏维生素 A 时,容易出现夜盲症。视黄醛可进一步氧化成视黄酸,视黄酸在肝脏内与葡萄糖醛酸结合或氧化成其他代谢物,随胆汁或尿液排出体外。但维生素 A 不能长期过量使用，否则可造成维生素 A 过多症，表现为疲劳、烦躁、精神抑制、呕吐、低热、高血钙、骨关节疼痛等症状。

【不良反应】 一般无毒性。大剂量久用（一日 10 万 U 以上，连服数月），或 1 次大量服用可引起中毒。

【用药注意事项】

1. 口服易吸收，但脂肪吸收障碍和肝脏疾病患者吸收受影响。

2. 大剂量服用可使溶酶体膜稳定性下降，可促进炎症发展，故不宜和可的松类药物合用，但正常生理剂量无此拮抗作用。

【贮存】 装于铝制或其他适宜容器内，充氮气，密封，在阴凉处保存。

## 二、维生素 D 类

维生素 D 是一类抗佝偻病维生素的总称。种类很多，目前至少有 10 种，以 $D_2$（麦角骨化醇）和 $D_3$（胆骨化醇）最重要。两者结构十分相似，其差别只是 $D_2$ 比 $D_3$ 在侧链上多一个甲基和双键。维生素 D 类都是甾醇的衍生物，主要存在于鱼肝油、肝脏、蛋黄和乳汁中。

Vit $D_2$(ergocalciferol) R=

Vit $D_3$(colecalciferol) R=

Vitamin $D_2$ 和 $D_3$

### 维生素 $D_3$ Vitamin $D_3$

化学名为 9, 10- 开环胆甾 -5, 7, 10（19）- 三烯 -3β- 醇，又名胆骨化醇。

【性状】 本品为无色针状结晶或白色结晶性粉末，无臭无味，遇光或空气均易变质。在植物油中略溶，在水中不溶，乙醇、丙酮、三氯甲烷或乙醚中极易溶解。

【化学性质】 本品主要存在于肝、奶、蛋黄中，其中以鱼肝油中含量最丰富。人体内的胆甾醇可以转变成 7- 脱氢胆甾醇储存在皮肤中，在日光或紫外线照射下，7- 脱氢胆甾醇 B 环断裂转变为维生素 $D_3$，所以多晒太阳是预防维生素 D 缺乏的主要方法之一。

【作用用途】 维生素 D 可以促进小肠黏膜、肾小管对钙磷的吸收，继而促进骨代谢，维持血液中钙、磷的平衡。维生素 D 缺乏时，儿童容易得佝偻病，出现骨骼畸形、骨质疏松、多汗等症状；成人容易出现骨软化，另外骨骼含有过量未钙化的基质，容易诱发骨骼疼痛，软弱乏力等症状。临床上常用维生素 D 防治佝偻病、骨软化症及老年骨质疏松症等。

【不良反应】 过量可致高钙血症。

【用药注意事项】 大量久服，可引起高血钙、食欲缺乏、呕吐、腹泻。不宜久服。

【贮存】 遮光，充氮，密封，在冷处保存。

### 三、维生素 E 类

维生素 E 具有抗不育作用，又名生育酚。维生素 E 是一类生理活性相似、化学结构类似的天然化合物的统称，其化学结构可以分为维生素 E 和生育三烯酚两类。在苯并二氢吡喃衍生物的 2 位有一个 16 碳的侧链，其中侧链饱和的为维生素 E，侧链上有三个双键的为生育三烯酚。根据苯并二氢吡喃环上甲基的数目和位置不同，维生素 E 和生育三烯酚又各有 4 个同类物即 α、β、γ、δ，它们大多存在于植物中，以麦胚油、花生油、玉米油中含量最为丰富。常以 α- 维生素 E 代表维生素 E。

#### 维生素 E 醋酸酯　Vitamin E Acetate

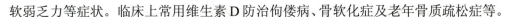

化学名为 (±)-2，5，7，8- 四甲基 -2-（4，8，12- 三甲基十三烷基）-6- 苯并二氢吡喃醇醋酸酯，又名 α- 生育酚醋酸酯。

【性状】 本品为微黄色或黄色透明的黏稠液体，几乎无臭，遇光以后颜色逐渐变深。易溶无水乙醇、丙酮、三氯甲烷、乙醚或石油醚，难溶于水。

【化学性质】 本品具有较强还原性，与三价铁离子作用，则被氧化成对 - 生育醌和亚铁离子，亚铁离子可以与 2，2'- 联吡啶作用生成血红色络离子，以供鉴别。

本品侧链上的叔碳原子容易被氧化，生成相应的羟基化合物。本品的乙醇溶液与硝酸共热，则生成生育红，溶液显橙红色，可用于鉴别。

【作用用途】 维生素 E 与动物的生殖功能有关，具有抗不育作用。维生素 E 因为具有抗氧化作用、对生物膜有保护、稳定及调控作用，因此可以抗衰老。临床用于习惯性流产，不孕症及更年期障碍，进行性肌营养不良，间歇性跛行及动脉粥样硬化等防治。

【不良反应】 长期过量服用维生素 E 可产生眩晕、视力模糊，并可导致血小板聚集及血栓形成。

【用药注意事项】 缺铁性贫血患者慎用；如服用过量或出现严重不良反应，应立即就医。

【贮存】 遮光，密封保存。

### 四、维生素 K 类

维生素 K 是一类含萘醌结构、具有凝血作用的化合物的总称。维生素 K 类的基本结构为 2- 甲基 -1，4- 萘醌，C3 上带有不同的侧链。维生素 $K_1$ 的侧链为含一个双键的植醇基，维生素 $K_2$ 的侧链为数量不等的异戊二烯单位构成，依其侧链碳数量的多少，分别叫维生素 $K_2$（20）、$K_2$（30）、$K_2$（35）。以后又发现无侧链的维生素 $K_3$ 以及氢化后的维生素 $K_4$，也具有 $K_1$、$K_2$ 的生物活性。

维生素 K 广泛存在于食物中，还可由人体肠道中的大肠杆菌合成并被吸收利用，故一般不易出现维生素 K 缺乏症。新生儿的肠道无细菌，或长期使用广谱抗菌药导致肠内菌群失调时，需要补充维生素 K。

## 维生素 K₃    Vitamin K₃

化学名称为 2- 甲基 -1,4- 二氧代 -1,2,3,4- 四氢 - 萘 -2- 磺酸钠三水化合物，又名维生素 K₃。药用亚硫酸氢钠甲萘醌和亚硫酸氢钠的混合物。

【性状】 本品为白色结晶性粉末，易吸湿，遇光易分解。

【化学性质】 在水溶液中亚硫酸氢钠甲萘醌与甲萘醌和亚硫酸氢钠之间存在平衡。当与空气中的氧气、酸、或碱作用时，亚硫酸钠分解，平衡被破坏，甲萘醌从溶液中析出。加入氯化钠或焦亚硫酸钠可增加稳定性。

【作用用途】 天然维生素 K₁、K₂ 是脂溶性的，其吸收有赖于胆汁的正常分泌；维生素 K₃ 是水溶性的，其吸收不依赖于胆汁，口服可直接吸收，也可肌内注射。

本品临床用于治疗凝血酶原过低等所致的出血症，也用于预防长期口服抗生素所致的维生素 K 缺乏症。

【不良反应】 有恶心、呕吐等胃肠道反应。

【用药注意事项】 严重肝病者慎用。

【贮存】 遮光，密封保存。

点滴积累

> 1. 维生素 K 是一类含萘醌结构、具有凝血作用的化合物。
> 2. 脂溶性维生素主要包括维生素 A、D、E、K。

# 第二节 水溶性维生素

水溶性维生素分为维生素 B 族和维生素 C 两类。

## 一、维生素 B 族

维生素 B 是最早从谷物中提取的可治疗脚气病的食物因子的总称。以后发现其中包括结构和作用都不同的几种维生素,如维生素 $B_1$、$B_2$、$B_6$、$B_{12}$。下面介绍几个常用的 B 族维生素。

### 维生素 $B_1$ Vitamin $B_1$

化学名为氯化 4- 甲基 -3-[(2- 甲基 -4- 氨基 -5- 嘧啶基)甲基]-5-(2- 羟基乙基)噻唑鎓盐酸盐。本品由一个含硫的噻唑环和一个含氨基的嘧啶环组成,故又称为盐酸硫胺。

【性状】 本品为白色结晶或结晶性粉末;味苦;本品在水中易溶,在乙醇中微溶,在乙醚中不溶。

【化学性质】 本品在酸性水溶液中较稳定,在碱溶液中极易分解。本品的噻唑环不稳定,易开放,在体内也易被硫胺酶分解。

【作用用途】 本品主要用于治疗维生素 $B_1$ 缺乏症,如神经炎、中枢神经系统损伤、食欲缺乏、消化功能不良、营养不良、心脏功能障碍等。

【不良反应】 偶尔会出现发抖、疱疹、浮肿、神经质、心跳加快及过敏等不良反应。

【用药注意事项】 大剂量静脉注射时,可能发生过敏性休克;肠胃外大剂量应用维生素 $B_1$ 产生的过敏性休克可用肾上腺素治疗。

【贮存】 遮光,密封保存。

### 维生素 $B_2$ Vitamin $B_2$

化学名为 7,8- 二甲基 -10-[(2S,3S,4R)-2,3,4,5- 四羟基戊基]-3,10- 二氢苯并蝶

啶 -2,4- 二酮，又称为核黄素。

【性状】 本品为橙黄色结晶性粉末，在水、乙醇、三氯甲烷或乙醚中几乎不溶，在稀氢氧化钠溶液中溶解。溶液易变质，在碱性溶液中或遇光变质加速。

【化学性质】 维生素 $B_2$ 的分子结构由异咯嗪（苯并蝶啶）与核糖醇两部分组成。本品易发生氧化还原反应，存在氧化型和还原型两种形式，在体内氧化还原过程中起到传递氢的作用。

氧化型　　　　　　　　　　　还原型

本品的核糖醇部分，含 3 个手性碳。比旋度为 $-120° \sim -140°$，溶液经光照会发生部分消旋化。

【作用用途】 本品在体内以黄素单核苷酸（FMN）和黄素腺嘌呤二核苷酸（FAD）的形式存在，是一些氧化还原酶的辅基，参与细胞的氧化还原系统传递氢的反应。能广泛参与体内各种氧化还原反应，故能促进糖、脂肪和蛋白质的代谢。

本品广泛存在于动植物中，米糠、动物肝脏、蛋黄中含量丰富。本品在绿色植物和多数微生物体内被生物合成。维生素 $B_2$ 对维持皮肤、黏膜和视觉的正常功能均有一定的作用。

本品用于治疗因核黄素缺乏引起的唇炎、舌炎、脸部溢脂性皮炎等。

【不良反应】 在正常肾功能状况下几乎不产生毒性。大量服用时尿呈黄色。

【用药注意事项】 饭后口服吸收较完全。不宜与甲氧氯普胺合服。饮酒（乙醇）可影响肠道吸收维生素 $B_2$。

【贮存】 遮光，密封保存。

### 知识链接

#### "伪"维生素

在维生素的发现过程中，有些化合物被误认为是维生素，但是并不满足维生素的定义，还有些化合物因为商业利益而被故意错误地命名为维生素。如维生素 B 族中的维生素 $B_4$（腺嘌呤）；氯胺酮作为镇静剂在某些毒品的成分中被标为维生素 K，但是它并不是真正的维生素 K，它被俗称为"K 它命"；另外还有所谓的维生素 Q、S、T 等，其实并非真正的维生素。

## 二、维生素C

### 维生素C　Vitamin C

化学名为(*R*)-5-[(*S*)-1,2-二羟乙基]-3,4-二羟基-5*H*-呋喃-2-酮,又名抗坏血酸。

【性状】 本品为白色结晶或结晶性粉末,无臭,味酸,久置色渐变微黄。本品易溶于水,在乙醇中略溶,在三氯甲烷或乙醚中不溶。熔点为190~192℃。

【化学性质】 本品较稳定,但遇光及湿气,色渐变黄,故应避光密闭保存。本品在水溶液中可发生互变异构,主要以烯醇式存在,酮式很少。两种酮式异构体中,2-氧代物较3-氧代物稳定,3-氧代物极不稳定,易变成烯醇式结构。本品具有烯二醇结构,显酸性。

本品是一个含有6个碳原子的酸性多羟基化合物,分子中有2个手性碳原子。

2-氧代物          烯醇式          3-氧代物

本品水溶液中加入硝酸银试液,即产生银的黑色沉淀;若加入2,6-二氯靛酚试液少许,溶液的颜色由红色变为无色,以上反应可以用于维生素C的鉴别。

【作用用途】 维生素C广泛存在于新鲜水果及绿叶蔬菜中,以番茄、橘子、鲜枣、山楂、刺梨及辣椒等含量丰富。维生素C为胶原和细胞间质合成所必需的,若摄入不足可致坏血病。临床用于预防和治疗维生素C缺乏症。也用于尿的酸化、高铁血红蛋白症和许多其他疾病,广泛用作制药和食品工业的抗氧剂和添加剂。

【不良反应】 过量服用(每日用量1克以上)可引起腹泻、皮肤红而亮、头痛、尿频(每日用量600mg以上)、恶心呕吐、胃痉挛。

【用药注意事项】 不宜长期过量服用本品,否则,突然停药有可能出现坏血病症状。对本品过敏者禁用,过敏体质者慎用。本品可通过胎盘并分泌入乳汁。妊娠期妇女服用过量时,可诱发新生儿坏血病。

【贮存】 遮光,密封保存。

---

 **点滴积累**

1. 维生素C又名抗坏血酸,由于分子中含有烯醇式结构,维生素C易氧化变色。变色后不能作为药物使用。
2. 水溶性维生素包括维生素B类和维生素C。

---

**目标检测**

一、选择题

（一）A型题（单项选择题）

1. 维生素 $A_2$ 的生物效价为维生素 $A_1$ 的（     ）

A. 90%          B. 70%          C. 60%

D. 50%          E. 40%

2. 在维生素E异构体中活性最强的是（     ）

A. α-生育三烯酚　　　　B. β-生育三烯酚　　　　C. α-生育酚

D. β-生育酚　　　　E. γ-生育酚

3. 维生素C有酸性,是因为其化学结构上有(　　)

A. 羧基　　　　　　　　B. 无机酸根　　　　　　C. 羟基

D. 氢键　　　　　　　　E. 连二烯醇

4. 下列哪一项叙述与维生素的概念不相符合(　　)

A. 是维持人体正常代谢功能所必需的微量物质

B. 只能从食物中摄取

C. 是细胞的一个组成部分

D. 不能供给体内能量

E. 体内需保持一定水平

5. 维生素D是甾醇衍生物的原因是(　　)

A. 具有环戊烷氢化菲的结构　　　　B. 光照后可转化为甾醇

C. 由甾醇B环开环衍生而得　　　　D. 具有甾醇的基本性质

E. 其体内代谢物是甾醇

6. 维生素D与下列哪一项描述不符(　　)

A. 是维持人体正常代谢功能所必需的微量物质

B. 只能从食物中摄取,不能在体内合成

C. 不是细胞的一个组成部分

D. 不能供给体内能量

E. 体内需保持一定水平

**(二)X型题(多项选择题)**

7. 属于水溶性维生素的有(　　)

A. 维生素A　　　　　　B. 维生素C　　　　　　C. 维生素$K_1$

D. 叶酸　　　　　　　　E. 维生素B

8. 易被氧化的维生素有(　　)

A. 维生素A　　　　　　B. 维生素H　　　　　　C. 维生素E

D. 维生素$D_2$　　　　　E. 维生素C

9. 下列有关维生素A的叙述哪些是正确的(　　)

A. 环外的4个双键必须与环内双键共轭

B. 增加环内双键的数目,活性增加

C. 双键被饱和,活性下降

D. 增加环内双键的数目,活性下降

E. 遇Lewis酸可发生脱水反应,生成脱水Vitamin A,活性下降

10. 下列哪些点与维生素D类相符(　　)

A. 都是甾醇衍生物　　　　　　B. 其主要成员是$D_2$、$D_3$

C. 是水溶性维生素　　　　　　D. 临床主要用于抗佝偻病

E. 不能口服

**二、填空题**

1. 维生素类药可分为_____和 _____。

2. 维生素 D 主要有由_____和_____组成。

3. 维生素 C 又称_____，属于_____性维生素。维生素 B 属于_____性维生素。

4. 维生素 $B_2$ 为酸碱两性化合物的原因是_____。

5. 维生素 C 结构中的_____结构具有较强的_____。

6. 维生素 K 是一类具有_____作用的维生素总称，其中以_____的生物活性最强。

7. 维生素 D 是一类_____维生素的总称，主要存在于_____中，其基本化学结构是_____。

### 三、名词解释

维生素

### 四、简答题

1. 为使维生素 A 制剂不被破坏，可以采取什么方法（至少举出三种）？

2. 维生素 C 在贮存中变色的主要原因是什么？

3. 为何维生素 C 具有酸性？

4. 维生素 A 和维生素 E 为什么要制成酯类化合物？

（陈小兵）

# 第十七章　药物的稳定性和贮存保管

 **学习目标**

1. 掌握药物的贮存和保管方法；
2. 熟悉药物的水解性、还原性、二氧化碳对药物稳定性的影响和药物的物理性、化学性配伍变化；
3. 了解其他变质反应的类型；
4. 学会应用药物的理化性质解决药物调剂、贮存保管及临床应用等实际问题。

 **导学情景**

**情景描述：**

　　白领小张为了预防感冒，给自己买了一瓶维生素 C 片，吃了一次后随手把瓶子放在了窗台上，过了一周后，她发现这瓶维生素 C 片颜色变深黄色了。为此，小张向黄药师咨询，这是为什么呢？

**学前导语：**

　　药物的合理贮存对保证药物的质量非常重要。本章学习药物的化学稳定性相关知识，掌握药物的贮存和保管方法。

## 第一节　药物的化学稳定性

　　药物的变质反应有水解反应、氧化反应、还原反应、异构化反应、脱羧反应及聚合反应等。其中，水解反应和氧化反应是药物变质最常见反应。此外，空气中二氧化碳对药物质量也有一定的影响。

### 一、药物的水解反应

**（一）药物的水解过程**

　　易发生水解反应的药物在化学结构上一定含有易被水解的基团。常见发生水解的基团包括：盐类、酯类、酰胺类、苷类、酰肼类、酰脲类、活泼卤素化合物、缩氨、多聚糖、蛋白质、多肽等。其中以酯的水解、酰胺的水解、盐类的水解和苷的水解较为常见。

　　1. 酯类药物的水解　　酯类药物在酸碱条件下均可水解，水解产物为酸和醇。酯类药物的水解反应为：

$$R-\overset{\overset{\text{O}}{\|}}{C}-OR' + H_2O \rightleftharpoons RCOOH + R'OH$$

酯类药物的水解反应在酸性环境下是可逆的；在碱性环境下的水解反应速度比酸性环境下的水解反应速度快，并能水解完全。常见的药物有：阿司匹林、普鲁卡因、红霉素、阿托品、毛果芸香碱等。

2．酰胺类药物的水解　酰胺类药物是氨或胺的氮原子上的氢被酰基取代所生成的羧酸衍生物，水解产物为羧酸和氨或胺。

$$R-\overset{\overset{\text{O}}{\|}}{C}-NHR' + H_2O \rightleftharpoons RCOOH + R'NH_2$$

酰胺类药物的水解反应过程与酯类相似。常见的药物有：巴比妥类、青霉素类、头孢菌素类等。

3．盐类药物的水解　一般情况下，盐类的水解是组成盐的离子键与水发生复分解反应，生成弱电解质（弱酸或弱碱）；当溶液中水解产生的弱酸或弱碱超过其溶解度时，则由溶液中析出。常见的药物有磺胺嘧啶钠、盐酸地巴唑等。

$$H_2N-\text{C}_6H_4-SO_2-\overset{N}{\underset{Na}{N}}-\text{嘧啶} \xrightarrow[CO_2]{H_2O} H_2N-\text{C}_6H_4-SO_2-\underset{H}{N}-\text{嘧啶} \downarrow$$

4．苷类药物的水解　苷类药物在酸性条件易水解，水解产物为苷元和糖；在碱性条件下稳定。常见的药物有：洋地黄毒苷类、硫酸链霉素等。

（二）影响药物水解的外界因素

1．水　虽然药物具有水解的结构，但也得在水的存在下才能进行水解反应。容易水解的药物必须控制水的含量，可制成固体制剂使用，如片剂、糖衣片、胶囊剂等。若制成注射剂可考虑制成冻干粉针，如青霉素钠、头孢呋辛、环磷酰胺等，因冻干粉针具有疏松多孔的结构，药物重新遇水容易恢复活性，且其含水量很低，在干燥状态下容易长期保存。配制注射剂时也可充入惰性气体（如氮气、二氧化碳）或加入抗氧剂（如对氢醌、连二亚硫酸钠、亚硫酸氢钠或维生素 C 等）防止其水解。易水解的药物在贮存时，应控制湿度，在干燥状态下保存。

2．温度　温度对水解影响比较大。一般情况下，温度升高，水解速度加快。一般的实验规律为温度每升高 10℃，水解反应速度加快 2～4 倍。因此，控制好温度对药物的生产和贮存非常重要。比如在制备阿司匹林时，通常是在 70～75℃ 的水浴上加热进行乙酰化反应，温度不宜升得太高太快，否则会产生大量具有毒副作用的副产物。又如葡萄糖注射液在高温灭菌时，应选择适当的温度保持水溶液的稳定性。

3．溶液的酸碱性　药物水解的速度受 pH 值影响很大。常见的酯类、酰胺类、苷类药物的水解均受药物溶液 pH 值的影响。一般情况下，溶液的 pH 值增大，水解加快。如盐酸普鲁卡因溶液，在 pH 值 3.4～4 时比较稳定，pH 值升高水解迅速加快。又如氯霉素水溶液在 pH 值 6 时比较稳定，pH 值大于 8 时水解加速。因此，将药物的水溶液调节至水解速度最小的 pH 值（此 pH 值称为稳定 pH 值）、调节酸碱性是延缓药物水解，控制其水解速度最有效、常用的方法。

4. 重金属离子 一些重金属离子如铜、锌、铁等可以促使β-内酰胺类、维生素C等药物发生水解。为了避免此影响，常在药物溶液中加入金属离子配合剂乙二胺四乙酸二钠（EDTA-2Na）。

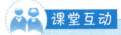
**课堂互动**

为什么到了梅雨季节，家里的阿司匹林片会水解呢？

## 二、药物的氧化反应

药物的氧化反应一般分为化学氧化反应和自动氧化反应。化学氧化反应是药物和化学试剂间的反应。自动氧化反应是药物在贮存过程中遇空气中的氧气自发引起的氧化反应。

### （一）具有自动氧化反应的官能团类型

1. 碳碳双键 如维生素A、亚油酸等。

2. 酚羟基 含酚羟基数目越多，越容易被氧化。如肾上腺素、维生素E、苯酚、盐酸吗啡、对氨基水杨酸钠等。

3. 芳香第一胺 如磺胺类、盐酸普鲁卡因等。

4. 巯基 如丙硫氧嘧啶、半胱氨酸、二巯丙醇等。

5. 其他醛类、杂环结构等 如葡萄糖、硫酸链霉素等。

### （二）外界因素对药物自动氧化的影响

1. 氧气 药物能发生自动氧化必须在有氧气存在的条件下发生。所以，能发生自动氧化的药物在生产和贮存过程中应尽量避免和氧气接触。也可以采取一些防氧化措施，如在药物的盛器充满惰性气体（氮气或二氧化碳），加入抗氧剂等。常用的脂溶性抗氧剂有没食子酸丙酯、氢醌、二叔丁基对甲苯酚、维生素E等；常用的水溶性抗氧剂有亚硫酸氢钠、焦亚硫酸钠、硫代硫酸钠、维生素C等。

2. 金属离子 常见的金属离子有铜、铁、铅、锰等以微量杂质存在于药物之中。主要来自原料、辅料、溶剂、容器等。这些金属离子虽然含量微少，但能催化药物的自动氧化。为了避免此影响，常在药物溶液中加入金属离子配合剂乙二胺四乙酸二钠（EDTA-2Na），增加药物的稳定性。

3. 溶液的酸碱性 因为氢离子或氢氧根离子能参加药物的自动氧化反应，所以溶液的酸碱性对自动氧化反应有引发和促进的作用。第一，影响某些药物的氧化还原电位，如酚类药物解离型比未解离型更容易被氧化。第二，引发或促进某些药物氧化的后续反应，使之成为不可逆的氧化过程。如维生素C在酸性溶液中氧化生成去氢抗坏血酸是可逆的，但不完全氧化；如果在碱性溶液中，其氧化还原电位降低，去氢抗坏血酸还能进一步水解，最终被完全氧化而变质。这些后续反应是不可逆的。

4. 光照 日光是混合光波组成的光，可以引发某些药物自动氧化的活化能。但不同波长的光线促进化学反应发生的能力不同。其中波长小于420nm的紫外光线能力最强，促进化学反应的发生能力最强；可见光有一定的作用；红色光的催化作用最弱。

药物对光的敏感程度与药物的结构有关。一般情况下，分子结构中具有酚羟基、共轭双键、吩噻嗪环等易受光线的影响而氧化变质。常见的药物有苯酚、肾上腺素、盐酸氯丙嗪、维生素$B_{12}$注射剂等。此类药物应避光保存。

5. 温度 化学反应速度受温度的高低影响很大。一般是温度升高，化学反应速度加

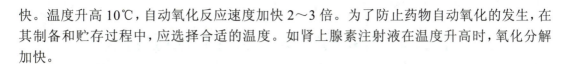

快。温度升高 10℃，自动氧化反应速度加快 2～3 倍。为了防止药物自动氧化的发生，在其制备和贮存过程中，应选择合适的温度。如肾上腺素注射液在温度升高时，氧化分解加快。

### 三、其他变质反应类型

#### （一）药物的异构化反应

立体化学构型不同的异构现象称为异构化，分为光学异构和几何异构两种。其中，光学异构化分为差向异构化和外消旋化。某些药物在制备或贮存过程中，分子发生异构化，使药物的药效下降甚至消失。如维生素 A 在长期贮存过程中，可部分发生顺反异构化，使活性降低；肾上腺素溶液受 pH 值过低或过高、加热、放置时间过长等都会使其加速消旋化，部分左旋体变为右旋体，疗效下降。

#### （二）药物的聚合反应

聚合反应为同种药物的分子相互结合成大分子的反应。药物发生此反应后，往往会产生沉淀或变色，疗效降低。如维生素 $K_3$ 光照后变为紫色，是因为分解并聚合成双分子化合物而引起的；福尔马林放置一段时间后，出现浑浊甚至沉淀，是因为甲醛发生了聚合反应，生成了多聚甲醛；β- 内酰胺类抗生素在一定条件下发生开环并聚合反应，生成物可引起过敏反应。

#### （三）药物的脱羧反应

羧酸分子中失去羧基放出二氧化碳的反应称为脱羧反应。某些药物在一定条件下，分子易发生脱羧反应，药物的药效下降甚至活性消失。如对氨基水杨酸钠发生脱羧反应生成褐色的间氨基酚，再继续被氧化形成二苯醌型化合物而发生颜色改变。普鲁卡因先发生水解反应，后发生脱羧反应产生有毒的苯胺，其氧化后使溶液变色。

### 四、二氧化碳对药物稳定性的影响

1. 改变药物的酸碱度 如巴比妥类药物、磺胺类药物、硫喷妥钠等药物的钠盐溶液因吸收空气中二氧化碳导致 pH 值下降，析出沉淀。

2. 促使药物分解变质 如硫代硫酸钠注射液因吸收二氧化碳后会分解，析出硫的沉淀。

3. 导致药物产生沉淀 如葡萄糖酸钙注射液因吸收二氧化碳而生产碳酸钙沉淀。

4. 引起固体药物变质 如固体氧化锌遇二氧化碳生成碱式碳酸锌，固体氧化铜遇二氧化碳生成碱式碳酸铜。

 **点滴积累**

1. 易水解的化学结构有酯键、酰胺键、苷类等。
2. 易氧化的化学结构有碳碳双键、酚羟基、芳香第一胺基、巯基、杂环等。
3. 影响药物水解的主要外界因素有水、溶液的酸碱性、温度、重金属离子。
4. 影响药物自动氧化的主要外界因素：氧气、溶液的酸碱性、光、温度、金属离子。
5. 二氧化碳能改变药物的酸碱度、促使药物分解变质、导致药物产生沉淀和引起固体药物变质。

## 第二节 药物的物理性、化学性配伍变化

### 一、药物的物理性配伍变化

物理性配伍变化是指不同的药物混合在一起而发生的物理性质的变化,比如潮解、液化、结块、分离、融化、分散、沉淀或分层、粒径的变化及盐析等改变。发生物理性配伍变化后,药物原来的物理性状不再存在,其疗效也会受到严重影响,甚至造成药物不符合质量标准的要求。

#### (一)溶解度的改变

不同性质溶剂制成的液体制剂配伍使用时,药物会因在混合溶液体系中溶解度降低而析出沉淀,或产生分层现象。如氯霉素注射液用生理盐水稀释出现沉淀。

#### (二)潮解、液化和结块

吸湿性强的药物或制剂如冲剂、干浸膏、乳酶生、干酵母等在配伍时,或在制备、应用与贮存中发生潮解与液化,产生原因:

1. 药物或制剂混合后临界相对湿度下降而出现吸湿;

2. 形成低共熔混合物。

#### (三)分散状态与粒径的变化

乳剂、混悬剂与其他药物配伍,出现粒径变大或久贮后产生粒径变大,分散相聚结而分层。某些胶体溶液可因电解质或脱水剂的加入,而使其产生絮凝、凝聚甚至沉淀。

### 二、药物的化学性配伍变化

化学性配伍变化是指不同的药物混合在一起而发生的化学性质的变化,如产生气体、浑浊或沉淀、变色,甚至燃烧和爆炸或外感无变化而产生其他的毒副反应而产生有毒有害物质,使原药物疗效改变的现象。

#### (一)变色

因药物制剂配伍引起氧化、还原、聚合、分解等反应时,可产生有色化合物使颜色发生变化,变色现象在光照、高温、高湿环境中反应更快。例如:

1. 多巴胺注射液与碳酸氢钠注射液配伍会渐变成粉红至红色。

2. 维生素C与烟酰胺即使干燥粉末混合也会产生橙红色。

#### (二)混浊或沉淀

液体剂型配伍不当可产生此现象。产生原因为:

1. pH改变产生沉淀 由难溶性碱或酸制成的可溶盐,它们因pH值的改变而出现沉淀,如生物碱可溶性盐遇碱或碱性药物后会析出难溶性碱的沉淀。水杨酸钠或苯巴比妥钠水溶液因水解遇酸或酸性药物后,会析出水杨酸或巴比妥酸。

2. 水解产生沉淀 硫酸锌在中性或弱碱性溶液中易水解生成氢氧化锌沉淀。苯巴比妥钠水溶液因水解反应能产生无效的苯乙基乙酰脲沉淀。

3. 生物碱盐溶液的沉淀 大多数生物碱盐的溶液,当与鞣酸、碘、碘化钾等相遇时能产生沉淀等,小檗碱和黄芩苷能产生难溶性沉淀。

**案例分析**

案例:

有位流行性脑膜炎患者,医生开据了下列处方:

Rp 10% 磺胺嘧啶钠注射液 2ml

维生素 C 注射液 5ml

Sig: i.v.

处方是否合理?为什么?

分析:

不合理,磺胺类药物显弱酸性且小于碳酸酸性,维生素 C 注射液显酸性,两者混合发生沉淀,应将上述两种注射液分别给药。

### (三)产生气体

如溴化铵和利尿药配伍时,可分解产生氨气等,乌洛托品和强碱性药物配伍等。

### (四)分解破坏、疗效下降

一些药物制剂配伍后,由于改变了 pH 离子强度、溶剂等条件,发生变化影响制剂的稳定性。如维生素 $B_{12}$ 与维生素 C 混合制成溶液时,维生素 $B_{12}$ 的效价显著降低,红霉素乳糖酸盐与葡萄糖氯化钠注射液配合(pH 为 4.5)使用 6 小时效价降低约 12%,乳酸环丙沙星与甲硝唑混合,甲硝唑浓度降低 90% 等。

### (五)爆炸

大多数由强氧化剂与强还原剂配伍使用引起。如高锰酸钾与甘油、氯化钾与硫、强氧化剂与蔗糖或葡萄糖等药物混合研磨时可能发生爆炸。

 **点滴积累**

1. 物理性配伍变化是指不同的药物混合在一起而发生的物理性质的变化。原因为溶解度改变、潮解、液化、结块、分散状态与粒径的改变。
2. 化学性配伍变化是指不同的药物混合在一起而发生的化学性质的变化。原因为氧化、还原、分解、聚合、pH 改变等。

## 第三节　药物的贮存保管

### 一、影响药物变质的外界因素

影响药物变质的外界因素有很多,如空气、光线、温度、湿度、微生物和昆虫及时间等,这些因素对药物稳定性的影响往往是几种因素交叉进行,它们相互作用、相互促进,加速药物的变质失效。

### 二、药物贮存的原则和方法

#### (一)药物贮存的原则

任何一种药物都有可能在各种外界因素的影响下发生理化性质的改变及变质。所以根据药物的理化性质，选择适当的贮存条件，采取适当的措施，保证药品质量标准规定的贮存方法得以实施，使药物的质量得到保证即为药物的贮存原则。

**（二）药物贮存的常用方法**

1. 密闭贮存 密闭贮存是指将盛装药品的容器密闭，防止尘土和异物进入药物的贮存方法。性质较为稳定和不易受外界因素影响而变质的药物可以采用本方法贮存。

2. 密封贮存 密封贮存是指将盛装药品的容器密封，以防止风化、吸潮、挥发或异物进入的贮存方法。凡是易风化、潮解、挥发、串味的药物可以采用本方法贮存，如葡萄糖、碳酸氢钠、胃蛋白酶等。

3. 熔封或严封贮存 熔封或严封是指将容器熔封或用适当的材料严封，防止空气、水及其他气体入侵，防止污染，必要时抽出空气或灌入惰性气体后熔封的贮存方法。凡是极易被空气中的氧气氧化或吸水后水解的药物以及一些生物制品均采用本法贮存，如硫酸阿托品。

4. 避光贮存 避光贮存是指药物盛装于棕色玻璃瓶或黑纸包裹的无色容器或其他不透明的容器中，避免药物受光线的影响而变质的贮存方法。凡是见光易氧化、易分解或易变色的药物均采用本法贮存，如硝苯地平片。

5. 阴凉处、凉暗处及冷处贮存 阴凉处贮存是指将药物置于温度不超过20℃的地方贮存的方法，凡是易升华、易挥发和熔点低的药物或温度升高易被氧化分解的药物采用本法贮存。

凉暗处贮存是指将药物置于避光并温度不超过20℃的地方贮存的方法，凡是遇温度较高时和遇氧、遇光氧易氧化分解的药物均采用本法贮存。

冷处贮存是指将药物置于2～10℃范围内的地方贮存的方法，主要适用于特定温度要求的药物贮存，如某些生物制剂、维生素和抗肿瘤药物等。

6. 指定温度贮存 某些药物由于特殊性质的要求，需要在指定的温度条件下贮存。

7. 干燥处贮存 干燥处贮存一般是指将药物置于相对湿度不超过40%（冬季）至70%（夏季）的地方贮存的方法，凡是易吸湿的药物或吸湿后引起潮解、稀释、发霉、分解、氧化、滋生微生物等的药物采用本方法贮存。

8. 特殊药品的贮存 危险品（易燃、易爆、腐蚀性强的药品）应按照其不同的特性特殊贮存；麻醉药品、精神药品、医疗用毒性药品和放射性药品为特殊管理药品，要专人专柜加锁或专库专人管理。

 **点滴积累**

> 1. 影响药物变质的外界因素包括空气、光线、温度、湿度、微生物和昆虫、时间等。
> 2. 药物贮存的方法包括密闭、密封、熔封或严封、避光、阴凉处、凉暗处等。

 **目标检测**

**一、选择题**

**（一）A型题（单项选择题）**

1. 维生素C变质的主要途径是（　　　）

   A. 聚合　　　　　　　B. 水解　　　　　　　C. 氧化

   D. 脱羧　　　　　　　E. 光学异构化

2. 酚类药物变质的主要途径是（　　）

   A. 氧化　　　　　　　B. 聚合　　　　　　　C. 水解

   D. 光学异构化　　　　E. 脱羧

3. 酯类药物变质的主要途径是（　　）

   A. 脱羧　　　　　　　B. 水解　　　　　　　C. 氧化

   D. 聚合　　　　　　　E. 光学异构化

4. 盐酸普鲁卡因变质的主要途径是（　　）

   A. 氧化　　　　　　　B. 光学异构化　　　　C. 脱羧

   D. 水解　　　　　　　E. 聚合

5. 易氧化的药物通常结构中含有（　　）

   A. 酰胺键　　　　　　B. 饱和键　　　　　　C. 苷键

   D. 双键　　　　　　　E. 酯键

6. 下列属于物理性配伍变化的是（　　）。

   A. 变色　　　　　　　B. 产气　　　　　　　C. 爆炸

   D. 浑浊　　　　　　　E. 结块

7. 下列属于化学配伍性配伍变化的是（　　）。

   A. 变色　　　　　　　B. 液化　　　　　　　C. 结块

   D. 潮解　　　　　　　E. 粒径变化

8. 两种药物配伍后产生浑浊属于（　　）。

   A. 物理性配伍变化　　B. 化学性配伍变化　　C. 生物配伍变化

   D. 药理配伍变化　　　E. 环境配伍变化

9. 两种药物配伍后产生盐析属于（　　）。

   A. 物理性配伍变化　　B. 化学性配伍变化　　C. 生物配伍变化

   D. 药理配伍变化　　　E. 环境配伍变化

10. 普鲁卡因先发生水解反应，后发生（　　）反应产生有毒的苯胺。

   A. 氧化　　　　　　　B. 聚合　　　　　　　C. 水解

   D. 光学异构化　　　　E. 脱羧

11. 葡萄糖酸钙注射液因吸收（　　）而生产碳酸钙沉淀。

   A. CO　　　　　　　B. $O_2$　　　　　　　C. $N_2$

   D. $CO_2$　　　　　　E. $H_2$

12. 氨苄青霉素制成粉针剂是因为其结构中含有（　　）。

   A. 酰胺键　　　　　　B. 不饱和双键　　　　C. 苷键

   D. 饱和双键　　　　　E. 酯键

13. 葡萄糖注射液容易腐败变质主要是受（　　）影响。

   A. 时间　　　　　　　B. 微生物　　　　　　C. 二氧化碳

   D. 水分　　　　　　　E. 金属离子

14. （　　）在日光中放置，渐变为红棕色。

   A. 盐酸普鲁卡因　　　B. 对乙酰氨基酚　　　C. 盐酸氯丙嗪

D. 氨苄青霉素　　　　E. 葡萄糖

15. 同种药物的分子相互结合成大分子的反应是（　　）反应。

A. 氧化　　　　　　　B. 聚合　　　　　　　C. 水解

D. 光学异构化　　　　E. 脱羧

16. （　　）是指将药物置于温度不超过20℃的地方贮存的方法。

A. 密闭贮存　　　　　B. 熔封贮存　　　　　C. 密封贮存

D. 阴凉处贮存　　　　E. 干燥处贮存

17. （　　）是指将药物置于2～10℃范围内的地方贮存的方法。

A. 密闭贮存　　　　　B. 熔封贮存　　　　　C. 密封贮存

D. 阴凉处贮存　　　　E. 冷处贮存

**（二）X型题（多项选择题）**

18. 药物主要变质途径是氧化的有（　　）

A. 酚类　　　　　　　B. 烯醇类　　　　　　C. 酯类

D. 芳胺类　　　　　　E. 酰胺类

19. 药物主要变质途径是水解的有（　　）

A. 酚类　　　　　　　B. 烯醇类　　　　　　C. 酯类

D. 芳胺类　　　　　　E. 酰胺类

20. 下列属于物理性配伍变化的是（　　）。

A. 变色　　　　　　　B. 液化　　　　　　　C. 结块

D. 潮解　　　　　　　E. 粒径变化

21. 下列属于化学性配伍变化的是（　　）。

A. 变色　　　　　　　B. 产气　　　　　　　C. 爆炸

D. 浑浊　　　　　　　E. 盐析

22. 下列哪种药物采取密封贮存（　　）。

A. 盐酸利多卡因　　　B. 盐酸氯胺酮　　　　C. 胃蛋白酶

D. 碳酸氢钠　　　　　E. 葡萄糖

**二、填空题**

1. 药物变质的两个主要途径为_____和 _____。

2. 影响药物自动氧化的外界因素有_____、_____、金属离子、温度和溶液酸碱性等。

3. 毛果芸香碱、华法林钠均有_____结构，可发生水解反应。

4. 为避免金属离子对β-内酰胺类药物水解的影响，常在药物溶液中加入金属离子配合剂_____。

**三、名词解释**

1. 药物的物理性配伍变化

2. 药物的化学性配伍变化

3. 异构化反应

4. 脱羧反应

**四、简答题**

1. 影响药物水解的外界因素有哪些？

2. 药物的常见贮存方法有哪些？
3. 常用的脂溶性抗氧剂有哪些？
4. 常用的水溶性抗氧剂有哪些？

（许耀珑）

# 实 验 指 导

## 实验一　药物化学实验基本技能操作

药物化学是一门以实验为基础的学科，是药学的一个重要组成部分，为了保证药物化学实验安全、顺利地进行，要求学生一定要认真学习和掌握好药物化学实验的基本知识和技能。同时要求学生在进入实验室工作之前，必须熟悉实验课程的内容，掌握实验室的一些基本规则，遵守实验室安全操作须知，避免安全事故的发生。

### 一、实验室规则

1. 实验前做好一切准备工作。如认真复习相关理论课内容，预习实验内容，明确实验目的要求、基本原理方法、实验操作步骤及技术，对于安全须知及实验成败关键也要了然于心。

2. 实验时保持安静，严格按照实验步骤进行操作，思想集中，认真观察并记录反应现象、结果、有关重量、体积、温度、浓度、仪表读数等，不得擅自离开。

3. 实验记录不得用散页纸，以免遗失，根据记录结果完成实验报告。

4. 严格按规定量取用药品试剂，取出的药品试剂不得再倒回原瓶，以免带入杂质，污染试剂；取用完毕，立即盖上瓶盖，放回原处。公用仪器和试剂应在指定地点使用。

5. 遵从实验教师和工作人员的指导，注意安全，若发生意外事故，立即报告教师处理。

6. 始终保持实验室整洁、干燥，做到台面、地面、水槽、仪器清洁，不得随意乱丢固体废弃物品如纸屑、玻璃碴等。废酸和废碱以及废有机溶剂应倒入废液缸，不得随意倒入水槽。

7. 实验完毕，及时清洗仪器，关闭水、电、火源等。

### 二、实验室的安全及事故预防

药物化学所用原料试剂种类繁多，经常要使用易燃、易爆、有毒和强腐蚀性的化学药品，若使用不当，就有可能引发火灾、爆炸、中毒及烧伤等事故。同时，实验中使用的大量玻璃仪器以及电器设备、火源等，增加了实验中潜在的割伤、触电及火灾的危险性。只有熟悉实验基本知识，掌握正确的操作方法，才能有效地防止事故的发生，维护自身和实验室安全，确保实验的顺利进行。一旦发生事故，掌握一般事故的处理方法，就能把事故造成的损失降至最低。

#### （一）一般注意事项

1. 实验开始前应检查仪器是否完整无损，装置是否妥当，在征得教师同意后开始进行实验。

2. 实验进行时，应经常注意反应进行的情况和装置是否完好等。

3. 实验中所用的药品和试剂，不得随意散失、遗弃；对反应中产生的有害气体要按规定处理。

4. 熟悉安全用具，如灭火器、沙桶及急救箱的放置地点和使用方法。

**（二）事故预防**

1. 火灾预防和处理　防火的基本原则是使火源尽可能远离易燃物。使用易挥发、易燃、易爆试剂的实验，应在远离火源处进行。使用有机溶剂的反应，尽量避免使用明火加热，而应根据不同的反应温度，适当选用水浴、油浴或其他热源加热。

一旦发生火灾，不要惊慌，须迅速切断电源、熄灭火源，并移开易燃物品，就近寻找灭火的器材，将火扑灭。如容器中少量溶剂起火，可用石棉网、湿抹布或玻璃盖住容器口，将火扑灭；其他着火，采用灭火器进行扑灭，并立即报告有关部门或打 119 火警电话报警。

2. 爆炸预防与处理　实验室中有机药品和氧化剂要分开存放，常压操作时切勿在密闭容器中进行加热，实验过程中要经常注意装置的各部分有无堵塞现象。减压蒸馏时，应使用耐压容器如圆底烧瓶或抽滤瓶作接收器，不可使用锥形瓶；减压蒸馏结束后，不能放气太快，以防冲破压力计。易燃易爆的物体切勿接近火源，实验过程中保持室内通畅；对易爆炸的物体切不可重压或敲击，仪器残渣不可乱丢；禁止任意混合各种试剂药品，以免发生意外。

3. 中毒事故的预防与处理　药物化学实验中使用的有机溶剂易燃烧、易爆炸，同时还有一定的毒性。实验前，要了解试剂的毒性，有针对性地进行预防。对于有毒的药品要认真操作，妥善保管，实验后的有毒残渣必须及时按要求处理，不应乱放，有些有毒物质会渗入皮肤，使用时必须戴橡皮手套，操作后应立即洗手，切勿让有毒物沾染五官或伤口。对于挥发性的有毒药品，使用时一定要在通风橱内进行，用完药品后应随时盖上瓶盖；不能用手直接拿取药品，要用药勺或指定的容器取用；实验时如有头昏、恶心等中毒症状，应立即到空气新鲜的地方休息，重者要到医院治疗。

4. 割伤预防及处理　在拉制玻璃管或安装仪器时，要小心操作以防发生割伤事故。如将玻璃管插入塞子中时，应该用布裹住，并慢慢旋转进入，防止折断而割伤。遇到割伤时，如无特定的要求，应用水充分清洗伤口，并取出伤口中碎玻璃或残留固体，用无菌的绷带或创可贴进行包扎、保护。大伤口应注意压紧伤口或主血管，进行止血，并急送医疗部门进行处理。

5. 电伤的预防及处理　使用搅拌器等电器，先插上插头，接通电源，再开启仪器开关；不能用湿手或手拿湿物接触电源插头；为了防止触电，装置和设备的金属外壳，都应连接地线；实验完毕先切断电源，然后再将仪器插头拔下。不能用双手同时触及电器，防止触电时电流通过心脏。万一触电，应立即切断电源，或用不导电的物体使触电者与物体隔离，然后对触电者进行人工呼吸并立即送往医院。

6. 试剂灼烧的预防及处理　实验室常用的强酸、强碱、强氧化剂、溴、磷、钠、钾、苯酚等物质都会灼伤皮肤，使用时要注意防护，避免接触皮肤，尤其防止溅入眼中。若不慎被试剂灼烧，对于不同的化学试剂灼伤，处理方法不一样。

（1）酸：立即用大量水冲洗，再用 3%～5% 碳酸氢钠溶液淋洗，最后水洗 10～15 分钟。严重者将灼伤部位拭干包扎好，到医院治疗。

（2）碱：立即用大量水冲洗，再用 2% 醋酸溶液或 1% 硼酸溶液淋洗，以中和碱，最后再水洗 10～15 分钟。

（3）有机物：用酒精擦洗可以除去大部分有机物。然后再用肥皂和温水洗涤即可。如果皮肤被酸等有机物灼伤，将灼伤处浸在水中至少 3 小时，然后请医生处置。

### 三、化学药品使用中注意的事项

易燃的有机溶剂（特别是低沸点易燃溶剂）在室温时有较大的蒸气压，当空气中混杂易燃有机溶剂的蒸气达到某一极限时，遇有明火会即发生燃烧爆炸。而且有机溶剂蒸气都较空气的密度大，会沿着桌面或地面飘移至较远处，或沉积在低洼处。因此，在实验室中用剩的火柴梗切勿乱丢，以免引起火灾。也不要将易燃溶剂倒入废物缸中，更不能用开口容器盛放易燃溶剂。

### 四、玻璃仪器的洗涤

清洁的实验仪器是实验成功的重要条件，洗涤的目的是为了防止杂质进入反应体系，确保实验顺利进行。在实验时，应养成"用后即洗"的习惯，因为有些附在玻璃仪器上的残渣随着时间的推延，会侵蚀玻璃表面，难于洗涤。

洗涤的方法一般是用水、洗衣粉、去污粉刷洗，刷子是特制的，如试管刷、烧杯刷等。若用上述方法难于洗涤时，则可根据污垢的性质采用适当的洗液或其他方法进行洗涤。如铬酸洗液的氧化能力强，对有机污垢破坏力很大，可洗去炭化残渣等有机污垢，洗液变绿时，表示已失效。用盐酸能够洗去附着在玻璃器壁上的二氧化锰或碳酸盐等碱性污垢；用碱液或合成洗涤剂能够清洗一些油脂和有机物，而有机溶剂洗涤液能够洗涤有机污垢，但由于成本高，还存在易燃易爆等危险性，故只在特殊条件下使用；另外，超声波可用于洗涤玻璃仪器，其优点是省事方便，这些方法清洗过的仪器，再用自来水冲洗即可。

用于精制产品的玻璃仪器，洗涤干净后，还需用纯化水淋洗 2～3 次，洗净的玻璃仪器应清洁透明，内壁能完全被水润湿，不挂水珠。

玻璃仪器洗净后，可自然晾干，或使用气流烘干器、烘箱及电吹风等将仪器吹干。

### 五、药品的取用及称量

在称取试剂或药品时，应注意标签上的品名与规格，根据药品和试剂的性状及使用目的选用合适的称取方法。

在常量制备实验及一般性质实验中，用一般的托盘天平（精度 0.1g））称重即可，半微量制备时，托盘天平的灵敏度达不到要求，可选用扭力天平（精度 0.01g）。

#### （一）固体试剂的称量

大多数固体称重可用小烧杯、称量瓶或者专用称量纸。滤纸和其他有吸附性的纸不能用于精确称量。易吸潮的药品可选用干燥的称量瓶，快速称取。

#### （二）液体试剂的量取

一般的液体试剂要用量筒量取或用称重的方法称取。可从试剂瓶中先用量体积法取出近似量的液体，然后在密闭容器中精确称重。也可用胶头滴管滴加，在 20℃时，1.0ml 水相当于 20 滴。

## 六、废品的销毁

碎玻璃和其他锐角的废物不要丢人废纸篓或类似的盛器中,应该使用专门的废物箱。

不要把任何用剩的试剂倒回到试剂瓶中,因为其一会对试剂造成污染,影响其他人的实验;其二由于操作疏忽导致错误引入异物,有时会发生剧烈的化学反应甚至会引起爆炸。

危险的废品,如会放出毒气或能够自燃的废品(活性镍、磷、碱金属等),决不能丢弃在废物箱或水槽中。不稳定的化学品和不溶于水或与水不混溶的溶液也禁止倒入下水道。这些废品应分类集中后再行处理。对倒掉后能与水混溶,或能被水分解或腐蚀性液体,必须用大量的水冲洗。

金属钾或钠的残渣应分批小量地加到大量的醇中予以分解(操作时须戴防护目镜)。

## 七、常用器材使用方法

实验室使用的器材非常多,在此仅介绍本书实验经常用到的几种器材的使用方法。

### (一)酒精灯的使用

酒精灯是实验室用于加热的玻璃仪器,酒精是易燃物品,使用时要特别注意安全。酒精灯使用前要进行以下检查:

1.是否有破裂,破裂的酒精灯不能继续使用。

2.灯内酒精是否适量,如果不足四分之一,就要添加酒精,同时酒精量不应超过三分之二,添加酒精要用漏斗。

3.灯芯顶端是否平整或烧焦,如果不平或烧焦,就要剪去少许。

使用时要注意用火柴点燃酒精灯,绝对不要用另外一个燃着的酒精灯来点火,也不能向燃着的酒精灯里添加酒精,熄灭时要盖上盖子,不要用嘴吹灭,加热时使用外焰,灯芯不能触及容器底部。

### (二)托盘天平的使用

托盘天平是用来称量药品质量的一种计量仪器。使用前要检查托盘天平在桌上是否放平,天平的部件是否完好,砝码和镊子是否齐全,称量前要调零,称量时注意以下几点:

1.称量固体药品要放在称量纸上或玻璃容器内如烧杯、称量瓶等,不能直接放在托盘上,潮湿或有腐蚀性的药品,一定放在玻璃容器内。

2.左盘放称量物,右盘放砝码,砝码用镊子夹,不能用手拿,加砝码的顺序从大到小,最后移动游码。

3.使用完毕后,将砝码放回砝码盒,并将天平复原。

### (三)胶头滴管的使用

胶头滴管是用来吸取和滴加少量试液的一种仪器。药物化学性质实验中常常用到胶头滴管。正确的使用方法如下:

1.滴加液体时滴管要悬在容器的上方,不得伸到容器内,以防污染试剂。

2.手持滴管时,要垂直于水平面,不得倾斜,更不能倒拿或平放,以防液体腐蚀胶头。

3.用大拇指和食指挤压胶头,以控制滴加药品的量。

4.用过的胶头滴管,要及时用蒸馏水冲洗干净,以备再用(滴瓶上的滴管除外),防止取用别的药品时带入杂质。

## 八、实验记录及实验报告

### （一）实验记录

实验记录是研究实验内容和书写实验报告的重要依据，写好实验记录是从事科学实验的一项重要训练。在进行实验时，要做到认真操作，仔细观察，积极思考，将观察到的结果以及测得的各种数据，及时准确地记录于记录本上，不应追记、漏记或凭印象记。记录要简明扼要，书写整齐，字迹清楚。记录错误的部分，可以用笔勾掉，但不得涂抹或用橡皮擦掉。记录内容应包括反应时间、温度、现象、物态等。对于与预期相反的现象尤应注意如实记录，然后认真地分析原因。

### （二）实验报告

实验报告应由实践过程和理论分析两个部分组成，是对实验过程的详细总结。一般实验报告应包括：实验目的、原理、反应机制、主要试剂及规格、主要试剂及产品的物理常数、实验装置、实验步骤和现象、产物的物理状态、收率、粗产品纯化原理以及结果与讨论等内容。

实验报告的结果与讨论是非常重要的部分，应根据自己所观察到的现象与结果，从中分析在实验过程中的成功与不足，并对实验提出改进意见，这将大大提高学生分析和解决问题的能力。

附录：常见实验报告的格式

实验题目

实验人：　　　　实验日期：　　　　天气：　　　　室温：

一、实验目的

二、反应原理

三、可能发生的副反应

四、化学试剂规格及用量

五、实验操作及实验现象

六、收率计算和结果讨论

# 实验二　麻醉药的性质实验

【实验目的】

1. 掌握常用麻醉药的主要化学性质。

2. 掌握验证药物化学性质的基本操作方法。

【实验内容】

氟烷、盐酸氯胺酮、盐酸普鲁卡因、盐酸利多卡因的性质实验。

【实验原理】

1. 氟烷是无色、易流动的重质液体，有类似氯仿的香气，味甜。

2. 盐酸氯胺酮结构中具有苯环，含有共轭双键，在紫外光区269nm和277nm波长处有最大吸收。

3. 盐酸普鲁卡因结构中具有芳香第一胺基、酯键及叔胺结构。芳香第一胺基在酸性条件下与亚硝酸钠试液发生重氮化反应，生成重氮盐，再与β-萘酚在碱性条件下反应，产生橙红色的偶合产物,是为重氮化偶合反应。酯键易水解,加热、酸、碱等条件下水解更易进行,产物对氨基苯甲酸不溶于水形成白色沉淀,二乙氨基乙醇在加热条件下挥发,可使湿润的红色石蕊试纸变成蓝色,为碱性气体。叔胺具有生物碱沉淀剂反应,与苦味酸试液作用产生黄色沉淀。

4. 盐酸利多卡因结构中具有酰胺键和叔胺结构,但空间位阻使其难水解。叔胺结构,显示其水溶液与生物碱沉淀剂能作用,如与苦味酸反应,生成有一定熔点的黄色沉淀;而其碱性水溶液能与硫酸铜作用生成蓝紫色配位化合物。

【试药及器材】

1. 药品　氟烷、盐酸氯胺酮、盐酸普鲁卡因、盐酸利多卡因。

2. 试剂　硫酸、稀盐酸、0.1mol/L 亚硝酸钠溶液、碱性 β- 萘酚试液、红色石蕊试纸、10% 氢氧化钠溶液、三硝基苯酚(苦味酸)试液、硫酸铜试液、碳酸钠试液、三氯甲烷。

3. 器材　试管、试管架、量筒(10ml)、酒精灯、试管夹、玻璃棒、滴管。

【操作步骤】

1. 氟烷

(1)取 2ml 本品置干净试管中,观察颜色,闻气味。

(2)取本品 1ml,置试管中,加硫酸 1ml 后,本品应在酸层的下面。

2. 盐酸氯胺酮

取本品适量,加水制成每 1ml 中含 0.3mg 的溶液,照分光光度法测定,在 269nm 和 277nm 波长处有最大吸收。

3. 盐酸普鲁卡因

(1)取本品约 0.1g 于试管中,加水 1ml 使溶解,加稀盐酸 2ml,加 0.1mol/L 亚硝酸钠溶液约 1ml,振摇后滴加碱性 β- 萘酚试液 5~10 滴,应生成橙红色沉淀。

(2)取本品约 0.1g 于试管中,加水 2ml 振摇使溶解,加 10% 氢氧化钠溶液 1ml,即产生白色沉淀;加热,变为油状物,在试管口覆盖湿润的红色石蕊试纸,试管继续加热,可见试纸由红色变为蓝色;放冷,加入盐酸酸化,析出白色沉淀。

(3)取本品约 0.1g 于试管中,加水 2ml 振摇使溶解,滴加苦味酸试液数滴,应产生黄色沉淀。

4. 盐酸利多卡因

(1)取本品约 30mg,加水 2ml 振摇使溶解,滴加三硝基苯酚(苦味酸)试液 2ml,应生成黄色沉淀。此沉淀熔点为 228~232℃。

(2)取本品约 30mg 于试管中,加水 2ml 振摇使溶解,加硫酸铜试液 0.2ml 与碳酸钠试液 1ml,应显蓝紫色;加三氯甲烷 2ml,振摇后放置,三氯甲烷层应显黄色。

【注意事项】

1. 盐酸普鲁卡因具有游离的芳伯氨基,见光及遇铁器等易发生颜色变化,故用时应避光。

2. 若供试药品为注射剂,则可直接取用进行实验。

【实验思考】

1. 为什么氟烷与硫酸同体积混合后在酸层的下面呢?

2. 为什么盐酸氯胺酮有紫外吸收呢?

3. 为什么盐酸普鲁卡因可以发生重氮化偶合反应,而盐酸利多卡因不能发生重氮化偶合反应?重氮化偶合反应都需要哪些试剂?

# 实验三　阿司匹林的化学合成

## 【实验目的】

1．掌握阿司匹林化学合成的原理和方法。

2．通过阿司匹林制备实验，初步学会有机化合物的分离、提纯等方法。

3．巩固称量、溶解、加热、结晶、洗涤、重结晶等基本操作。

## 【实验原理】

水杨酸分子中含酚羟基，在硫酸催化作用下，与乙酐（乙酰化试剂）发生乙酰化反应生成乙酰水杨酸（阿司匹林）。反应如下：

$$\text{COOH} \quad + \quad (CH_3CO)_2O \quad \xrightarrow[70\,℃\sim75\,℃]{H_2SO_4} \quad \text{COOH} \quad + \quad CH_3COOH$$
$$\text{OH} \qquad\qquad\qquad\qquad\qquad\qquad\qquad \text{OCOCH}_3$$

## 【试药及器材】

1．试剂　水杨酸、乙酸酐、饱和碳酸氢钠、盐酸、浓硫酸、冰块、蒸馏水。

2．仪器　150ml 锥形瓶、5ml 吸量管、150ml、250ml、500ml 烧杯、水浴锅、50ml 量筒、布氏漏斗、抽滤装置。

## 【操作步骤】

1．阿司匹林的制备　取水杨酸 2g，于 150ml 锥形瓶中，加 5ml 乙酸酐，加 5 滴浓硫酸，摇动使固体溶解，在 70～75℃ 水浴上加热 5～10 分钟，冷却至室温，即有乙酰水杨酸析出（如无结晶析出，可以用玻璃棒摩擦锥形瓶壁促使其结晶，或放入冷水中冷却使结晶产生）。结晶析出后再加入 50ml 蒸馏水，继续在冷水中冷却，直至结晶全部析出。减压抽滤，用少量水洗涤 3 次，抽干，然后将粗品置于表面皿中晾干（在空气中放置干燥得粗品），称量，计算回收率。

2．阿司匹林的提纯　将粗品放入 150ml 烧杯中，边搅拌边加入 25ml 饱和碳酸氢钠溶液，加完后继续搅拌，直至无二氧化碳气泡产生为止。抽滤，并用 5～10ml 水洗涤滤饼，将滤液倾入预先盛有 3～5ml 盐酸和 10ml 水的烧杯中，搅拌均匀，即有乙酰水杨酸沉淀析出，在冷水中冷却，使结晶完全析出后，减压抽滤，并用玻璃塞压紧晶体，尽量抽去滤液，再用冷水洗涤晶体 2～3 次，抽去水分，将晶体移至表面皿，干燥，称重并计算产率。

## 【注意事项】

1．乙酸酐具有强烈刺激性，实验在通风橱中进行，并注意不要粘在皮肤上。

2．乙酰化反应所用仪器、量具须干燥。

3．当饱和碳酸氢钠加入到乙酰水杨酸中时，会产生大量气泡，注意分批少量加入，边加入边搅拌，防止气泡产生过多，引起溶液外溢。

4．乙酰化反应温度不宜过高，否则将增加副产物（水杨酰水杨酸酯、乙酰水杨酰水杨酸酯）的产生。

5．将反应液转移到水中时，要充分搅拌，将大的固体颗粒搅碎，以防重结晶时不易溶解。

【实验思考】

1. 反应容器为什么要干燥无水？

2. 加入浓硫酸的目的是什么？

3. 本实验中可产生什么副产物？

4. 水杨酸可以在各步纯化过程和产物的重结晶过程中除去，如何检验水杨酸已除尽？

# 实验四　对乙酰氨基酚的化学合成

【实验目的】

1. 掌握对乙酰氨基酚化学合成的原理和方法。

2. 学会热水重结晶提纯对乙酰氨基酚的操作方法。

3. 学会有机药物熔点的测定方法。

【实验原理】

对氨基酚与醋酐发生酰化反应生成对乙酰氨基酚。

$$
\underset{OH}{\underset{|}{C_6H_4}}\text{—}NH_2 + (CH_3CO)_2O \longrightarrow \underset{OH}{\underset{|}{C_6H_4}}\text{—}NHCOCH_3
$$

【试药及器材】

1. 仪器　100ml 锥形瓶、水浴锅、吸滤瓶、熔点测定装置、布氏漏斗、抽滤装置。

2. 试剂　对氨基酚、醋酐、活性炭、亚硫酸氢钠。

【实验步骤】

1. 对乙酰氨基酚的制备　取干燥 100ml 锥形瓶加入对氨基苯酚 10.6g、水 30ml、醋酐 12ml，轻轻振摇使成均相，于 80℃水浴中加热反应 30 分钟，放冷，析晶，过滤，滤饼以 10ml 冷水洗 2 次，抽干，干燥，得白色结晶对乙酰氨基酚粗品，称重，计算收率。

2. 对乙酰氨基酚的提纯　取 100ml 锥形瓶加对乙酰氨基酚粗品，每克加水 5ml，加热使溶解，稍冷后加活性炭 1g，煮沸 5 分钟，在吸滤瓶中先加入亚硫酸氢钠 0.5g，趁热过滤，滤液放冷析晶，过滤，滤饼以 0.5% 亚硫酸氢钠 5ml 分 2 次洗涤，抽滤，干燥，得白色对乙酰氨基酚纯品，称量，计算收率，测熔点（对氨基酚为 184℃；对乙酰氨基酚为 168℃）。

【注意事项】

1. 实验在通风橱中进行，因为乙酸酐具有强烈刺激性，并注意不要粘在皮肤上。

2. 酰化反应中，加水 30ml。有水存在，醋酐可选择性地酰化氨基而不与酚羟基作用。若以醋酸代替醋酐，则难以控制氧化副反应，反应时间长，产品质量差。

3. 加亚硫酸氢钠可防止对乙酰氨基酚被空气氧化，但亚硫酸氢钠浓度不宜过高，否则会影响产品质量（亚硫酸氢钠不超过药典规定允许量）。

【实验思考】

1. 酰化反应为何选用醋酐而不用醋酸作酰化剂？

2. 亚硫酸氢钠的作用是什么？

3. 对乙酰氨基酚中的特殊杂质是什么？它是如何产生的？

# 实验五　中枢兴奋药及利尿剂的性质实验

【实验目标】

1. 掌握常用中枢兴奋药、利尿药的主要化学性质、实验原理和实验方法。

2. 熟练掌握性质验证实验的操作技能。

【实验内容】

咖啡因、尼可刹米、氢氯噻嗪的性质实验。

【实验原理】

1. 咖啡因

（1）紫脲酸铵特征反应：咖啡因结构中具有黄嘌呤环，具有黄嘌呤类生物碱的共有反应，即与盐酸、氯酸钾置水浴上共热蒸干，所得残渣遇氨气即显紫色，再加氢氧化钠试液数滴，紫色消失。

（2）本品的饱和水溶液加碘试液不产生沉淀，再加稀盐酸即生成红棕色复盐沉淀，再加稍过量的氢氧化钠试液，沉淀溶解。此反应可区别于其他黄嘌呤类药物。

2. 尼可刹米

（1）水解反应：尼可刹米分子中具有酰胺键，与氢氧化钠试液共热，可水解产生二乙胺的臭气，同时使湿润的红色石蕊试纸变蓝。

（2）生物碱沉淀反应：加入硫酸铜及硫氰酸铵试液，可生成草绿色的络合物沉淀。

3. 氢氯噻嗪

（1）重氮化-偶合反应：氢氯噻嗪的环内磺酰胺基在碱性溶液中加热易水解，生成含芳香第一胺基的二磺酰胺中间体和甲醛。前者发生重氮化-偶合反应。

（2）甲醛特征反应：另一水解产物甲醛，与变色酸缩合生成蓝紫色化合物。

【试药及器材】

1. 药品　咖啡因、尼可刹米、氢氯噻嗪。

2. 试剂　盐酸、稀盐酸、氯酸钾、浓氨试液、氢氧化钠试液、碘试液、硫酸铜试液、硫氰酸铁试液、4% 亚硝酸钠溶液，10% 氨基磺酸铵溶液、0.5% 变色酸试液、醋酸钠试液、红色石蕊试纸。

3. 器材　试管、量筒、天平、称量纸、药匙、酒精灯、水浴锅、表面皿。

【实验步骤】

1. 咖啡因

（1）取本品约 10mg，加盐酸 1ml 与氯酸钾 0.1g，置水浴上蒸干，残渣遇氨气即显紫色，再加氢氧化钠试液数滴，紫色消失。

（2）本品的饱和水溶液 5ml，加碘试液 5 滴，不产生沉淀，再加稀盐酸 3 滴，即生成红棕色沉淀，再加稍过量的氢氧化钠试液，沉淀溶解。

2. 尼可刹米

（1）取本品 10 滴，加氢氧化钠试液 3ml，加热，即产生二乙胺的臭气，能使湿润的红色石蕊试纸变蓝。

（2）取本品 2 滴，加水 1ml，摇匀，加硫酸铜试液 2 滴与硫氰酸铵试液 3 滴，可生成草绿色沉淀。

3. 氢氯噻嗪　取本品约 20mg，加氢氧化钠试液 3ml，煮沸 5 分钟，放冷，均分为两份，一份中加盐酸成酸性，加 4% 亚硝酸钠溶液 0.25ml，摇匀，加 10% 氨基磺酸铵溶液 0.2ml，摇匀，加新制的 0.5% 变色酸试液 1ml 与醋酸钠试液 5ml，应显红色；另一份中加变色酸试液 5ml，置水浴上温热，应显蓝紫色。

【注意事项】

1. 尼可刹米与氢氧化钠试液加热时，易发生暴沸，不得将试管口对准他人。

2. 尼可刹米和氢氯噻嗪的加热水解操作应用水浴法，避免直火加热导致药物温度过高发生氧化或局部炭化，影响实验结果。

3. 重氮化 - 偶合反应实验中，须保持整个实验过程酸性，以加快重氮化反应速度，同时防止副产物的产生。

【实验思考】

1. 重氮化 - 偶合反应的反应试剂有哪些？

2. 鉴别咖啡因的反应是什么反应？反应原理是什么？

# 实验六　作用于胆碱能神经系统药物的性质实验

【实验目的】

1. 掌握常用的作用于胆碱能神经系统药物溴新斯的明、碘解磷定及硫酸阿托品的主要性质、鉴别原理。

2. 掌握鉴别实验操作中的基本方法。

【实验内容】

溴新斯的明、碘解磷定及硫酸阿托品的性质实验。

【实验原理】

利用药物中各种官能团的不同特性，使其能与某些试剂作用，产生特殊的颜色或沉淀或气味等现象来区别药物的方法，称为化学鉴别方法。

1. 溴新斯的明

（1）偶合反应：本品加氢氧化钠溶液加热，酯键即被水解产生间二甲氨基酚钠，与重氮苯磺酸试剂发生偶合反应，生成红色的偶氮化合物。

（2）溴化物的反应：本品为溴化物，与硝酸银试液反应，可生成淡黄色凝乳状溴化银沉淀；部分沉淀与氨试液反应，生成银氨配离子而使部分溶解，但不溶于硝酸。

2. 碘解磷定　本品为季铵盐，遇碘化铋钾试液生成红棕色沉淀。

3. 硫酸阿托品

（1）Vitali 反应：本品经水解生成莨菪酸，当与发烟硝酸共热后，发生硝基化反应生成黄色三硝酸衍生物，再加入醇制氢氧化钾试液，则生成深紫色的醌式化合物。

（2）硫酸盐的反应：硫酸盐溶液加氯化钡试液，反应生成白色硫酸钡沉淀，沉淀在盐酸或硝酸中均不溶解。硫酸盐溶液加醋酸铅试液，生成白色硫酸铅沉淀，硫酸铅与氢氧化钠作用，生成亚铅酸钠而溶解，与醋酸铵作用生成醋酸铅而溶解。

【试药及器材】

1. 药品　溴新斯的明、碘解磷定及硫酸阿托品。

2. 试剂　20% 氢氧化钠溶液、重氮苯磺酸试液、硝酸银试液、氨试液、硝酸、碘化铋钾试液、发烟硝酸、乙醇、固体氢氧化钾、氯化钡试液、盐酸、醋酸铅、醋酸铵试液、氢氧化钠试液。

3. 器材　天平、试管、酒精灯、水浴锅、蒸发皿、漏斗、20ml量杯、10ml量杯。

【实验步骤】

1. 溴新斯的明

（1）取本品约1mg，置蒸发皿中，加20%氢氧化钠溶液1ml与水2ml，置水浴上蒸干，加水1ml溶解后，放冷，加重氮苯磺酸试液1ml，即显红色。

（2）取溴新斯的明0.25g，加纯化水5ml使溶解，加入硝酸银试液，即生成淡黄色沉淀，分离沉淀，沉淀能在氨试液中微溶，但在硝酸中几乎不溶。

2. 碘解磷定　取本品约0.1g，加水10ml使溶解，加碘化铋钾试液数滴，即生成红棕色沉淀。

3. 硫酸阿托品

（1）取硫酸阿托品约10mg，加发烟硝酸5滴，置水浴上蒸干，得黄色残渣，放冷，加乙醇2～3滴湿润，加固体氢氧化钾一小粒，即显深紫色。

（2）取硫酸阿托品0.5g，加纯化水10ml使溶解，将溶液分置两个试管中，向其中一支试管滴加氯化钡试液，即生成白色沉淀，分离沉淀，将沉淀分成两份，分别加入盐酸或硝酸，沉淀均不溶解；向另一支试管中滴加醋酸铅试液，即生成白色沉淀，分离沉淀，将沉淀分成两份，分别加入醋酸铵试液或氢氧化钠试液，沉淀均能溶解。

【注意事项】

1. 分离沉淀，可采用将生成沉淀的试管静置，待沉淀完成后，弃去上清液，即得沉淀。

2. 重氮苯磺酸试液不稳定，遇热易分解，与溴新斯的明水解产物间二甲氨基酚钠偶合时，应将水解产物放冷后加入、重氮苯磺酸试液应临用现配。

3. 硫酸阿托品进行Vitali反应时，一定使用事先干燥的蒸发皿，以防发烟硝酸被稀释，不出现正反应。

【实验思考】

可用什么反应鉴别硫酸阿托品？为何重氮苯磺酸试液应现配现用？

# 实验七　心血管系统药的性质实验

【实验目的】

1. 掌握及验证心血管系统药常见药物硝酸异山梨酯、硝酸甘油、利血平、卡托普利、盐酸普鲁卡因胺的主要性质、鉴别原理和方法。

2. 掌握鉴别实验操作中的基本方法。

【实验内容】

硝酸异山梨酯、硝酸甘油、利血平、卡托普利、盐酸普鲁卡因胺的性质实验。

【实验原理】

1. 硝酸异山梨酯　硝酸异山梨酯经硫酸破坏后生成硝酸，加硫酸亚铁可发生氧化还原反应，生成硫酸氧氮合亚铁，在两液层界面呈棕色环。

2. 硝酸甘油　硝酸甘油与氢氧化钠混合加热后酯键发生水解生成丙三醇，再加硫酸氢钾，即可分解产生丙烯醛，具有刺激性臭味。

3. 利血平

（1）利血平加 0.1% 的钼酸钠溶液后即显黄色，约 5 分钟后变为蓝色。

（2）利血平加新制的香草醛试液后显玫瑰红色。

4. 卡托普利　卡托普利结构中含有巯基，可与亚硝酸反应生成红色的亚硝酰硫醇酯。

5. 盐酸普鲁卡因胺　盐酸普鲁卡因胺分子中含芳伯氨基，可与碱性 β 萘酚生成红色偶氮化合物。

【试药及器材】

1. 药品　硝酸异山梨酯、硝酸甘油、利血平、卡托普利、盐酸普鲁卡因胺。

2. 试剂　硫酸、硫酸亚铁试液、硫酸氢钾粉末、亚硝酸钠结晶、氢氧化钠试液、盐酸、稀盐酸、0.1mol/L 亚硝酸钠液、碱性 β- 萘酚、0.1% 的钼酸钠溶液、香草醛试液。

3. 器材　天平、试管、小烧杯、水浴锅。

【实验步骤】

1. 硝酸异山梨酯　取本品约 10mg，置试管中，加水 1ml 与硫酸 2ml，注意摇匀，溶解后放冷，沿管壁缓缓加硫酸亚铁试液 3ml，不能振摇，使成两液面，接界面处出现棕色环。

2. 硝酸甘油　取本品约 0.1g，加 1ml 溶解后，加氢氧化钠试液 0.5ml，混匀，置水浴上使乙醇挥发，并浓缩至约 0.2ml，放冷，分取约 0.1ml，加硫酸氢钾约 20mg，加热，即发生丙烯醛的刺激性臭气。

3. 利血平

（1）取本品约 1mg，加 0.1% 钼酸钠的硫酸溶液 0.3ml，即显黄色，约 5 分钟后变为蓝色。

（2）取本品约 1mg，加新制的香草醛试液 0.2ml，显玫瑰红色。

4. 卡托普利　取本品约 25mg，置于试管中，加乙醇 2ml 溶解后，加亚硝酸钠结晶少许和稀硫酸 10 滴，振摇，溶液显红色。

5. 盐酸普鲁卡因胺　取本品约 50mg，置试管中，加稀盐酸 1ml，必要时缓缓煮沸使溶解，放冷，滴加亚硝酸钠溶液 5 滴，摇匀后，加水 3ml 稀释，加碱性 β- 萘酚试液 2ml，振摇，生成由橙黄色到猩红色沉淀。

【注意事项】

1. 硝酸异山梨酯和硝酸甘油在室温及干燥状态下较稳定，但遇强热或撞击下会发生爆炸，实验中须加以注意，避免接触明火。

2. 卡托普利有巯基结构，因此有类似蒜的特臭。

【实验思考】

重氮化 - 偶合反应的原理是什么？注意事项有哪些？

# 实验八　抗感染药物的性质实验

【实验目标】

1. 掌握几种抗感染药物的主要化学性质、实验原理和实验方法。

2. 熟练掌握性质验证实验的操作技能。

【实验内容】

磺胺甲噁唑、诺氟沙星、异烟肼、甲硝唑的性质实验。

**【实验原理】**

1．磺胺甲噁唑

（1）重氮化 - 偶合反应：本品具芳香第一胺基，在酸性条件下能与亚硝酸钠、碱性 β- 萘酚发生重氮化 - 偶合反应，生成橙红色偶氮化合物。

（2）铜盐沉淀反应：本品磺酰胺上的氢呈酸性，其钠盐水溶液与硫酸铜试液作用，产生草绿色铜盐沉淀。

2．诺氟沙星　显色反应：本品加丙二酸与醋酐，置水浴上加热，显深棕色。

3．异烟肼

（1）与香草醛缩合生成黄色的异烟腙结晶。

（2）银镜反应：肼基具有还原性，遇氨制硝酸银即放出氮气，并在试管壁生成银镜。

4．甲硝唑

（1）芳香性硝基的性质反应：与氢氧化钠试液作用显橙红色。

（2）有机含氮杂环性质反应：与三硝基苯酚试液即生成黄色沉淀。

**【试药及器材】**

1．药品　磺胺甲噁唑、诺氟沙星、异烟肼、甲硝唑。

2．试剂　稀盐酸、0.1mol/L 亚硝酸钠溶液、碱性 β- 萘酚试液、4% 氢氧化钠溶液、硫酸铜试液、丙二酸、醋酐、10% 香草醛乙醇溶液、氨制硝酸银试液、氢氧化钠试液、硫酸溶液（3 → 100）、三硝基苯酚试液。

3．器材　试管、量筒、天平、称量纸、药匙、玻璃漏斗、滤纸、玻璃棒、酒精灯、水浴锅。

**【实验步骤】**

1．磺胺甲噁唑

（1）取本品约 50mg，加稀盐酸 1ml，振摇（必要时缓缓煮沸）使溶解，放冷，加 0.1mol/L 亚硝酸钠溶液数滴，再滴加碱性 β- 萘酚试液数滴，生成橙红色沉淀。

（2）取本品约 0.1g，加水与 4% 氢氧化钠溶液各 3ml，振摇使溶解，滤过，取滤液，加硫酸铜试液 1 滴，即生成草绿色沉淀。

2．诺氟沙星　取本品约 10mg，置于干燥试管中，加丙二酸少许与醋酐 3 滴，置水浴上加热 5 分钟，显深棕色。

3．异烟肼

（1）取本品约 50mg，加水 2ml 溶解后，加 10% 香草醛的乙醇溶液 1ml，摇匀，微热，放冷，即析出黄色结晶。

（2）取本品约 10mg，置试管中，加水 2ml 溶解后，加氨制硝酸银试液 1ml，即发生气泡与黑色混浊，并在试管壁生成银镜。

4．甲硝唑

（1）取本品约 10mg，加氢氧化钠试液 2ml 微温，即得紫红色溶液，滴加稀盐酸使呈酸性即变成黄色，再滴加过量氢氧化钠试液则变成橙红色。

（2）取本品约 0.1g，加硫酸溶液（3 → 100）4ml，应能溶解，加三硝基苯酚试液 10ml，放置后即生成黄色沉淀。

**【注意事项】**

1．磺胺甲噁唑的铜盐反应，加入的氢氧化钠试液不宜过多，否则会生成氢氧化铜蓝色沉淀，干扰实验结果观察。

2. 异烟肼与香草醛的缩合反应，冷后如无结晶析出，可用玻璃棒轻轻摩擦试管壁。

3. 用于银镜反应的试管必须洗涤干净，否则会影响银镜现象的观察。用过的试管加几滴硝酸微热后容易洗净。

【实验思考】

为何银镜反应的试管必须干净呢？银镜反应的原理是什么？注意事项有什么？

# 实验九　抗生素类药物的性质实验

【实验目的】

1. 掌握典型抗生素的主要化学性质及其鉴别方法。

2. 熟悉常规鉴别实验的操作。

3. 了解影响抗生素稳定性的因素。

【实验内容】

青霉素钠(钾)、硫酸链霉素、红霉素、氯霉素的性质实验。

【实验原理】

1. 青霉素钠(钾)在酸性条件下不稳定，发生水解反应并进行分子内重排，生成青霉二酸，该化合物为不溶于水的白色沉淀，但溶于有机溶剂。

2. 硫酸链霉素在碱性条件下苷键破裂，水解成链霉胍和链霉糖。链霉糖在碱性条件下缩合重排为麦芽酚，与三价铁离子形成紫红色配合物。链霉胍可与 8-羟基喹啉和次溴酸反应显橙红色。

3. 红霉素大环内酯结构中的内酯键和苷键遇酸水解断裂，得到有色物。

4. 氯霉素性质稳定，耐热，在中性或微酸性(PH4.5～7.5)的水溶液中较稳定，但强酸强碱条件下仍可发生水解反应。

氯霉素本身为含不解离性氯的化合物，在氢氧化钾溶液中加热，氯霉素分子中不解离的氯转化为无机氯化物，使其呈氯离子的特殊反应。

氯霉素分子中的硝基经氯化钙和锌粉还原成羟胺衍生物，再和苯甲酰氯生成酰胺化物，该化合物和三价铁离子生成紫红色配合物。

【试药及器材】

1. 药品　青霉素钠(钾)、硫酸链霉素、红霉素、氯霉素。

2. 试剂　乙醇、三氯化铁试液、氯化铁试液、稀盐酸、乙醚、次溴酸钠试液、氯化钙溶液、盐酸、氯化钡试液、硝酸银试液、氨试液、三氯甲烷、苯甲酰氯、无水吡啶、丙酮、醋酸乙酯、高锰酸钾、硫酸、硝酸、0.4%氢氧化钠溶液、酸性硫酸铁铵试液、锌粉、碘化钾-淀粉试纸、乙醇制氢氧化钾试液、0.1%8-羟基喹啉乙醇液。

3. 器材　铂丝、试管、乳钵、吸管、烧杯、酒精灯、单口圆底烧瓶、玻璃空气冷凝器。

【实验步骤】

1. 青霉素钠(钾)的鉴别实验

(1) 取青霉素钠(钾)约 0.1g，加水 5ml 使溶解，加稀盐酸 2 滴，即生成白色沉淀，此沉淀能在乙醇、三氯甲烷、醋酸乙酯、乙醚、过量盐酸中溶解。

(2) 青霉素钠(钾)呈钠盐(钾盐)的火焰反应：用铂丝蘸取少量药品，在火焰上燃烧，钠盐显黄色火焰，钾盐显紫色火焰。

2. 硫酸链霉素的鉴别实验

（1）取硫酸链霉素约 0.5mg，加水 4ml 振摇溶解后，加氢氧化钠试液 2.5ml 与 0.1%8- 羟基喹啉的乙醇溶液 lml，放冷至约 15℃，加次溴酸钠试液 3 滴，即显橙红色。

（2）取硫酸链霉素约 20mg，加水 5ml 溶解后，加氢氧化钠试液 0.3ml，置水浴上加热 5 分钟，加硫酸铁铵溶液（取硫酸铁铵 0.1g，加 0.5mol/L 的硫酸液 5m1，使溶解即成）0.5ml，即显紫红色。

（3）取硫酸链霉素约 0. 2mg，加蒸馏水 2m1 溶解后，加氯化钡试液，即生成白色沉淀，分离，沉淀在盐酸或硝酸中均不溶解。

3. 红霉素的鉴别实验

（1）取红霉素 5mg，加硫酸 2ml，缓缓摇匀，即显红棕色。

（2）取红霉素 3mg，加丙酮 2ml 振摇溶解后，加盐酸 2ml 即显橙黄色，渐变为紫红色，再加三氯甲烷 2ml 振摇，三氯甲烷层应显紫色。

4. 氯霉素的鉴别实验

（1）取氯霉素 10mg，加 50% 乙醇溶液 lml 溶解，加氯化钙溶液 3mg 与锌粉 50mg，置水浴上加热 10 分钟，放冷，倾出上清液，加苯甲酰氯 2 滴，迅速强力振摇 1 分钟，加三氯化铁试液 0.5m1 与三氯甲烷 2m1，水层显紫红色。如按同一方法不加锌粉试验，应不显紫红色。

（2）取氯霉素 50mg，加氢氧化钾乙醇溶液 2ml，使其溶解，用带空气冷凝器的单口圆底烧瓶，在水浴上加热 15～20 分钟，放冷。加稀硝酸中和至强酸性后，滤过，将滤液分两份。其一，加 1 滴稀硝酸，应无沉淀生成，供以下备用；其二，加硝酸银试液，即产生白色凝乳状沉淀，沉淀能溶于氨试液，不溶于硝酸。

取上述供试液 1ml，加稀硫酸使呈酸性，加高锰酸钾固体数粒，加热即放出氯气，能使碘化钾 - 淀粉试纸显蓝色。

【注意事项】

1. 青霉素钠（钾）盐有引湿性，遇酸、碱、氧化剂等分解变质，故应在实验使用前开封使用。

2. 所用试药若为注射剂（液）可直接使用，若为片剂，应剥去肠溶衣后，用乳钵研细后，取适量细粉使用。

3. 本实验青霉素过敏者请注意。

【实验思考】

抗生素类药物的作用机制有哪些？请举例说明。

# 实验十　甾体激素类药物的性质实验

【实验目的】

1. 掌握常用甾体药物雌二醇、炔雌醇、黄体酮、醋酸氢化可的松等药物的主要理化性质。

2. 熟练甾体激素类药物显色反应及其他反应的操作和方法。

【实验内容】

雌二醇、炔雌醇、黄体酮和醋酸氢化可的松的性质实验。

【实验原理】

1. 甾体药物母核的共同性质，可与浓硫酸 - 乙醇发生显色反应。

2. 含有羰基的甾体药物如黄体酮、醋酸氢化可的松等，可与异烟肼及硫酸苯肼反应，生成具有颜色的相应的腙。

3. 雌二醇具有酚羟基可与铁-酚试剂发生显色反应。

4. 炔雌醇具有乙炔基可与硝酸银试液反应生成白色炔银沉淀。

5. 黄体酮具有甲基酮结构，在弱碱性条件下可与亚硝基铁氰化钠反应，呈蓝紫色。

6. 醋酸氢化可的松具有酯键，可发生水解。

7. 醋酸氢化可的松一般具有 17α- 醇酮基结构，在一定条件下与碱性酒石酸铜发生反应，生成红色沉淀。

【试药及器材】

1. 药品　雌二醇、炔雌醇、黄体酮和醋酸氢化可的松。

2. 器材　滴管、药勺、试管、水浴锅、烧杯、量筒等

3. 试剂　硫酸、三氯化铁、乙醇、硝酸银、甲醇、碳酸钠、醋酸铵、异烟肼、醇制氢氧化钾、碱性酒石酸铜等。

【实验步骤】

1. 雌二醇　取本品约 2ml，加硫酸 2ml 溶解后，有黄绿色荧光，加三氯化铁试液 2 滴，呈草绿色，加水稀释，则变成红色。

2. 炔雌醇

（1）取本品约 2mg，加硫酸 2ml 使溶解，即显橙红色，加水稀释，则变成红色，颜色消失。

（2）取本品 10mg，加乙醇 1ml 溶解后，加硝酸银试液 5～6 滴，即生成白色沉淀。

3. 黄体酮　取本品约 0.5mg，置小试管中，加异烟肼约 1mg 与甲醇 1ml 溶解后，加稀盐酸 1 滴，即显黄色。

4. 醋酸氢化可的松

（1）取本品约 0.1mg，加乙醇 1ml 溶解后，加临用新制的硫酸苯肼试液约 5ml，在 70℃ 加热 15 分钟，即显黄色。

（2）取本品约 2mg，加硫酸 2ml 使溶解，即显黄色至棕黄色，并带绿色荧光。

【注意事项】

实验用到硫酸，硫酸是一种无色油状腐蚀性液体，有强烈的吸湿性，对皮肤黏膜有极强的腐蚀性。硫酸溅入眼睛后可引起结膜炎及水肿，重者引起角膜混浊以致穿孔；皮肤接触后，会引起局部刺痛，皮肤会由潮红转为暗褐色；误服硫酸后，口腔、咽部、胸部和腹部立即有剧烈的灼热痛，唇、口腔、咽部均见灼伤以致形成溃疡，胃肠道穿孔，口服浓硫酸致死量约为 5ml。所以使用硫酸时，一定要注意防护。

【实验思考】

甾体激素的共有反应是什么？以及甾体激素的颜色反应原理有哪些？举例说明。

# 实验十一　维生素类药物的性质实验

【实验目的】

巩固所学的常用维生素类药物的主要理化性质，验证维生素类药物的主要化学特性。

【实验内容】

维生素类药物维生素 A、维生素 $D_2$、维生素 $D_3$、维生素 E、维生素 $K_3$、维生素 $B_1$、维生

素 B$_2$、维生素 B$_6$ 和维生素 C 的性质实验。

【实验原理】

1. 维生素 A　维生素 A 能与三氯化锑发生显色反应,即显蓝色,逐渐变为紫红色。

2. 维生素 D$_2$　维生素 D$_2$ 的基本化学结构是甾体,具备甾体的显色反应。

3. 维生素 D$_3$　维生素 D$_3$ 的基本化学结构是甾体,具备甾体的显色反应。

4. 维生素 E　维生素 E 是苯并二氢吡喃类衍生物,易发生水解、氧化反应。

5. 维生素 K$_3$　维生素 K$_3$ 在水溶液中与甲萘醌、亚硫酸氢钠间存在动态平衡。遇酸、碱平衡破坏,产生甲萘醌沉淀。

6. 维生素 B$_1$　维生素 B$_1$ 易被氧化为硫色素,硫色素溶于正丁醇中显强的蓝色荧光。此外,分子中含有嘧啶环和噻唑环,能与生物碱沉淀试剂作用生成沉淀。

7. 维生素 B$_2$　维生素 B$_2$ 具有荧光性并能被连二亚硫酸氢钠还原生成溶解性较小的无荧光物质,又可被空气中的氧气再氧化成维生素 B$_2$,复现荧光。

8. 维生素 B$_6$　维生素 B$_6$ 的 C$_3$ 位上的烯醇型羟基可与三氯化铁作用显红色。C$_4$ 和 C$_5$ 位的醇羟基可被酯化。此外,C$_6$ 位的氢原子较活泼,能与 2,6- 二氯对苯醌氯亚胺作用生成蓝色化合物,继而转为红色。

9. 维生素 C　维生素 C 结构中具有连二烯醇结构,具有较强的还原性,碱性条件下能与硝酸银作用产生银镜反应,能与 2,6- 二氯靛酚钠作用。

【试药及器材】

1. 药品　维生素 A、维生素 D$_2$、维生素 D$_3$、维生素 E、维生素 K、维生素 B$_1$、维生素 B$_2$、维生素 B$_6$、维生素 C。

2. 试剂　三氯甲烷溶液、0.1mol/L 三氯化锑三氯甲烷液、醋酐 - 硫酸溶液、0.1% 三氧化铁、0.1%2, 2- 联吡啶溶液、无水乙醇、0.1mol/L 硝酸、0.1mol/L 氢氧化钠溶液、0.1mol/L 盐酸、0.1mol/L 氨水、0.1mol/L 铁氰化钾、正丁醇、0.1mol/L 硫酸、0.1mol/L 碘试液、0.1mol/L 碘化汞钾、0.1mol/L 硝酸银、0.1%2, 6- 二氯靛酚钠、4% 硼酸溶液、20% 醋酸钠溶液、2, 6- 二氯对苯醌氯亚胺试液。

3. 器材　18mm×150mm 试管、10mm×100mm 试管,50ml 烧杯、100ml 烧杯、250ml 烧杯、酒精灯。

【实验步骤】

1. 维生素 A　取本品约 5mg,加入 5ml 三氯甲烷溶液溶解后,分成三份,一份滴入 0.1mol/L 三氯化锑三氯甲烷液 5～10 滴,即显蓝色,逐渐变为紫红色;一份加入 10 滴醋酐 - 硫酸溶液,振摇,观察有无颜色出现;一份加入 5 滴氢氧化钾醇溶液并加热,然后加入三氯化铁振摇,观察有无颜色出现,再加入 2,2- 联吡啶振摇,观察有无颜色出现。

2. 维生素 D$_2$　取本品约 0.5mg,加入 5ml 三氯甲烷溶液溶解后,加醋酐 0.3m1 和硫酸 0.1ml,振摇,初显黄色,渐变红色,很快呈紫色,最后变为绿色。

3. 维生素 D$_3$　取维生素 D$_3$ 约 0.5mg,加入 5ml 三氯甲烷溶液溶解后,加醋酐 0.3m1 和硫酸 0.1ml,振摇,初显黄色,渐变红色,很快呈紫色、蓝绿色,最后变为绿色。

4. 维生素 E

(1) 取本品约 30mg,加无水乙醇 10ml 溶解后,加硝酸 2m1,摇匀,在 75℃加热约 15 分钟,溶液显橙红色。

(2) 取本品约 30mg,加无水乙醇 10ml 溶解后 . 加入 5 滴氢氧化钾醇溶液并加热,然后

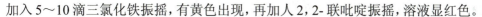

加入 5～10 滴三氯化铁振摇,有黄色出现,再加入 2,2-联吡啶振摇,溶液显红色。

5. 维生素 $K_3$ 取本品约 30mg,加水溶解后分成两份,一份加入氢氧化钠溶液,有黄色沉淀析出;另一份加入稀盐酸,有黄色沉淀析出并放出二氧化硫气体。

6. 维生素 $B_1$

(1) 取本品约 5mg,加氢氧化钠试液 2ml 溶解后,加铁氰化钾试液 0.5ml 与正丁醇 3ml,强力振摇 2 分钟,放置分层后,上面醇层即显蓝色荧光,加硫酸使呈酸性,荧光即消失,再加碱使呈碱性,荧光又复现。

(2) 取本品约 20mg,加蒸馏水 2ml 溶解后,分为三份,一份中加碘试液 2 滴,即产生棕色沉淀;另一份加入碘化汞钾试液 2 滴,即产生黄色沉淀;第三份加入 0.1mol/L 硝酸银与 0.1mol/L 氨水溶液,产生白色沉淀。

如供试品为维生素 $B_1$ 片,则取本品片粉适量,加蒸馏水搅拌使溶,滤过,蒸干滤液,取残渣照上述方法试验。

7. 维生素 $B_2$ 取本品约 1mg,加水 100ml 溶解后,溶液在透射光下显淡黄绿色并有强烈的黄绿色荧光,将溶液分成两份,一份加入盐酸 3 滴,荧光即消失;另一份加入连二亚硫酸氢钠固体少许,摇匀后,黄色即消退,荧光即消失,若将此悬浊液在空气中振摇,又现荧光。

8. 维生素 $B_6$ 取本品约 10mg,加水 100ml 溶解后,各取 1ml 分别置甲乙试管中,各加 20% 醋酸钠溶液 2ml,甲试管加水 1ml,乙试管加入 4% 硼酸溶液 1ml,混匀,各迅速加 2,6-二氯对苯醌氯亚胺试液 1ml,甲试管中显蓝色,几分钟后即消失,并转为红色,乙试管中不显蓝色。另取上述溶液各 1ml,分放两支试管,其中一支加入三氯化铁试液 2 滴,溶液显红色;另一支加入 0.1mol/L 硝酸银与 0.1mol/L 氨水溶液,产生白色沉淀。

9. 维生素 C

(1) 取本品约 0.1g,加蒸馏水 5ml 使溶解后,分为三份。于一份中加入 2,6-二氯靛酚钠试液 1～2 滴,试液颜色立即消失;于其余两份中分别加入碘试液 1 滴或三氯化铁试液 1 滴,试液颜色均消失。

(2) 取本品约 0.1g,加蒸馏水约 5ml 使溶解,加入硝酸银试液 0.5ml,即生成银的黑色沉淀。

如供试品为维生素 C 片,则取本品片粉适量(约相当于维生素 C0.2g),加蒸馏水 10ml 搅拌使溶,滤过,取滤液照上述方法试验。

【实验思考】

为何维生素 C 片失效后,会发生颜色变化?请说明原因。

# 实验十二 药物的稳定性实验

【实验目的】

掌握影响药物水解、氧化变质反应的外界因素,理解药物结构与水解、氧化变质反应的关系及原理,掌握防止药物水解、氧化变质反应的常用方法。

【实验内容】

阿司匹林、盐酸普鲁卡因、青霉素钠(钾)、苯巴比妥钠、尼可刹米、硫酸链霉素的水解;对氨基水杨酸钠、维生素 C、盐酸氯丙嗪的氧化。

【实验原理】

1. 阿司匹林结构中具有酯键,其水溶液在室温下不与三氯化铁试液显色,但加热后,能水解产生酚羟基,可与三氯化铁试液显色。

2.盐酸普鲁卡因发生水解反应酯键断裂,水解产物是二乙胺基乙醇,其蒸气使石蕊试纸变蓝。

3.青霉素钠发生分子内重排生成青霉二酸的白色沉淀。

4.苯巴比妥钠水解破坏,生成苯基乙基乙酰脲,继而进一步分解放出氨气。

5.尼可刹米酰胺键断裂,水解产物为二乙胺和烟酸。

6.硫酸链霉素结构中具有苷键,在碱性条件下水解生成链霉糖,链霉糖发生部分分子重排为麦芽酚,酸化后能与三价铁离子显紫红色。

7.具有碳碳双键、酚羟基、芳香第一胺、巯基、其他醛类、杂环结构等官能团的药物容易被氧化。药物或其水溶液置日光、受热、遇空气中的氧能被氧化而变质,其氧化速率、药物颜色随放置时间延长而加快、加深。氧化剂、微量重金属离子的存在可加速、催化氧化反应的进行。加入少量抗氧剂、金属络合剂,可消除氧化反应的发生或减慢反应速率。

【试药及器材】

1.药品 阿司匹林、盐酸普鲁卡因、青霉素钠(钾)、苯巴比妥钠、尼可刹米、硫酸链霉素、对氨基水杨酸钠、维生素C、盐酸氯丙嗪。

2.试剂 三氯化铁试液、硫酸铁铵试液、10%氢氧化钠试液、稀盐酸、蒸馏水、3%过氧化氢溶液、2%亚硫酸钠溶液、硫酸铜试液、0.05mol/L EDTA溶液等。

3.器材 恒温水浴锅、试管、红色石蕊试纸、分析天平、小锥形瓶(100ml)、滴管等。

【实验步骤】

## 一、药物的水解实验

1.阿司匹林的水解反应

(1)取本品约50mg,加水5ml,加三氯化铁试液2滴,观察溶液有何变化并做好记录。

(2)取本品约50mg,加水5ml,加三氯化铁试液2滴,将溶液煮沸,冷却后,观察溶液有何变化并做好记录。

2.盐酸普鲁卡因的水解反应

(1)取本品约0.1g,加水3ml使其溶解,试管口覆盖一条湿润的红色石蕊试纸,于沸水浴上加热。观察石蕊试纸颜色变化并做好记录。

(2)取本品约0.1g,加水3ml使其溶解,加入10%氢氧化钠溶液1ml,试管口覆盖一条湿润的红色石蕊试纸,于沸水中加热,观察石蕊试纸颜色变化并做好记录。

3.青霉素钠的水解反应

(1)取本品约0.1g,加水5ml使其溶解,观察溶液是否澄清无色,放置2小时后,观察溶液有何变化并做好记录。

(2)取本品约0.1g,加水5ml使其溶解,加稀盐酸2滴,观察有何现象发生并做好记录。

4.苯巴比妥钠的水解反应

(1)取本品约50mg,加水2ml使其溶解,观察是否混浊,放置2小时后再观察溶液是否混浊并做好记录。

(2)取本品约50mg,加10%氢氧化钠2ml使其溶解,试管口覆盖一条湿润的红色石蕊试纸,于沸水浴中加热,有氨气臭味产生,观察石蕊试纸颜色变化并做好记录。

5．尼可刹米的水解反应

（1）取本品 10 滴，加水 3ml，试管口覆盖一条湿润的红色石蕊试纸，于沸水浴中加热，观察试管口红色石蕊试纸颜色变化并做好记录。

（2）取本品 10 滴，加水 3ml，加 10% 氢氧化钠试液 3ml，试管口覆盖一条湿润的红色石蕊试纸，于沸水浴中加热，有蒸气产生，并闻有臭味，该气体为二乙胺，观察试管口红色石蕊试纸颜色变化并做好记录。

6．硫酸链霉素的水解反应

（1）取本品 20mg，加水 5ml 溶解，置水浴上加热 5 分钟，加硫酸铁铵试液 0.5ml，观察溶液有何变化并做好记录。

（2）取本品 20mg，加水 5ml 溶解，加 10% 氢氧化钠试液 6 滴，置水浴上加热 5 分钟，加硫酸铁铵试液 0.5ml，观察溶液有何变化并做好记录。

## 二、药物的氧化实验

1．样品溶液的配制　取对氨基水杨酸钠 0.5g、维生素 C0.25g、盐酸氯丙嗪 50mg，分别置于小锥形瓶中，各加蒸馏水 30ml，振摇使其溶解；分别用移液管将上述三种药品各取出 5ml 放于具塞试管中成 5 份，试管加塞编号，各成“1～5 号”备用。

2．将上述三种药品的 1 号管，同时拔去塞子，暴露在空气中，同时放于日光的直接照射下，观察其颜色变化。

3．将上述三种药品的 2 号管，分别加进 3% 过氧化氢溶液 10 滴，同时放入沸水浴中加热，观察并记录 5、20、60 分钟的颜色变化。

4．将上述三种药品的 3 号管，分别加进 2% 亚硫酸钠溶液 2ml，再加进 3% 过氧化氢溶液 10 滴，同时放入沸水浴中加热，观察并记录 5、20、60 分钟的颜色变化。

5．将上述三种药品的 4 号管，分别加进硫酸铜溶液 2 滴，观察颜色变化，并记录。

6．将上述三种药品的 5 号管，分别加进 0.05%mol/L EDTA 溶液 2ml，再加进硫酸铜试液 2 滴，观察颜色变化，并记录。

【注意事项】

1．实验中各药的水解操作，应在水浴中进行，不能直火加热，否则药物会因温度过高，发生氧化或局部碳化，影响实验结果。

2．盐酸普鲁卡因的水解实验（2）中，加入碱后，有白色的沉淀生成（游离的普鲁卡因）。

3．在酸性下，青霉素钠水解实验中，加入稀盐酸的量勿过多，否则，产生的青霉二酸沉淀会进一步分解为青霉醛和青霉胺，而溶解在过量的盐酸中。

4．本实验中的各项实验均应平行操作，即相同的试剂及加入剂量、反应的条件及时间等。

5．本实验中青霉素过敏者请注意。

【实验思考】

1．哪些结构类型的药物在一定条件下容易发生水解、氧化反应？

2．影响药物水解、氧化变质的外因有哪些？

3．可采取哪些措施防止药物的变质？

# 参 考 文 献

1. 国家药典委员会. 中华人民共和国药典. 北京: 中国医药科技出版社, 2010
2. 国家药典委员会. 中华人民共和国药典临床用药须知. 北京: 中国医药科技出版社, 2011
3. 陈新谦, 金有豫, 汤光. 新编药物学. 第17版. 北京: 人民卫生出版社, 2011
4. 王玮瑛. 药物化学基础. 北京: 人民卫生出版社, 2007
5. 尤启冬. 药物化学. 第7版. 北京: 人民卫生出版社, 2011
6. 翁玲玲. 临床药物化学. 北京: 人民卫生出版社, 2007
7. 葛淑兰, 张玉祥. 药物化学. 北京: 人民卫生出版社, 2008
8. 徐文方. 药物化学. 第2版. 北京: 人民卫生出版社, 2008
9. 周淑琴, 李端. 药物化学. 北京: 科学出版社, 2009

# 目标检测参考答案

## 第一章　概论

一、选择题

1. A　　2. E　　3. D　　4. C　　5. C　　6. D　　7. D　　8. B　　9. A　　10. E

11. A　　12. B　　13. D　　14. C　　15. B　　16. E　　17. E　　18. D　　19. A　　20. A

21. ABC　　　22. ABCDE　　　23. CD　　　　24. ACD　　　　25. ABCDE

26. ABCDE　　27. DE　　　　28. BD　　　　29. ACDE　　　30. BDE

二、填空题

1. 预防　诊断　治疗疾病　调节机体生理功能

2. 被动转运　主动转运

3. 与血浆蛋白的结合率　与组织的亲和力和局部器官血流量　体液 pH 值和药物的理化性质　体内特殊屏障

4. 防治作用　不良反应

三、名词解释（略）

四、简答题（略）

## 第二章　麻醉药

一、选择题

1. B　　2. E　　3. C　　4. C　　5. C　　6. D　　7. A　　8. C　　9. B　　10. B

11. ABCDE　　12. ABCD　　13. CD　　　14. ACD　　　15. AC

二、填空题

1. 吸入性麻醉药　静脉麻醉药

2. 对氨基苯甲酸　二乙胺基乙醇

三、名词解释（略）

四、简答题（略）

## 第三章　治疗精神障碍药

一、选择题

1. D　　2. C　　3. A　　4. D　　5. E　　6. B　　7. E　　8. D　　9. C　　10. A

11. E　　12. C　　13. A　　14. B　　15. D　　16. A　　17. D

18. ACE　　　19. ABD　　　20. BCE　　　21. ABCD　　　22. AC

23. AD　　　　24. CD　　　　25. ABCD

二、填空题

1. 巴比妥　苯并二氮杂䓬　氨基甲酸酯

2. 吩噻嗪

3. 一银盐    二银盐

4. 酸    碱

三、名词解释（略）

四、简答题（略）

## 第四章　解热镇痛药和非甾体抗炎药

一、选择题

1. C    2. D    3. B    4. C    5. B    6. B    7. E    8. E    9. D    10. D

11. A    12. A    13. C    14. A    15. A

16. ABE    17. ABCE    18. ADE    19. AB    20. ABCDE

21. ABCDE    22. BDE    23. ABCD    24. ACD    25. ABCD

二、填空题

1. 水杨酸

2. 三氯化铁

3. 三氯化铁 紫堇色 水杨酸

4. 二氧化硫 甲醛

5. 对氨基酚 亚硝酸钠试液 碱性β-萘酚试液

三、名词解释（略）

四、简答题（略）

## 第五章　镇痛药和镇咳祛痰药

一、选择题

1. E    2. C    3. C    4. A    5. A    6. D    7. B    8. E    9. C    10. DE

11. CD    12. AD    13. ABCD    14. ABCDE

二、填空题

1. 酚羟基 双吗啡 N-氧化吗啡

2. 酯键 苯基空间位阻 水解

3. 醚键

4. 邻二酚羟基

5. 哌啶类 苯吗喃类 氨基酮类 吗啡烃类

6. 中枢性镇咳药 外周性镇咳药

三、简答题（略）

## 第六章　中枢兴奋药及利尿剂

一、选择题

1. B    2. A    3. B    4. D    5. B    6. E    7. D    8. C    9. C    10. D

11. AD    12. CD

二、填空题

1. 兴奋大脑皮质的药物（即精神兴奋药）    兴奋延髓呼吸中枢的药物    促进大脑功能恢复的药物

2. 苯甲酸钠　咖啡因

3. 多羟基化合物类　含氮杂环类　磺酰胺类及苯并噻嗪类　醛甾酮类

4. 紫脲酸铵

三、名词解释（略）

四、简答题（略）

## 第七章　作用于胆碱能神经系统药物

一、选择题

1. B　　2. E　　3. D　　4. D　　5. D　　6. A　　7. B　　8. C

9. BDE　　　10. ACE　　　11. BCDE

二、填空题

1. 内酯

2. Vitali 反应　莨菪酸

三、名词解释（略）

四、简答题（略）

## 第八章　作用于肾上腺素能神经系统药物

一、选择题

1. D　　2. C　　3. C　　4. A　　5. D　　6. D　　7. E　　8. C　　9. E

10. ABE　　　11. BCE　　　12. BCE

二、填空题

1. 邻苯二酚　还原性　三氯化铁　氨试液

2. 两个　四　(-)(1R, 2S)麻黄碱

3. 首剂

三、名词解释（略）

四、简答题（略）

## 第九章　心血管系统药物

一、选择题

1. C　　2. D　　3. B　　4. E　　5. C　　6. A　　7. C　　8. A　　9. C　　10. A

11. A　　12. C　　13. B　　14. E　　15. A

16. ABCDE　　　17. ADE　　　18. ACD

二、填空题

1. 抗心绞痛药　抗高血压药　抗心律失常药　强心药　调血脂药

2. 硝酸酯　高热　猛烈撞击

3. 光　亚硝基苯吡啶　避光

4. -SH　二硫化物

5. 芳伯胺

三、名词解释（略）

四、简答题（略）

### 第十章 降血糖药

一、选择题

1. E　　2. C　　3. C　　4. C

5. BC

二、填空题

1. 人胰岛素　牛胰岛素　猪胰岛素

2. 磺酰脲类　双胍类

3. 脲

4. 氯化物

三、名词解释（略）

四、简答题（略）

### 第十一章 消化系统药和抗变态反应药

一、选择题

1. C　　2. D　　3. E　　4. B　　5. A　　6. C　　7. C　　8. A

9. ACD　　10. BCE　　11. ABE

二、填空题

1. 枸橼酸醋酐　叔胺　不饱和

2. 甲醛硫酸　胆酸

3. 硫原子　光学　外消旋体

4. 硫化氢　醋酸铅

三、简答题（略）

四、名词解释（略）

### 第十二章 合成抗感染药

一、选择题

1. D　　2. D　　3. B　　4. B　　5. A　　6. E　　7. E　　8. B　　9. B

10. ABCDE　　11. CD　　12. ACE

二、填空题

1. 芳香第一胺　酸

2. 鲜红色或暗红色　亚硝酸钠　暗红色

3. 异烟酸　游离肼　毒性

三、简答题（略）

四、名词解释（略）

### 第十三章 抗生素类药物

一、选择题

1. A　　2. D　　3. C　　4. A　　5. C　　6. B　　7. B　　8. A　　9. D　　10. C

11. AB　　12. ABE　　13. AB　　14. ACE　　15. AD

16. BDE　　17. AE　　18. ACE　　19. ABD　　20. ACE

二、填空题

1. β-内酰胺类抗生素　氨基糖苷类抗生素　大环内酯类抗生素　四环素类抗生素　氯霉素类抗生素　其他类抗生素

2. 青霉素类　头孢菌素类　单环β-内酰胺类　碳青霉烯类　头霉素类

3. 6-氨基青霉烷酸　酰基侧链

4. 链霉胍　链霉糖　N—甲基葡萄糖胺

5. 酚羟基　烯醇式羟基　二甲氨基　两性

6. 7-氨基头孢烷酸　6-氨基青霉烷酸

7. 肽键

8. 2、4、D-苏阿糖型

9. 抑制细菌细胞壁的合成

10. 大环内酯类

三、名词解释（略）

四、简答题（略）

## 第十四章　抗肿瘤药

一、选择题

1. E　　2. D　　3. D　　4. B　　5. D　　6. A　　7. E　　8. B　　9. D

10. CD　　　　11. BD　　　　12. CD　　　　13. BC

二、填空题

1. 氮芥类　乙撑亚胺类　亚硝基脲类

2. 脂肪氮芥　水解

3. 磷酰胺基　溶解后短期内

4. 嘧啶类抗代谢物　嘌呤类抗代谢物　叶酸类抗代谢物

三、名词解释（略）

四、简答题（略）

## 第十五章　甾体激素药物

一、选择题

1. B　　2. C　　3. C　　4. D　　5. E　　6. A　　7. C　　8. E

9. CDE　　　　10. ACE　　　　11. BCD　　　　12. ABC　　　　13. BDE

14. ABCDE

二、填空题

1. 雌甾烷类　雄甾烷类　孕甾烷类

2. 炔基　硝酸银试液

3. 孕激素　肾上腺皮质激素　雄　雌

4. 甲基酮

5. 醋酸酯　醋酸乙酯

三、名词解释（略）

四、简答题（略）

## 第十六章 维生素类药

一、选择题

1. E    2. A    3. E    4. B    5. D    6. B

7. BDE        8. ABCDE        9. ABDE        10. ABD

二、填空题

1. 水溶性    脂溶性

2. 维生素 $D_2$    维生素 $D_3$

3. 抗坏血酸    水溶性    水溶性

4. 其分子中存在酰亚胺和叔胺结构

5. 连二烯醇    还原性

6. 凝血    维生素 $K_3$

7. 抗佝偻病    鱼肝油、肝脏、蛋黄和乳汁    甾醇

三、名词解释（略）

四、简答题（略）

## 第十七章 药物的稳定性和贮存保管

一、选择题

1. C    2. A    3. B    4. D    5. D    6. E    7. A    8. B    9. A    10. E

11. D    12. A    13. B    14. C    15. B    16. D    17. E

18. ABD        19. CE        20. BCDE        21. ABCD        22. ABCDE

二、填空题

1. 水解    氧化

2. 氧    光

3. 内酯

4. EDTA-2Na

三、名词解释（略）

四、简答题（略）

# 药物化学教学大纲

### （供制药技术、药剂专业用）

## 一、课程性质

药物化学是中等卫生职业教育制药技术专业和药剂专业一门重要的专业方向课程。本课程的主要内容是化学药物的名称、结构、理化性质、作用用途、构效关系、不良反应、用药注意事项和贮存保管等知识。本课程的任务是使学生掌握药物化学的基本理论、基本知识和基本技能，为今后学习后续课程和从事药学岗位工作奠定扎实的基础。本课程的先修课程包括基础化学和实用医学基础等课程。同步和后续课程包括药剂学概论、药物分析技术和药物合成反应技术等。

## 二、课程目标

通过本课程的学习，学生能够达到下列要求：

### （一）职业素养目标

1. 树立药品质量第一的观念和药品安全意识，具有理论联系实际、实事求是的工作作风和科学严谨的工作态度。

2. 具有良好的职业道德和行为规范。

3. 具有良好的人际沟通能力、团队合作精神和服务意识。

### （二）专业知识和技能目标

1. 掌握常用药物的法定名称、结构特点、合成方法、主要性质、作用用途、不良反应、用药注意事项和贮存保管。

2. 熟悉药物的分类、药物结构与稳定性的关系。

3. 了解药物的构效关系、杂质的来源。

4. 熟练掌握药物化学的基本操作技能。

5. 学会应用药物的理化性质解决药物的调剂、制剂、分析检验、运输、贮存保管及临床使用等问题。

## 三、教学时间分配

| 教学单元 | 学时数 | | |
|---|---|---|---|
| | 理论 | 实践 | 合计 |
| 1. 概论 | 4 | 2 | 6 |
| 2. 麻醉药 | 2 | 1 | 3 |
| 3. 治疗精神障碍药 | 3 | 0 | 3 |
| 4. 解热镇痛药和非甾体抗炎药 | 4 | 4 | 8 |

续表

| 教学单元 | 学时数 | | |
|---|---|---|---|
| | 理论 | 实践 | 合计 |
| 5. 镇痛药和镇咳祛痰药 | 3 | 0 | 3 |
| 6. 中枢兴奋药和利尿剂 | 2 | 1 | 3 |
| 7. 作用于胆碱能神经系统药物 | 2 | 1 | 3 |
| 8. 作用于肾上腺素能神经系统药物 | 2 | 0 | 2 |
| 9. 心血管系统药 | 4 | 2 | 6 |
| 10. 降血糖药 | 2 | 0 | 2 |
| 11. 消化系统药和抗变态反应药 | 3 | 0 | 3 |
| 12. 合成抗感染药 | 4 | 2 | 6 |
| 13. 抗生素类药 | 6 | 2 | 8 |
| 14. 抗肿瘤药 | 2 | 0 | 2 |
| 15. 甾体激素类药 | 2 | 1 | 3 |
| 16. 维生素类药 | 2 | 1 | 3 |
| 17. 药物的稳定性和贮存保管 | 2 | 2 | 4 |
| 机动 | 2 | 2 | 4 |
| 合计 | 50 | 22 | 72 |

## 四、课程内容和要求

| 单元 | 教学内容 | 教学要求 | 教学活动参考 | 参考学时 | |
|---|---|---|---|---|---|
| | | | | 理论 | 实践 |
| 一、概论 | （一）绪言 | | 理论讲授 | 4 | |
| | 1. 基本概念 | 了解 | 案例教学 | | |
| | 2. 药物的名称 | 熟悉 | 角色扮演 | | |
| | 3. 药品质量标准 | 熟悉 | 情景教学 | | |
| | 4. 药物的纯度 | 熟悉 | 教学录像 | | |
| | 5. 药物化学的起源与发展简史 | 了解 | 教学见习 | | |
| | （二）药物对机体的作用 | | 讨论 | | |
| | 1. 药物的作用 | 掌握 | | | |
| | 2. 影响药物作用的因素 | 掌握 | | | |
| | （三）机体对药物的处置 | | | | |
| | 1. 基本概念 | 熟悉 | | | |
| | 2. 药物的跨膜转运 | 熟悉 | | | |
| | 3. 药物的体内过程 | 掌握 | | | |
| | 实验1：药物化学实验的基本技能操作 | 学会 | 技能实践 案例分析 临床见习 | | 2 |
| 二、麻醉药 | （一）全身麻醉药 | | 理论讲授 | 2 | |
| | 1. 吸入麻醉药 氟烷、甲氧氟烷 | 熟悉 | 案例教学 角色扮演 | | |
| | 2. 静脉麻醉药 盐酸氯胺酮、依托咪酯 | 熟悉 | 情景教学 教学录像 | | |
| | （二）局部麻醉药 | | 教学见习 | | |
| | 1. 局麻药的发展历史及构效关系 | 了解 | 讨论 | | |

续表

| 单元 | 教学内容 | 教学要求 | 教学活动参考 | 参考学时 | |
|------|----------|----------|--------------|------|------|
| | | | | 理论 | 实践 |
| 二、麻醉药 | 2. 对氨基苯甲酸酯类<br>盐酸普鲁卡因<br>3. 酰胺类<br>盐酸利多卡因<br>4. 氨基酮类<br>盐酸达克罗宁 | 掌握<br><br>掌握<br><br>了解 | | | |
| | 实验2：麻醉药的性质实验 | 学会 | 技能实践<br>案例分析<br>临床见习 | | 1 |
| 三、治疗精神障碍药 | （一）镇静催眠药<br>1. 巴比妥类<br>2. 苯二氮䓬类<br>地西泮、奥沙西泮、艾司唑仑<br>3. 氨基甲酸酯类<br>甲丙氨酯<br>4. 其他类<br>水合氯醛<br>（二）抗癫痫药<br>1. 酰脲类<br>苯巴比妥、苯妥英钠<br>2. 苯二氮䓬类<br>卡马西平<br>3. 其他类<br>丙戊酸钠<br>（三）抗精神病药<br>盐酸氯丙嗪、氯氮平<br>（四）抗抑郁药<br>（五）抗焦虑药和抗躁狂药 | <br>掌握<br>熟悉<br><br>了解<br><br>了解<br><br><br>掌握<br><br>熟悉<br><br>了解<br><br>掌握<br><br>了解<br>了解 | 理论讲授<br>案例教学<br>角色扮演<br>情景教学<br>教学录像<br>教学见习<br>讨论 | 3 | |
| 四、解热镇痛药和非甾体抗炎药 | （一）解热镇痛药<br>1. 分类与发展<br>2. 稳定性<br>3. 典型药物<br>阿司匹林、对乙酰氨基酚、安乃近、贝诺酯<br>（二）非甾体抗炎药<br>1. 概述<br>2. 典型药物<br>羟布宗、吲哚美辛、双氯芬酸钠、<br>布洛芬、吡罗昔康<br>（三）抗痛风药<br>1. 抗痛风发作药<br>2. 尿酸排泄剂<br>丙磺舒 | <br>了解<br>掌握<br>掌握<br><br><br><br>了解<br>熟悉<br><br><br>了解<br>了解<br>了解 | 理论讲授<br>案例教学<br>角色扮演<br>情景教学<br>教学录像<br>教学见习<br>讨论 | 4 | |

| 单元 | 教学内容 | 教学要求 | 教学活动参考 | 参考学时 理论 | 参考学时 实践 |
|---|---|---|---|---|---|
| 四、解热镇痛药及非甾体抗炎药 | 3. 尿酸合成阻断剂<br>别嘌醇 | | | | |
| | 实验3：阿司匹林的化学合成<br>实验4：对乙氨基酚的化学合成 | 熟练掌握 | 技能实践<br>案例分析<br>临床见习 | | 4 |
| 五、镇痛药和镇咳祛痰药 | （一）吗啡及其衍生物<br>1. 吗啡<br>2. 吗啡的半合成衍生物<br>盐酸阿扑吗啡<br>（二）合成镇痛药<br>1. 哌啶类<br>盐酸哌替啶、枸橼酸芬太尼<br>2. 苯吗喃类<br>喷他佐辛<br>3. 氨基酮类<br>盐酸美沙酮<br>4. 吗啡烃类<br>布托啡诺<br>（三）镇咳药<br>1. 中枢性镇咳药<br>磷酸可待因、氢溴酸右美沙芬<br>2. 外周性镇咳药<br>磷酸苯丙哌林<br>（四）祛痰药<br>盐酸溴己新、盐酸氨溴索 | 掌握<br>熟悉<br><br>掌握<br><br>熟悉<br><br>熟悉<br><br>熟悉<br><br>熟悉<br><br>了解<br><br>了解 | 理论讲授<br>案例教学<br>角色扮演<br>情景教学<br>教学录像<br>教学见习<br>讨论 | 3 | |
| 六、中枢兴奋药和利尿剂 | （一）中枢兴奋药<br>1. 黄嘌呤生物碱类<br>咖啡因<br>2. 酰胺类及其他类<br>尼可刹米、吡拉西坦、盐酸洛贝林<br>（二）利尿剂<br>1. 多羟基化合物<br>甘露醇<br>2. 含氮杂环类<br>乙酰唑胺<br>3. 磺酰胺类及苯并噻嗪类<br>氢氯噻嗪、呋塞米、依他尼酸<br>4. 醛甾酮类<br>螺内酯 | 掌握<br><br>熟悉<br><br><br>了解<br><br>了解<br><br>掌握<br><br>了解 | 理论讲授<br>案例教学<br>角色扮演<br>情景教学<br>教学录像<br>教学见习<br>讨论 | 2 | |
| | 实验5：中枢兴奋药及利尿剂的性质实验 | 熟练掌握 | 技能实践<br>案例分析<br>临床见习 | | 1 |

续表

| 单元 | 教学内容 | 教学要求 | 教学活动参考 | 参考学时 理论 | 参考学时 实践 |
|---|---|---|---|---|---|
| 七、作用于胆碱能神经系统药物 | （一）拟胆碱药物<br>1. 胆碱受体激动剂<br>硝酸毛果芸香碱<br>2. 胆碱酯酶抑制剂及胆碱酯酶复活药<br>溴新斯的明、碘解磷定<br>（二）抗胆碱药物<br>1. M-胆碱受体拮抗剂<br>硫酸阿托品、氢溴酸山莨菪碱<br>2. N-胆碱受体拮抗剂 | 掌握<br><br>熟悉<br><br>掌握<br><br>了解 | 理论讲授<br>案例教学<br>角色扮演<br>情景教学<br>教学录像<br>教学见习<br>讨论 | 2 | |
| | 实验6：作用于胆碱能神经系统药物的性质实验 | 学会 | 技能实践<br>案例分析<br>临床见习 | | 1 |
| 八、作用于肾上腺素能神经系统药物 | （一）去甲肾上腺素的生物合成、代谢及作用<br>1. 去甲肾上腺素（NA）的合成与代谢<br>2. 肾上腺受体的分类及效应<br>（二）肾上腺素受体激动剂<br>肾上腺素、盐酸麻黄碱、重酒石酸去甲肾上腺素、盐酸异丙肾上腺素、盐酸多巴胺<br>（三）肾上腺素受体拮抗剂<br>1. α受体拮抗剂<br>盐酸哌唑嗪、甲磺酸酚妥拉明<br>2. β受体拮抗剂<br>盐酸普萘洛尔 | <br><br>熟悉<br>了解<br>掌握<br><br><br><br>熟悉<br><br>掌握 | 理论讲授<br>案例教学<br>角色扮演<br>情景教学<br>教学录像<br>教学见习<br>讨论 | 2 | |
| 九、心血管系统药物 | （一）抗心绞痛药<br>1. NO供体药物<br>硝酸甘油、硝酸异山梨酯<br>2. 钙拮抗剂<br>硝苯地平<br>3. β受体拮抗剂<br>（二）抗高血压药<br>1. 作用于自主神经系统的药物<br>利血平<br>2. 影响肾素-血管紧张素-醛固酮系统的药物<br>卡托普利、氯沙坦<br>（三）抗心律失常药<br>1. 钠通道阻滞剂<br>硫酸奎尼丁、盐酸普鲁卡因胺<br>2. β受体拮抗剂<br>3. 钾通道阻滞剂<br>盐酸胺碘酮<br>4. 钙通道阻滞剂 | <br>掌握<br><br>掌握<br><br>了解<br><br>掌握<br><br>熟悉<br><br><br>熟悉<br>了解<br>掌握<br><br>了解 | 理论讲授<br>案例教学<br>角色扮演<br>情景教学<br>教学录像<br>教学见习<br>讨论 | 4 | |

| 单元 | 教学内容 | 教学要求 | 教学活动参考 | 参考学时 理论 | 参考学时 实践 |
|---|---|---|---|---|---|
| 九、心血管系统药 | （四）强心药<br>1. 强心苷类<br>地高辛<br>2. 磷酸二酯酶抑制剂<br>（五）调血脂药<br>1. 苯氧乙酸类药物<br>氯贝丁酯、非诺贝特<br>2. 烟酸及其衍生物<br>3. 羟甲戊二酰辅酶A还原酶抑制剂<br>洛伐他汀 | 熟悉<br><br>了解<br><br>熟悉<br><br>了解<br>熟悉 | | | |
| | 实验7：心血管系统药的性质实验 | 学会 | 技能实践<br>案例分析<br>临床见习 | | 2 |
| 十、降血糖药 | （一）胰岛素<br>1. 分类<br>2. 胰岛素的性质及贮藏<br>3. 胰岛素降糖机制<br>（二）口服降血糖药<br>1. 概述<br>2. 典型药物<br>格列本脲、盐酸二甲双胍 | <br>了解<br>掌握<br><br><br>了解<br>熟悉 | 理论讲授<br>案例教学<br>角色扮演<br>情景教学<br>教学录像<br>教学见习<br>讨论 | 2 | |
| 十一、消化系统药物和抗变态反应药 | （一）抗溃疡药<br>1. H$_2$受体拮抗剂<br>西咪替丁、盐酸雷尼替丁、法莫替丁<br>2. 质子泵抑制剂<br>奥美拉唑<br>（二）止吐药<br>昂丹司琼、盐酸地芬尼多、马来酸硫乙拉嗪<br>（三）促动力药<br>西沙必利、多潘立酮<br>（四）肝胆疾病辅助治疗药<br>1. 肝病辅助治疗药<br>联苯双酯<br>2. 胆病辅助治疗药<br>熊去氧胆酸<br>（五）抗变态反应药<br>1. 氨基醚类<br>盐酸苯海拉明<br>2. 丙胺类<br>马来酸氯苯那敏<br>3. 三环类<br>盐酸异丙嗪 | <br>熟悉<br><br>熟悉<br><br>了解<br><br><br>了解<br><br><br>了解<br><br>了解<br><br><br>掌握<br><br>掌握<br><br>掌握 | 理论讲授<br>案例教学<br>角色扮演<br>情景教学<br>教学录像<br>教学见习<br>讨论 | 3 | |

续表

| 单元 | 教学内容 | 教学要求 | 教学活动参考 | 参考学时 | |
|---|---|---|---|---|---|
| | | | | 理论 | 实践 |
| 十二、合成抗感染药 | （一）磺胺类药物及其增效剂<br>1．磺胺类药物<br>磺胺嘧啶、磺胺甲𫫇唑、磺胺醋酰钠<br>2．磺胺增效剂<br>甲氧苄啶<br>（二）喹诺酮类抗生素<br>1．喹诺酮类抗菌药的发展历史<br>2．构效关系<br>3．典型药物<br>诺氟沙星、盐酸环丙沙星、氧氟沙星<br>（三）抗结核病药<br>1．抗生素类抗结核病药物<br>利福平<br>2．合成类抗结核病药物<br>对氨基水杨酸钠、异烟肼、盐酸乙胺丁醇<br>（四）抗真菌药<br>1．抗生素类抗真菌药<br>2．合成抗真菌药<br>硝酸益康唑<br>（五）抗病毒药<br>阿昔洛韦、盐酸金刚烷胺<br>（六）其他类抗感染药<br>甲硝唑、呋喃妥因 | <br>掌握<br>熟悉<br><br>了解<br>了解<br>掌握<br><br><br>掌握<br><br>掌握<br><br><br><br>了解<br>了解<br><br>掌握<br><br>熟悉 | 理论讲授<br>案例教学<br>角色扮演<br>情景教学<br>教学录像<br>教学见习<br>讨论 | 4 | |
| | 实验8：抗感染药物的性质实验 | 熟练掌握 | 技能实践<br>案例分析<br>临床见习 | | 2 |
| 十三、抗生素类药 | （一）概述<br>（二）β-内酰胺类抗生素<br>1．β-内酰胺类抗生素的发展和基本结构<br>2．β-内酰胺类抗生素的稳定性<br>3．β-内酰胺类抗生素的过敏反应<br>4．β-内酰胺酶抑制剂<br>5．典型药物<br>青霉素钠、氨苄西林、阿莫西林、头孢噻吩钠、头孢氨苄、头孢噻肟钠<br>（三）氨基糖苷类抗生素<br>1．氨基糖苷类抗生素的发展<br>2．典型药物<br>硫酸链霉素、硫酸庆大霉素、硫酸阿米卡星 | 熟悉<br><br>熟悉<br>掌握<br>掌握<br>熟悉<br>掌握<br><br><br><br>了解<br>熟悉 | 理论讲授<br>案例教学<br>角色扮演<br>情景教学<br>教学录像<br>教学见习<br>讨论 | 6 | |

续表

| 单元 | 教学内容 | 教学要求 | 教学活动参考 | 参考学时 理论 | 参考学时 实践 |
|---|---|---|---|---|---|
| 十三、抗生素类药 | （四）大环内酯类抗生素<br>1. 红霉素<br>2. 麦迪霉素<br>（五）四环素类抗生素<br>1. 四环素类抗生素的发展<br>2. 典型药物<br>盐酸多西环素<br>（六）氯霉素及其衍生物<br>氯霉素<br>（七）其他类抗生素<br>硫酸多黏菌素、磷霉素钠、盐酸林可霉素 | 掌握<br>熟悉<br><br>了解<br>熟悉<br><br>熟悉<br><br>了解 | | | |
| | 实验9：抗生素类药物的性质实验 | 熟练掌握 | 技能实践<br>案例分析<br>临床见习 | | 2 |
| 十四、抗肿瘤药 | （一）生物烷化剂<br>1. 概述<br>2. 典型药物<br>盐酸氮芥、环磷酰胺、塞替派、卡莫司汀、白消安、顺铂<br>（二）抗代谢药物<br>1. 概述<br>2. 典型药物<br>氟尿嘧啶、巯嘌呤、甲氨蝶呤<br>（三）抗肿瘤天然药物及其他抗肿瘤药<br>1. 天然抗肿瘤活性物<br>2. 抗肿瘤抗生素 | 了解<br>掌握<br><br><br>了解<br>掌握<br><br><br>了解<br>了解 | 理论讲授<br>案例教学<br>角色扮演<br>情景教学<br>教学录像<br>教学见习<br>讨论 | 2 | |
| 十五、甾体激素类药 | （一）概述<br>1. 概念和作用<br>2. 甾体激素类药物的化学结构及分类<br>3. 甾体激素类药物共有的化学性质<br>（二）雌甾烷类药物<br>1. 甾体雌激素<br>雌二醇、炔雌醇<br>2. 非甾体雌激素<br>己烯雌酚<br>（三）雄甾烷类药物<br>1. 雄性激素<br>2. 蛋白同化激素<br>苯丙酸诺龙 | 了解<br>掌握<br>掌握<br><br>熟悉<br><br>熟悉<br><br><br>了解<br>熟悉 | 理论讲授<br>案例教学<br>角色扮演<br>情景教学<br>教学录像<br>教学见习<br>讨论 | 2 | |

续表

| 单元 | 教学内容 | 教学要求 | 教学活动参考 | 参考学时 | |
|---|---|---|---|---|---|
| | | | | 理论 | 实践 |
| 十五、甾体激素类药 | （四）孕甾烷类药物<br>1.孕激素<br>黄体酮、醋酸甲地孕酮、炔诺酮<br>2.肾上腺皮质激素<br>醋酸氢化可的松、醋酸地塞米松 | 掌握<br><br>掌握 | | | |
| | 实验10：甾体激素类药物的性质实验 | 学会 | 技能实践<br>案例分析<br>临床见习 | | 1 |
| 十六、维生素类药 | （一）脂溶性维生素<br>1.维生素A类<br>维生素A醋酸酯<br>2.维生素D类<br>维生素$D_3$<br>3.维生素E类<br>维生素E醋酸酯<br>4.维生素K类<br>维生素$K_3$<br>（二）水溶性维生素<br>1.维生素B族<br>维生素$B_1$、维生素$B_2$<br>2.维生素C | 掌握<br><br>熟悉<br><br>掌握<br><br>了解<br><br><br>熟悉<br><br>掌握 | 理论讲授<br>案例教学<br>角色扮演<br>情景教学<br>教学录像<br>教学见习<br>讨论 | 2 | |
| | 实验11：维生素类药物的性质实验 | 学会 | 技能实践<br>案例分析<br>临床见习 | | 1 |
| 十七、药物的稳定性和贮存保管 | （一）药物的化学稳定性<br>1.药物的水解反应<br>2.药物的氧化反应<br>3.其他变质反应类型<br>4.二氧化碳对药物稳定性的影响<br>（二）药物的物理性、化学性配伍变化<br>1.药物的物理性配伍变化<br>2.药物的化学性配伍变化<br>（三）药物的贮存保管<br>1.影响药物变质的外界因素<br>2.药物贮存的原则和方法 | 熟悉<br>熟悉<br>了解<br>熟悉<br><br>熟悉<br>熟悉<br><br>了解<br>掌握 | 理论讲授<br>案例教学<br>角色扮演<br>情景教学<br>教学录像<br>教学见习<br>讨论 | 2 | |
| | 实验12：药物的稳定性实验 | 学会 | 技能实践<br>案例分析<br>临床见习 | | 2 |

## 五、说明

### （一）教学安排

本教学大纲主要供中等卫生职业教育制药技术专业和药剂专业教学使用，第3学期开设,总学时为 72 学时,其中理论教学 50 学时,实践教学 22 学时。学分为 4 学分。

**（二）教学要求**

1. 本课程对理论部分教学要求分为掌握、熟悉、了解 3 个层次。掌握:指学生对基本知识、基本理论有较深刻的认识,并能综合、灵活地运用所学的药物化学知识解决实际问题。熟悉:指学生能够领会概念、原理的基本含义,解决药学工作中的一些具体问题。了解:指学生对基本知识、基本理论能有一定的认识,能够记忆所学的知识要点。

2. 本课程重点突出以岗位胜任力为导向的教学理念,在实践技能方面分为熟练掌握和学会 2 个层次。熟练掌握:指学生能独立、规范地解决实际工作中的问题,完成药物化学的各项基本操作。学会:指学生在教师的指导下,能根据要求完成较为简单的实验操作。

**（三）教学建议**

1. 本课程依据药学岗位的工作任务、职业能力要求,强化理论实践一体化,突出"做中学、做中教"的职业教育特色,根据培养目标、教学内容和学生的学习特点以及职业资格考核要求,提倡项目教学、案例教学、任务教学、角色扮演、情境教学等方法,利用校内外实训基地,将学生的自主学习、合作学习和教师引导教学等教学组织形式有机结合。

2. 教学过程中,可通过测验、观察记录、技能考核和理论考试等多种形式对学生的职业素养、专业知识和技能进行综合考评。应体现评价主体的多元化,评价过程的多元化,评价方式的多元化。评价内容不仅关注学生对知识的理解和技能的掌握,更要关注学生在药学实践中运用所学知识解决实际问题的能力水平,重视学生职业素养的形成。